PROF. DR. JÜRGEN VORMANN | BERNHARD HOBELSBERGER
IRA KÖNIG

DR. FOOD

FÜR SEELE, GEHIRN & NERVEN

Teil 1

Teil 2

Teil 3

Vorwort

Über Stunden konzentriert und schöpferisch arbeiten können. Gut gelaunt bleiben, selbst bei hohem Stresspegel. Das Gedächtnis auch in fortgeschrittenem Alter stärken. All das ist möglich – mit einem smarten Speiseplan.

HIRNLEISTUNG BRAUCHT HIRNKOST

Wer sich die richtigen Nährstoffe auf den Teller lädt, der liefert seinem Denkorgan die Mentalmoleküle, mit denen es seine Kapazitäten voll ausschöpft. Die Energie des Oberstübchens stammt aus Glukose, seine Botenstoffe für innere Ruhe oder erhöhte Aufmerksamkeit bildet es aus Eiweißbausteinen und seine Zellen bestehen zu einem Großteil aus speziellen Fettsäuren. Nicht zu vergessen: diejenigen Vitamine, Mineralstoffe und sekundären Pflanzenstoffe, die beispielsweise den Energiestoffwechsel ankurbeln oder Nervenzellen und Gehirngefäße vor aggressiven Stoffwechselprodukten schützen.

Die Darmflora als Schlüssel zu psychischer Gesundheit

Wie neuere Forschung zeigt, kann klug zusammengestelltes Brainfood sogar vor Demenz und psychischen Erkrankungen wie etwa Depressionen schützen. Hier spielt das Darmmikrobiom eine zentrale Rolle, also die Gemeinschaft der Bazillen, die den unteren Verdauungstrakt bevölkern. Über die Darm-Hirn-Achse, d.h. über Nerven-, Immun- und Hormonsystem, stehen die Bakterienzellen in engster Verbindung mit dem Denkapparat. So steigern sie das Wohlbefinden, beeinflussen Angst- und Stressreaktionen und fördern die gesunde Gehirnalterung. Das klappt allerdings nur, wenn man den kleinen Hirnfreunden die passende Energiequelle zur Verfügung stellt – nämlich spezielle Ballaststoffe, die als Präbiotika bezeichnet werden.
Auf den folgenden Seiten erfahren Sie im Detail, welche Lebensmittel Sie für ein starkes Gehirn brauchen und welche Nährstoffe Psyche und Nervensystem bis ins hohe Alter gesund erhalten.

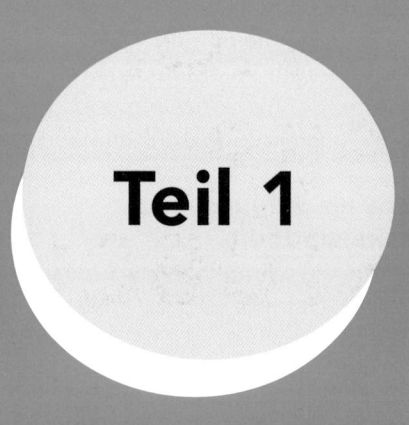

Teil 1

SPANNENDE EXPEDITION IN UNSER OBERSTÜBCHEN

Kennen Sie das Wunderwerk Gehirn, die faszinierende Arbeit der Nervenzellen und ihrer Hormone? Auf den folgenden Seiten stellen wir Ihnen dieses sensible Zusammenspiel in unserem Körper vor. Sie erfahren, wie die richtige Ernährung das Gehirn schützt und hilft, seelische Beschwerden zu lindern.

Richtig essen, besser denken

Was wir essen, formt nicht nur die Figur, sondern auch Gedanken und Gemüt. Erst mit den richtigen Lebensmitteln auf dem Teller schöpft Ihr Gehirn sein geistiges Potenzial aus. Gutes Essen hilft, Energie, Konzentrationsvermögen und Belastbarkeit zu steigern. Langfristig trägt die richtige Ernährung dazu bei, Depressionen und Demenz zu vermeiden.

Die Handvoll Gummibärchen gegen den Stress im Büro. Der Muntermacher-Espresso nach dem Mittagessen. Der Teller Pasta als Glücksstifter an einem trüben Herbstabend. Essen und Trinken ändert die Gefühlslage und diese Erfahrung nutzen wir jeden Tag. Meistens geht es dabei eher um die kurzfristigen Effekte, also darum, Energielevel und Stimmung zu pushen. Dabei kann die richtige Ernährung noch weit mehr. Sie stellt abends die Weichen für erholsamen Schlaf und liefert morgens die Zutaten, um tatkräftig in den Tag zu starten. Sie stärkt Lernfähigkeit und Gedächtnis und lindert Depressionen sowie Ängste. Darüber hinaus halten smarte Lebensmittel die grauen Zellen bis ins hohe Alter in Form: Es gibt kaum eine wirkungsvollere Vorbeugung gegen Demenzerkrankungen als eine hirngesunde Ernährung.

BIOCHEMIE IM GEHIRN

All das funktioniert, weil unser Zentralorgan biochemisch arbeitet. Es holt seine Energie aus Zucker und formt Eiweißbausteine in Botenstoffe um, die gute Laune, innere Ruhe und ein robustes Selbstwertgefühl vermitteln. Mithilfe von spezifischen Fettsäuren baut das Gehirn seine Zellmembranen auf und jagt Nervensignale mit Tempo 400 durch den Schädel. Vitamine und Mineralstoffe helfen ihm, den Energiestoffwechsel zu beschleunigen. Einige B-Vitamine aktivieren die Erneuerung geschädigter Nerven. Zugleich schützen antioxidativ wirkende Mikronährstoffe die Nervenzellen vor oxidativem Stress, der zu ihrem Untergang und damit zu Demenz führen kann.

DIE DARM-HIRN-ACHSE

In den vergangenen Jahren haben Forscher zudem einen neuen Stoffwechselweg entdeckt, über den die Ernährung Denken und Fühlen steuert: nämlich über den Darm und seine Bakterien. Die hundert Billionen Mikroben machen sich nicht nur bei der Zersetzung der Nahrung nützlich, sie beeinflussen per Darm-Hirn-Achse auch das Zentralorgan. Über Blutbahn oder Vagusnerv kommunizieren die winzigen Verdauungshelfer mit dem Gehirn, wo sie die Stressresistenz stärken und Ängste lindern. Von manchen Experten werden sie deshalb als »Psychobiotika« bezeichnet. Selbst Depressionen und neurodegenerative Erkrankungen wie Morbus Parkinson werden neuerdings mit dem Darmzustand in Verbindung gebracht. Mit den richtigen Lebensmitteln auf dem Teller – sogenannten Probiotika und Präbiotika – kann jeder seine hirnfreundlichen Untermieter im Darm gezielt vermehren.

**Auf die Schnelle
(binnen Minuten bis Stunden):**
- Mehr Energie
- Bessere Denkleistungen
- Gesteigerte Kreativität
- Bessere Laune
- Erholsamer Schlaf

**Auf mittlere Sicht
(binnen Tagen bis Monaten):**
- Starke Nerven
- Höhere Stressresistenz
- Besseres Gedächtnis

Auf lange Sicht (binnen Jahren):
- Geringeres Risiko für Depressionen,
  vaskuläre Demenz, Morbus Alzheimer

Wunderwerk Gehirn: Eine Betriebsanleitung

Wir sind unser Gehirn. Unter der Schädeldecke liegt die Schaltzentrale für Gedanken, Gefühle und Erinnerungen. So funktioniert das Betriebssystem unseres Ichs.

Rund 1,4 Kilogramm schwer, von gallertig-buttriger Konsistenz und gefurcht wie ein Chinesischer Faltenhund: Rein optisch macht das Gehirn wenig her. Umso erstaunlicher seine Fähigkeiten. Als Produktionsstätte für geistige Gaben bildet das Zentralorgan die Quelle für logisches Denken, Gedächtnisstärke, Kreativität und Optimismus. Ideen und Verhalten entstehen im Zusammenspiel von 86 Milliarden Neuronen (von griech. *neuron*, Nerv), den Bausteinen des Denkens. Zusammen mit den Gliazellen bilden sie das Nervengewebe. Gliazellen halten die Neuronen zusammen, ernähren und schützen sie. Gemeinsam bilden sie das am höchsten entwickelte Gewebe im Körper.

Die Aufgabe des Nervensystems: Reize aus der Umwelt oder dem Körper weiterleiten und verarbeiten. Das geschieht in Form von elektrischen Impulsen, die an den Synapsen – den Verbindungsstellen zwischen den Nervenzellen – in chemische Signale umgewandelt werden. Entsprechend findet man Nervengewebe nicht nur im Gehirn, sondern z. B. auch im Rückenmark und dem Darm. Als Zentralorgan, in dem nicht nur über den Sinn des Lebens nachgedacht, sondern Atmung, Puls, Verdauung oder Gleichgewicht geregelt wird, verbraucht das Gehirn außergewöhnlich viel Energie. Etwa ein Fünftel der täglichen Kalorien werden von diesem Organ in Beschlag genommen.

So viel Energie braucht das Gehirn

Ein Team von Neurowissenschaftlern der Vanderbilt University (US-Bundesstaat Tennessee) hat es ganz genau errechnet: Eine Milliarde Nervenzellen benötigen im Schnitt sechs Kilokalorien am Tag. Macht bei 86 Milliarden Neuronen im Gehirn durchschnittlich 516 Kilokalorien. Stress oder intensive geistige Tätigkeiten erhöhen den Bedarf an Energie – aber auch an Vitaminen und Mineralstoffen – noch zusätzlich.

Auch wenn sie uns gelegentlich in die Quere kommen: Gefühle bringen die Würze ins Leben. Freude, Liebe und Überraschung, aber auch Ärger, Scham oder Traurigkeit heben das Dasein von der Nulllinie ab. Erfunden hat die Natur solche Regungen als Antwort auf äußere Reize. Die Furcht beim Blick vom Hochhausdach signalisiert, dass es schlauer ist, nicht zu nahe an den Rand zu treten. Liebe, die wir für einen anderen verspüren, zeigt an, dass wir diesem Menschen genug vertrauen dürfen, um gemeinsame Nachkommen in die Welt zu setzen. Als emotionale Basisausstattung sind uns Angst, Ekel, Überraschung oder Scheu angeboren. Wie jede Mutter weiß, drücken Babys von Beginn an Gefühle wie Unbehagen oder Ekel aus. Gefühle fördern also richtiges Entscheiden und Verhalten – meistens jedenfalls. Im Normalfall klappt das besser, wenn diese Regungen auch ins Bewusstsein vordringen. Das ist nicht selbstverständlich. Denn das limbische System, in dem Emotionen entstehen, gehört ins Reich des Unterbewusstseins. Es umgibt den Hirnstamm wie einen Saum (lat. *limbus*, Rand). Seine unterschiedlichen Komponenten steuern Angst, Liebe, Wut und Lust. Außerdem sorgt das limbische System dafür, dass wir neue Dinge lernen und erinnernswerte Ereignisse im Gedächtnis festhalten. Anatomische Schaltstelle ist die wenige Gramm leichte und mandelförmige Amygdala. Das limbische System ist auch Endstation für die Darm-Hirn-Achse (→ Seite 20), also die Nervenverbindung zu den Verdauungsorganen.

Dass wir den Gefühlen nicht hilflos ausgeliefert sind, verdanken wir der Großhirnrinde. Hier im Cortex entstehen das Bewusstsein und die Fähigkeit, Gefühle sprachlich zu beschreiben. Wenn Menschen mit Spinnenphobie nach einer Verhaltenstherapie ihre Furcht ablegen, liegt das an dieser Instanz. Die Neuronen im limbischen System dieser Personen feuern nämlich auch nach der Behandlung übermäßig stark weiter, wenn sie ein Krabbeltier wahrnehmen. Doch die coole Großhirnrinde hält die Furcht in Zaum.

Die Anatomie des Gehirns

GROSSHIRN

Dass wir eine Einkommenssteuer-Durchführungsverordnung haben und Hochhäuser bauen, liegt an der Großhirnrinde. Die faltige Denkerschicht macht 80 Prozent der Hirnmasse aus und bildet die höchste Instanz des zentralen Nervensystems. Sie ist in zwei Hälften aufgeteilt. Diese Hemisphären setzen sich aus unterschiedlichen Gehirnlappen zusammen, die wiederum spezialisierte Aufgaben übernehmen: beispielsweise Sehen, Hören, Lernen, logisches Denken oder Kreativität.

LIMBISCHES SYSTEM

Wenn das Großhirn der nüchterne Klassenstreber ist, dann ist das limbische System, sein Nachbar im Gehirn, das Sensibelchen, das seine Gefühle betont. Freude, Ärger, Lust, Aufregung oder Trauer werden in dieser Hirnregion generiert. Sie untersteht nicht dem Bewusstsein. Das limbische System liegt zwischen Hirnstamm und Großhirn und birgt unter anderem den Hippocampus, das Tor zum Gedächtnis.

HIRNSTAMM

Der Hirnstamm bildet die unterste Schublade im Gehirnkasterl. Diese einfachste und älteste Gehirnregion hat sich vor 500 Millionen Jahren im Lauf der Evolution entwickelt. Deswegen trägt sie den wenig schmeichelhaften Beinamen »Reptiliengehirn«. Lediglich daumengroß, regeln ihre Nervenzellen unbewusste, aber lebenswichtige Vorgänge wie Herzschlag, Atmung und Verdauung. Zudem überwacht der Hirnstamm den Wärme-, Wasser- und Energiehaushalt des Körpers.

KLEINHIRN

Das Kleinhirn reguliert alle Bewegungen und sorgt dafür, dass wir unser Gleichgewicht halten. Wer beim Badminton Luftlöcher schlägt, darf es also auf diese Hirnregion schieben. Die blumenkohlartige Ausstülpung am Hinterkopf spielt aber auch eine Rolle für Planungsverhalten und Aufmerksamkeitsfunktionen. Obwohl das Kleinhirn nur ein Zehntel der gesamten Hirnmasse ausmacht, beherbergt es mehr als die Hälfte aller Nervenzellen. Was beweist: Es braucht reichlich neuronale Verschaltungen, um einen Ball zu treffen.

ZWISCHENHIRN

Dieses Areal sitzt auf dem Hirnstamm. Es verarbeitet Sinneseindrücke, lenkt Hunger und Durst und steuert den Biorhythmus. Sein Hypothalamus bildet als Vermittler zwischen Hormon- und Nervensystem eine wichtige Schaltzentrale im Organismus.

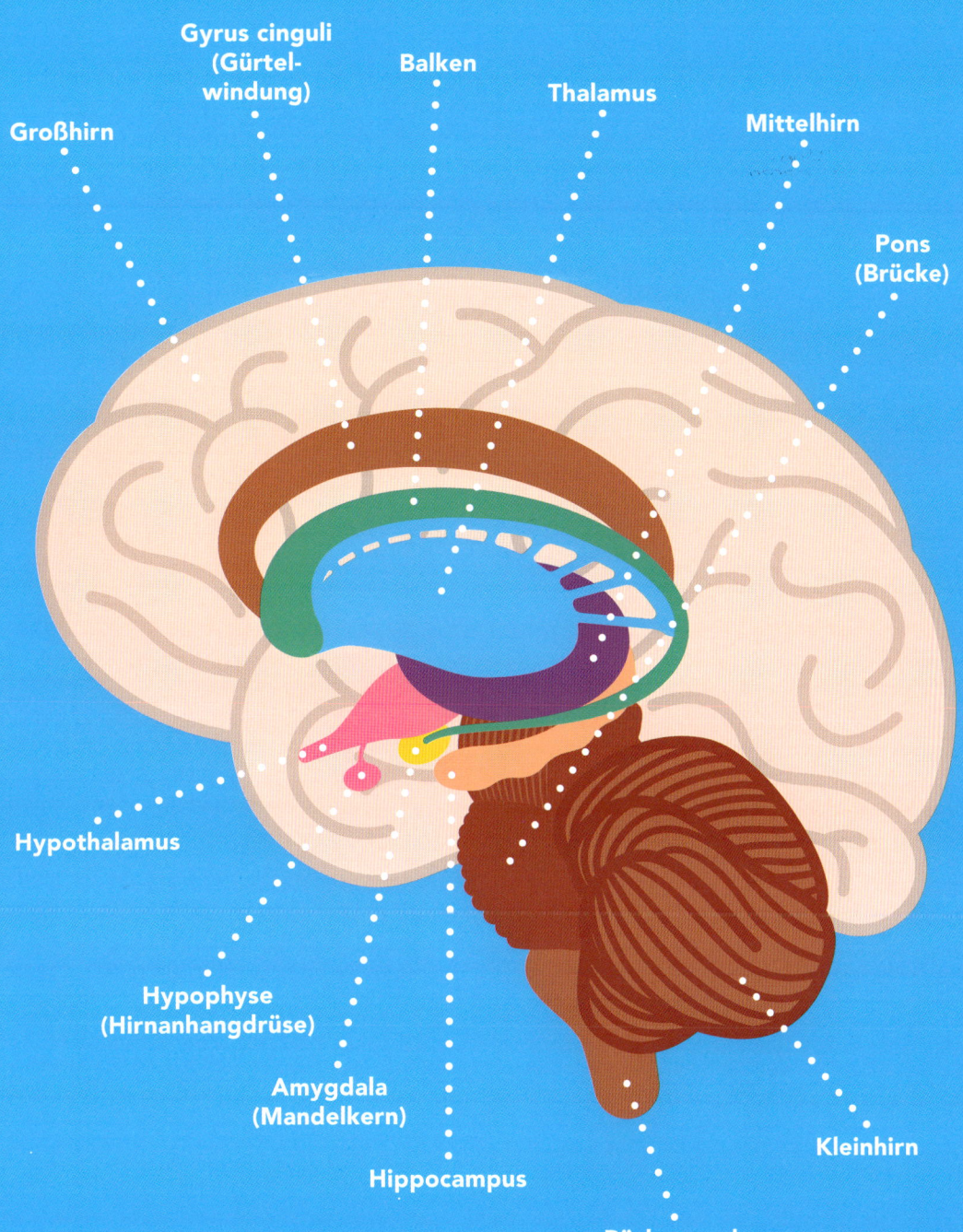

Gyrus cinguli
(Gürtel-
windung)

Balken

Thalamus

Mittelhirn

Großhirn

Pons
(Brücke)

Hypothalamus

Hypophyse
(Hirnanhangdrüse)

Amygdala
(Mandelkern)

Hippocampus

Kleinhirn

Rückenmark

So arbeiten die Nervenzellen

Hirnarbeit ist Teamwork zwischen unterschiedlichen Nervenarealen wie beispielsweise dem Lese- oder Sprachzentrum. Die Kommunikation dieser verschiedenen Zellgruppen, die teilweise weit voneinander entfernt liegen, geschieht mithilfe von elektrischen und chemischen Signalen. Den Postweg für diese Impulse bilden faserartige Verbindungen zwischen den Nervenzellen. Der sendende Fortsatz heißt Axon (von griech. *áxon*, Achse), die empfangenden nennt man Dendriten (von griech. *dendron*, Baum). Während Dendriten kaum länger werden als einige Hundert Mikrometer, strecken sich Axone oft in weit entfernte Teile des Gehirns. So schaffen sie ein Gewirr aus Nervenkabeln, die das Gehirn auf mikroskopischer Ebene wie ein Berg Spaghetti aussehen lassen. Am Ende jedes Dendriten und jedes Axons hängt ein kleines Köpfchen, die Synapse – Schaltstelle für den Kontakt zwischen den Nervenzellen. Über Axone, Dendriten und Synapsen kann jede der 86 Milliarden Nervenzellen mit bis zu 200.000 anderen Neuronen in Austausch treten. Erst dieses Netzwerk macht das Gehirn zur komplexesten Struktur des bekannten Universums.

Beim lauten Vorlesen dieser Zeilen sind in Ihrem Gehirn unter anderem beteiligt: das primäre Sehzentrum (für die Buchstabenerkennung), das Lesezentrum (füllt die Buchstaben mit Sinn), das motorische Sprachzentrum (erstellt das Artikulierungsprogramm) sowie das motorische Rindenfeld (aktiviert Lippen, Zunge, Stimmbänder).

Der Türsteher im Gehirn: Die Blut-Hirn-Schranke

Nicht alles, was im Blut zirkuliert, soll auch ins zentrale Nervensystem. Deshalb hat die Natur die sogenannte Blut-Hirn-Schranke erfunden: extrem dicht verknüpfte Wandzellen in den Blutkapillaren im Gehirn. Gemeinsam mit einer Batterie von Abwehrproteinen verhindert diese natürliche Barriere, dass beispielsweise Krankheitserreger oder Giftstoffe aus den Gefäßen das empfindliche Nervengewebe beschädigen.

Allerdings hat dieser zelluläre Türsteher eigene Vorstellungen, wen er passieren lässt. Alkohol, Nikotin und Heroin dürfen herein, viele Medikamentenwirkstoffe hingegen nicht. Zum Glück stehen für Brainfood die Zelltürchen der Blut-Hirn-Schranke weit offen. Deshalb können Glukose, wichtige Aminosäuren, Omega-3-Fettsäuren, B-Vitamine, Vitamin C, bestimmte Karotinoide und etliche weitere Vitalstoffe das Hirn fit halten.

Fitte Gefäße

Der Mensch ist so jung wie seine Gefäße. Dieser Lieblingsspruch aller Angiologen gilt erst recht für den Kopf. Nur wenn die großen Hirnarterien und das feine Netzwerk der Kapillaren – die Haargefäße – frei von Ablagerungen sind, kann das Gehirn optimal mit Sauerstoff und Nährstoffen aus dem Blut beliefert werden. Verkalkungen hingegen behindern die Bewirtung der grauen Zellen empfindlich. Die Folgen solcher Versorgungsengpässe reichen von Konzentrations- und Gedächtnisstörungen bis hin zu vaskulärer Demenz. Häufige Auslöser für Durchblutungsstörungen sind Arteriosklerose, Diabetes mellitus und Bluthochdruck. Die gute Nachricht: Vor allem mithilfe von Antioxidantien (➜ Seite 56) und Omega-3-Fetten (➜ Seite 86) aus der Ernährung lässt sich das Risiko für Gefäßablagerungen und damit für eine vaskuläre Demenz wirksam senken.

Gehirnbotenstoffe: Die Moleküle der Gefühle

Wie in einem ausgetüftelten Labor braut sich das Gehirn seine eigenen Chemikalien. Dieser hochpotente Cocktail aus Dopamin, Serotonin & Co. steuert Leistungsfähigkeit und Wohlbefinden. Die nötigen Ingredienzen holt sich das Gehirn aus der Nahrung.

Optimismus, Tatkraft, Freude oder Wohlbehagen besitzen eine chemische Entsprechung. Wie im Pharmazielabor produziert das Gehirn Serotonin, Acetylcholin, Dopamin, Melatonin und viele andere Nervenbotenstoffe. Diese Gefühlsüberbringer steuern Emotionen, lassen uns in Lösungen denken statt in Problemen und wiegen uns abends in den Schlaf. Mehr als hundert Neurotransmitter kennt die Wissenschaft. Diese Hirnchemie lässt sich auf ganz unterschiedliche Art beeinflussen: legal (mit Antidepressiva), illegal (mit Kokain) und aus dem Essregal. Bestimmte Eiweiße (➜ Seite 80) und Fette (➜ Seite 86) liefern die nötigen Bausubstanzen für die Botenstoffe und optimieren den Hirnstoffwechsel. Auch B-Vitamine (➜ Seite 92) sind unerlässlich, um Neurotransmitter zu bilden.

Wie das Glück ins Gehirn kommt

Der Glücksbotenstoff Serotonin – der sich bei Depressionen rarmacht – steckt sogar direkt in Lebensmitteln, etwa in Bananen, Nüssen oder Tomaten. Leider scheitert das Serotonin an der Blut-Hirn-Schranke (➜ Seite 15). Diese Zellbarriere lässt sich jedoch austricksen und der Serotoninspiegel im Oberstübchen erhöhen, wenn gleichzeitig Zucker aufgenommen wird. Das Kohlenhydrat lässt den Insulinspiegel steigen – die Blut-Hirn-Schranke öffnet sich.

Dopamin

Weckt Lust auf Neues.

Dass wir morgens das Bett verlassen, liegt am Dopamin. Als Botenstoff der Belohnungserwartung spornt Dopamin an und motiviert. Auch für Motorik, Konzentration und Appetitregulation ist dieser Neurotransmitter wichtig. Dopamin steigert die Empfänglichkeit der Gehirnzellen für Reize, deshalb kann ein Zuviel bei entsprechender Veranlagung psychotische Zustände auslösen. Fehlt der Überträgerstoff, leiden Koordination, Motivation und Denkfähigkeit. Im Alter nimmt Dopamin leider ab. Es kann aus den Aminosäuren Phenylalanin und Tyrosin gebildet werden (➜ Seite 83).

Noradrenalin

Steuert die Wachheit.

Es hält Aufmerksamkeit und Konzentration aufrecht, beeinflusst aber auch die Kontraktion der Blutgefäße und nimmt so Einfluss auf Blutdruck und Puls. Bei Stress wird besonders viel Noradrenalin freigesetzt. Damit der Körper diese chemische Substanz herstellen kann, benötigt er eine Reihe von Vitalstoffen. Dazu gehören die Vorstufe Dopamin, die Aminosäuren Phenylalanin beziehungsweise Tyrosin (➜ Seite 83) sowie als Mithelfer B-Vitamine und Magnesium (➜ Seite 92/93).

Acetylcholin
Lässt scharf denken.

Es trägt klare Gedanken von einer Nervenzelle zur nächsten und spielt eine zentrale Rolle für Urteilsfähigkeit, Lernen und Gedächtnis. Darüber hinaus übernimmt dieser Neurotransmitter eine herausgehobene Rolle im vegetativen Nervensystem, das Funktionen wie Atmung, Verdauung und Stoffwechsel kontrolliert. Im Alter sinken Acetylcholinspiegel und kognitive Fähigkeiten. Bei der Alzheimer-Erkrankung werden die Nervenzellen, die diesen Botenstoff herstellen, bereits zu Beginn geschädigt. Dadurch fehlt Acetylcholin für die Signalübertragung. Für seine Produktion benötigt der Körper das vitaminähnliche Cholin sowie Vitamin B_1 (➔ Seite 92).

Melatonin
Macht angenehm müde.

Das Gehirn produziert Melatonin, um sich selbst zum Schlafen zu bringen. Es wird in der Zirbeldrüse hergestellt, allerdings nur bei Dunkelheit. Im Alter sinkt der natürliche Melatoninspiegel ab. In den USA wird das freiverkäufliche Hormon auch als Anti-Aging-Mittel geschätzt: Als Antioxidans (➔ Seite 56) soll es den Alterungsprozess bremsen. Melatonin wird aus Serotonin gebildet. Zu den Nährstoffen, die an seiner Produktion beteiligt sind, gehören vor allem B-Vitamine, Vitamin C, Eisen sowie Zink.

Serotonin
Der Gegenspieler von Stress.

Dieser Botenstoff bildet den Antipoden von Dopamin. Er streichelt die Nerven, beruhigt und bessert die Stimmung. Als einer der ältesten Signalstoffe der Evolution beschränkt sich Serotonin nicht nur auf das Gehirn. Es streckt seine Fühler überall im Körper aus, vor allem auch im Darm. Grundbaustein für Serotonin ist die Aminosäure Tryptophan (➔ Seite 81). Dieses Biomolekül gelangt über einen kleinen Trick ins Gehirn: nämlich in Kombination mit Zucker, der den Insulinspiegel erhöht, was wiederum die Blut-Hirn-Schranke (➔ Seite 15) öffnet.

Diese Lebensmittel liefern Botenstoffe

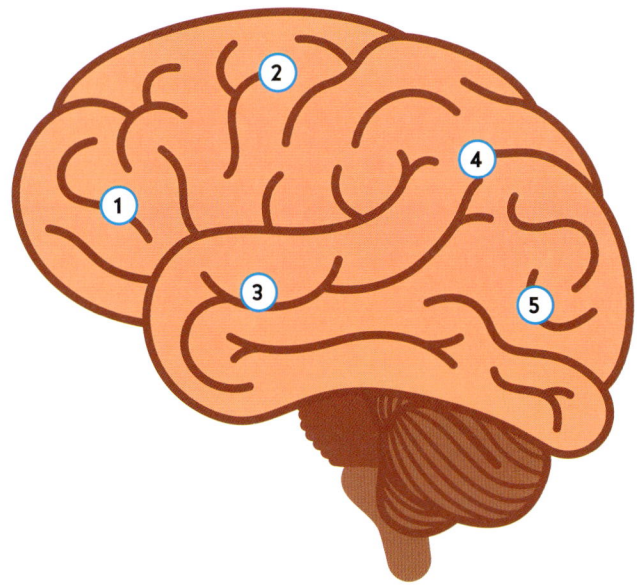

1. **Dopamin:** Seine Ausgangssubstanz Tyrosin steckt in Käse, Fleisch, Nüssen, Haferflocken.

2. **Noradrenalin:** Fleisch, Fisch, Käse, Bananen, Fenchel, Vollkornbrot liefern hier die Bausubstanzen.

3. **Acetylcholin:** Holt sich seine Baustoffe aus Eigelb, Soja, Käse, Nüssen, Haferflocken.

4. **Melatonin:** Gute Quellen sind Cranberrys, Steinpilze, Pfifferlinge, Reis, Weizen, Hafer.

5. **Serotonin:** Steckt in Fleisch, Fisch, Eiern, Roten Beten, Käse, Weizen, Hülsenfrüchten, Spinat, Bananen.

Nicht nur die Ernährung, auch die Lebensumstände entscheiden darüber, ob genügend Neurotransmitter im Gehirn vorhanden sind. Stress etwa kostet Dopamin, weil es zur Herstellung der Alarmbotenstoffe Noradrenalin und Adrenalin verwendet wird. Auch fehlende Bewegung und zu viel Alkohol oder Kaffee stören die Fähigkeit des Gehirns, Serotonin und Dopamin zu produzieren.

Gehirn und Darm: Eine besondere Beziehung

Ein Kapitel über Verdauung in einem Gehirnratgeber? Ja, das ist kein Druckfehler. Neueste Forschung zeigt, dass die Darmflora einen Schlüssel besitzt für seelische Gesundheit und psychisches Befinden. Offenbar haben die Untermieter im Bauch selbst bei Nervenerkrankungen ihre Hände im Spiel.

Unter jedem fitten Kopf steckt ein gesunder Darm. Oder genauer gesagt: ein gesundes Mikrobiom (wörtlich: kleine Lebewesen). So bezeichnen Experten das Ökosystem aus etwa 100 Billionen Bakterien, das sich in den Darmschlingen tummelt. Rund anderthalb Kilo wiegt diese Masse an Mikroben, die von manchen Fachleuten als eigenes Organ betrachtet wird und sich bei einem gesunden Menschen aus mehr als 400 unterschiedlichen Bakterienarten zusammensetzt. Die Darmbakterien unterstützen die Verdauung, trainieren das Immunsystem, produzieren Vitamine und schützen die Darmschleimhaut. Und: Sie kommunizieren mit dem Gehirn. Dazu setzen die Darmbakterien Substanzen frei, die bis ins Oberstübchen wandern können.

VERARMTES MIKROBIOM

Herrscht im Verdauungstrakt Bakterienflaute, leidet das Nervensystem. Bei Menschen mit Morbus Parkinson, Multipler Sklerose oder Alzheimer-Erkrankung finden Forscher ein auffallend verarmtes Mikrobiom – selbst wenn noch nicht klar ist, ob diese Verarmung Teil der Ursache oder eine Folge dieser Erkrankungen ist.

ERGEBNISSE DER FORSCHUNG

Etliche Studien an Menschen und Mäusen sprechen für Ersteres. Erhalten Säuglinge mehrere Monate lang Milchsäurebakterien, welche die Darmflora stärken, leiden sie im Schulalter seltener unter ADHS und Autismus. Radieren Forscher bei Versuchstieren mithilfe von starken Antibiotika die Darmflora aus, vergessen die Tiere bereits Gelerntes. Transplantiert man Patienten mit Multipler Sklerose das Darmmikrobiom eines Gesunden, gehen Schübe und Krankheitsaktivität messbar zurück. Bei Mäusen wiederum ändert der Austausch des Mikrobioms das Verhalten: Schüchterne Mäuse, die die Darmflora von mutigeren Artgenossen erhalten, werden offener, mutige Mäuse werden ängstlicher.

KOMMUNIKATION ZWISCHEN DARM UND GEHIRN

Doch wie kommunizieren Untermieter und Oberstübchen eigentlich? Das geschieht offenbar auf unterschiedlichen Wegen. Beispielsweise produzieren die Darmbakterien **(8)** aus Ballaststoffen Buttersäure und Propionsäure, die als Botenstoffe **(7)** über die Blutbahn **(2)** ins Gehirn gelangen. Dort helfen die beiden kurzkettigen Fettsäuren, Entzündungen zu bekämpfen und die Abwehrzellen im Gehirn **(1)** zu stärken. Liefert der Darm nicht genügend Nachschub an Propionsäure, verkümmern die Immunzellen im Denkapparat und der Gehirnstoffwechsel leidet. Zu den psychoaktiven Substanzen aus dem Darmlabor zählen auch die Hormone **(4)** Dopamin und Serotonin.
Wichtigste Verbindung zwischen Kopf und Verdauungstrakt ist der Vagusnerv **(3),** der zehnte Hirnnerv. Auf dieser Datenautobahn fließen die Informationen in beide Richtungen zu den jeweiligen Endstationen – den Nervenzellen der Darmwand **(9)** sowie dem limbischen System, der Gefühlszentrale des Gehirns. Auch das darmeigene Immunsystem mit seinen Immunzellen **(6)** beteiligt sich an der Bauch-Hirn-Kommunikation: und zwar mithilfe von Zytokinen **(5),** also unfreundlichen Entzündungsstoffen, die anscheinend die Seele entzünden – bei Menschen mit Depressionen ist ihr Spiegel erhöht.

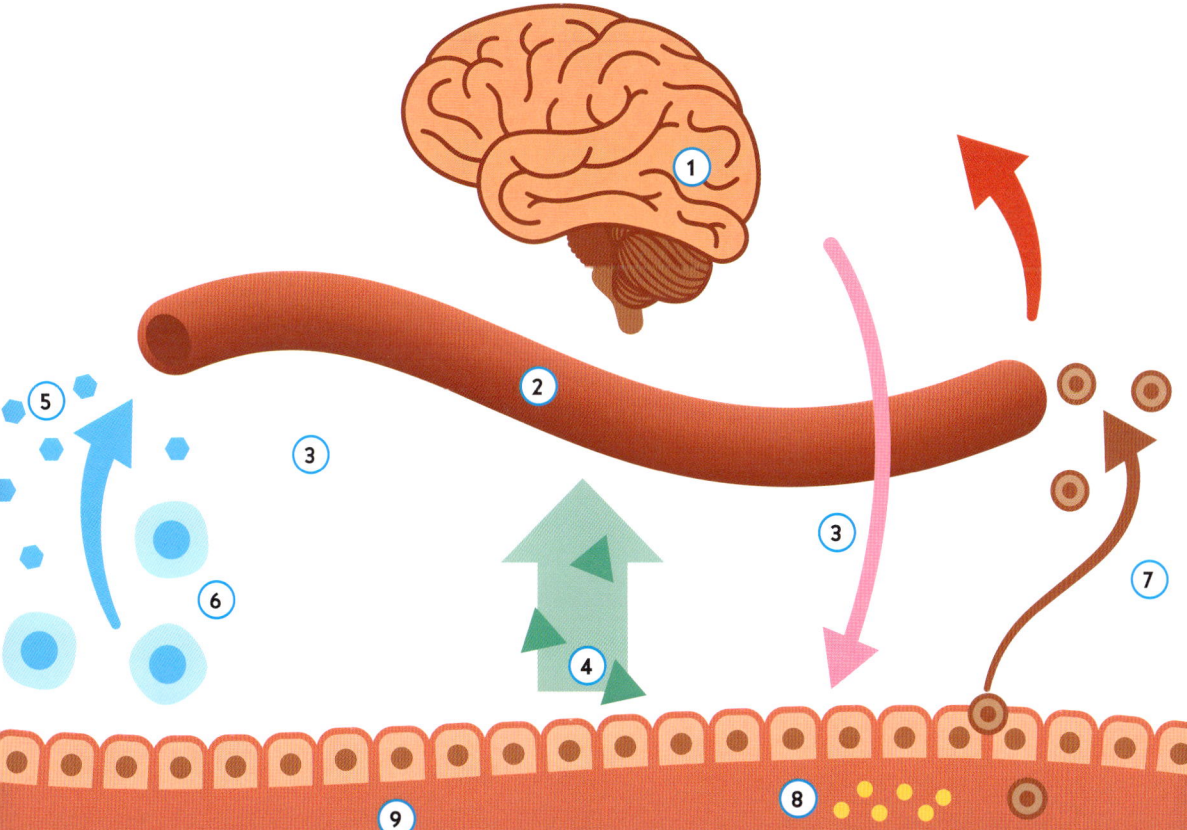

Essbare Darmfreunde für Gehirn und Nerven

Wer sein Gehirn in Schwung bringen und das Nervensystem gesund halten möchte, sollte die Darmbakterien hegen und pflegen. Je größer die bakterielle Artenvielfalt (»Diversität«) im Reich der Mitte, desto besser für Körper und Geist. Das klappt am besten über die Ernährung.

PRÄBIOTIKA: Das Lieblingsgericht aller Darmbewohner besteht aus speziellen Ballaststoffen. Diese von Experten als »Präbiotika« (→ Seite 96) bezeichneten unverdaulichen Kohlenhydrate benötigen die wertvollen Bakterien, um sich zu vermehren und kurzkettige Fettsäuren zu produzieren. Präbiotika kurbeln also wie ein Dünger das Wachstum von guten Mikroben im Darm an. Diese Ballaststoffe findet man in großen Mengen in Wurzelgemüsen wie Topinambur oder Pastinake, aber auch in Haferflocken, Spargel, Roggenbrot, Lauchgemüse und Hülsenfrüchten.

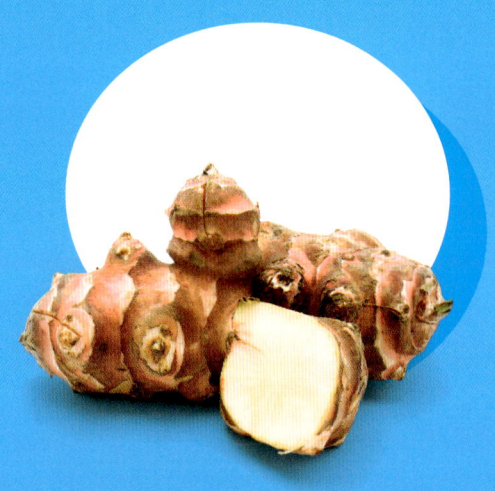

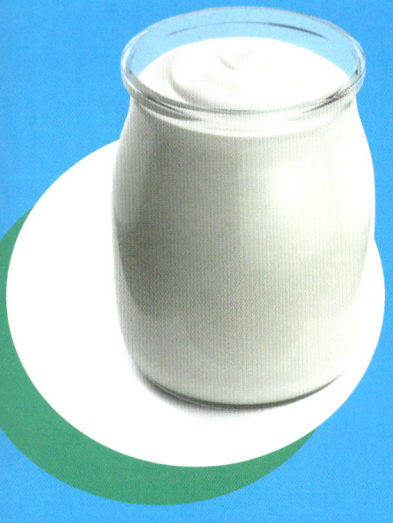

PROBIOTIKA: Die zweite wichtige Gruppe der essbaren Darmfreunde bilden die Probiotika (→ Seite 94). Dazu zählen Lebensmittel wie etwa Naturjoghurt, Sauerkraut, Buttermilch oder Kefir. Sie stecken randvoll mit Milliarden von Milchsäurebakterien wie Laktobazillen oder Bifidobakterien, aber auch anderen Mikroorganismen, die sich im Darm nützlich machen. Bei regelmäßigem Verzehr siedeln sich diese wertvollen Keime im Körper an. Dort stärken sie die Darmbarriere, stimulieren das Immunsystem und hemmen das Wachstum von schädlichen Bakterien. Manche der probiotischen Bakterienstämme eignen sich sogar zur gezielten Therapie gegen Krankheiten wie beispielsweise Verstopfung oder Migräne.

Die Bewohner im Darm

Verrucomicrobia, Actinobacteria, Prevotella, Akkermansia ... Was klingt wie eine Druidenversammlung aus einem Asterixheft, bezeichnet in Wirklichkeit Stämme und Gattungen von Darmbakterien. Mehr als 400 verschiedene Arten von Mikroben gibt es; ein gesunder Mensch beherbergt etwa 160 Spezies. Ihr Artenreichtum ist ein wichtiger Marker für die Gesundheit von Körper und Geist. Dabei ist die Zusammensetzung dynamisch: Lebensstil, Körperhygiene, Medikamente und vor allem die Ernährung verschieben die Gewichtung der Arten. Den Großteil aller Untermieter in der Darm-WG stellen die beiden Bakteriengruppen Firmicutes und Bacteroides. Bei Gesunden befinden sich die beiden Stämme im Verhältnis 1:1 bis 1:3. Bei Übergewichtigen sind die Firmicutes in der Mehrzahl, bis zum 25-Fachen und darüber. Mit ihrer Dominanz steigt auch das Risiko von Entzündungen.

BEDROHTE ARTENVIELFALT

Das bakterielle Ökosystem im menschlichen Darm ist mittlerweile ähnlich gefährdet wie die Pflanzenwelt des Amazonas. Schuld daran trägt unsere einseitige Ernährung mit zu viel Zucker und Weißmehl, aber auch der vorschnelle Griff zu Medikamenten. Jede vierte gängige Arznei hemmt das Wachstum bestimmter Bakterienarten und verändert damit das empfindliche Gleichgewicht im Darm.

Das entdeckte 2018 ein Team um den Mikrobiomforscher Peer Bork vom European Molecular Biology Laboratory in Heidelberg. Die Wissenschaftler hatten 1079 weitverbreitete Medikamente getestet, darunter Blutdrucksenker, Schmerzmittel, Säureblocker gegen Sodbrennen, das Diabetesmedikament Metformin oder Anti-Allergie-Mittel. Ergebnis: 24 Prozent der Arzneien hemmten das Wachstum von mindestens einer Spezies im Darm.

VORSICHT BEI ANTIBIOTIKA

Gerade wer regelmäßig ins Apothekerschränkchen greift, sollte also das Gleichgewicht der Darmflora gezielt unterstützen. Das gilt vor allem für den Mikrobiomfeind Nr.-eins: Antibiotika. Diese Arzneien rasieren neben den Krankmacherbakterien auch nützliche Laktobazillen und ihre Freunde weg – nicht selten dauert es Monate, bis das Mikrobiom zu seiner alten Form zurückfindet.

Essstörungen: Wenn die Chemie nicht stimmt

Die Schaltstelle für Hunger und Sättigung sitzt nicht im Bauch, sondern im Gehirn. Eine Reihe von Krankheiten, aber auch die Nebenwirkungen von Medikamenten oder natürliche Hormonschwankungen führen dazu, dass die komplizierten Regelkreise aus der Balance geraten.

WIE HUNGER UND SATTHEIT GESTEUERT WERDEN

Der Bauch knurrt, die Konzentration flieht, die Hände zittern ... Hunger! Unüberhörbar sind die Zeichen, wenn der Körper Nachschub braucht. Und weil die Nahrungsaufnahme lebenswichtig ist, verlässt sich der Organismus nicht auf einen einzigen Signalweg. Neben den Kontraktionen des leeren Magens und einem sinkenden Glukosespiegel im Blut stimuliert beispielsweise das Hungerhormon Ghrelin den Appetit. Es wird von der Magenschleimhaut ausgeschüttet, wenn das Verdauungsorgan unterbeschäftigt ist. Hinzu kommen etliche weitere Faktoren, die Hunger und Sättigung steuern. Dazu zählen Sin-

Hunger und Appetit: Der Unterschied

Oft verwechselt, aber doch grundverschieden: Das unterscheidet diese beiden Zustände, die uns zu Essbarem greifen lassen.
- HUNGER ist der angeborene Reflex zu essen, um satt zu werden. Dieses körperliche Bedürfnis wird durch unterschiedliche Signale ausgelöst (z. B. Absinken des Blutzuckerspiegels, entleerter Magen). Bei Gesunden tritt das Hungergefühl frühestens drei bis vier Stunden nach einer Mahlzeit auf und steigert sich bis hin zu Schmerzen, wenn es unbefriedigt bleibt.
- APPETIT ist ein lustvoll geprägtes Verlangen nach einem bestimmten Lebens- oder Genussmittel. Dieses psychologische Phänomen entsteht im limbischen System des Gehirns, in dem die Emotionen geregelt werden, wenn der Hunger längst gestillt ist. Auslöser sind vor allem Sinnesreize und persönliche Vorlieben.

neszellen aus der Magenwand, die kundtun, dass sich dieses Verdauungsorgan wohlig dehnt. Chemische Signale wie der steigende Insulinpegel nach einer Mahlzeit oder das Sättigungshormon Leptin aus den Fettzellen verraten dem Gehirn hingegen, dass die Energiekrise bewältigt ist.

Gesammelt und ausgewertet werden diese Informationen hauptsächlich im Hunger- und Sättigungszentrum, das im Hypothalamus des Mittelhirns sitzt. Die Steuerzentrale sorgt dafür, dass ein gesunder Mensch selbst ohne Kalorientabelle nicht zu viel oder zu wenig isst. Doch wie alle komplizierten Gebilde ist dieses System leider anfällig für Störungen.

BINGE-EATING

Bei dieser Erkrankung stopfen die Betroffenen unkontrolliert und anfallartig große Mengen Kekse, Schokolade, Kartoffelchips und Ähnliches in sich hinein; aus Scham meist heimlich. Experten glauben, dass die Essattacken oft dazu dienen, negative Gefühle wie Einsamkeit, Ärger oder innere Leere zu überbrücken. Gehirnuntersuchungen mit funktioneller Magnetresonanztomographie (fMRT) zeigen, dass manche Betroffenen ihre Impulse schlecht kontrollieren können. Anders als Menschen mit Bulimie (Ess-Brech-Sucht) erbrechen Binge-Eater (von engl. *binge*, Gelage) hinterher nicht, um ihr Essen wieder loszuwerden. Sie sind deshalb oft übergewichtig. Knapp 2 Prozent der Bevölkerung kämpfen mit dieser psychischen Störung – das macht sie zur häufigsten Essstörung im Erwachsenenalter. Früh behandelt, lässt sich Binge-Eating gut therapieren. Eine Psychotherapie legt die Ursachen für die zügellosen Essanfälle offen und hilft, ein gesundes Essverhalten aufzubauen.

Erste Schritte aus der Binge-Eating-Störung

Die Bundeszentrale für gesundheitliche Aufklärung (BZgA) betreibt ein informatives Internetportal für Menschen mit Essstörungen sowie für deren Angehörige und Lehrer *(www.bzga-esstoerungen.de)*. Dort wird empfohlen:

- Langsam und genussvoll essen und gut kauen.
- Regelmäßig essen.
- Beim Essen nicht fernsehen oder lesen. Alle Sinne sollten auf die Nahrungsaufnahme gerichtet sein.
- Körpersignale wahrnehmen. Auf Durst oder Müdigkeit mit Trinken oder Schlafen reagieren – nicht mit Essen.
- Regelmäßige Bewegung, z. B. Spazierengehen, Radfahren, Treppensteigen oder Ähnliches.
- Streitgespräche bei Tisch vermeiden.
- Professionelle Hilfe aufsuchen: medizinische Betreuung, Therapie, Selbsthilfegruppen.

MAGERSUCHT

Magersüchtige haben Angst davor, zuzunehmen oder dick zu sein. Ihre Gedanken kreisen ständig um das Essen und ihre Figur. Durch krankhaftes Diäthalten, oft auch exzessiven Sport, verlieren die Betroffenen rapide Gewicht. Dennoch empfinden sie sich noch als zu dick, selbst mit starkem Untergewicht. Anorexia nervosa – so das Fachwort – betrifft vor allem Mädchen und beginnt oft in der Pubertät. Sie weist die höchste Sterblichkeitsrate von allen psychischen Erkrankungen auf.

Ursachen und Therapie

Die Gründe, wieso die Seele in Hungerstreik tritt, sind vielfältig. Neben biologischen Ursachen wie etwa den Genen spielen auch psychologische Faktoren eine Rolle, beispielsweise ein hoher Leistungsanspruch und ein schwaches Selbstbewusstsein. Neuere Studien zeigen, dass sich bestimmte Gehirnstrukturen bei Magersüchtigen so verändern, dass sie kaum noch Kontrolle über ihr Essverhalten haben. Oft wird Magersucht stationär in spezialisierten Kliniken behandelt.

ESS-BRECH-SUCHT

Menschen mit Ess-Brech-Sucht (Bulimie) stecken in einem Teufelskreislauf aus Heißhungerattacken, Erbrechen und Diäthalten. Bei ihren Essanfällen schlingen sie unkontrolliert Unmengen an Pizza, Wurstbroten, Schokolade oder Ähnliches in sich hinein, die dann anschließend wieder aus dem Leib sollen. Die meisten Betroffenen sind normalgewichtig, fühlen sich aber dennoch zu dick. Die Gewichtsphobie trifft vor allem Mädchen und junge Frauen, sie stellen 90 Prozent der Betroffenen.

Ursachen und Therapie

Auch bei dieser psychischen Störung treffen biologische Faktoren und psychologische Einflüsse – etwa ein übertriebenes Schlankheitsideal und starke Selbstzweifel – zusammen. Oft tritt die Ess-Brech-Sucht mit Depressionen, Angststörungen und anderen seelischen Problemen auf. Auch deshalb ist eine psychologische Behandlung unumgänglich.

Hilfe, ich habe ständig Hunger!

Auch wer nicht mit einer echten Essstörung kämpft, kennt dieses Problem: Obwohl man erst vor ein, zwei Stunden gegessen hat, knurrt der Magen schon wieder wie ein grimmiger Hund. Häufig liegt das an folgenden Ursachen:

- ÜBERFUNKTION DER SCHILDDRÜSE: Produziert das Stoffwechselorgan zu viel von den Hormonen Trijodthyronin und Thyroxin, kann das neben anderen Symptomen regelrechten Heißhunger auslösen. Obwohl der Appetit steigt, verlieren die Betroffenen an Gewicht. Ein Bluttest beim Hausarzt gibt Aufschluss über die Werte.

- DIABETES: Nagender Hunger zählt zu den typischen Anzeichen, wenn der Blutzuckerspiegel zu tief abgesunken ist. Eine derartige Hypoglykämie tritt bei Menschen mit Diabetes mellitus häufiger auf als bei Gesunden – vor allem als Nebenwirkung der Insulintherapie.

- MEDIKAMENTE: Es gibt etliche Arzneistoffe, die als Nebenwirkung den Appetit stimulieren. Dazu zählen vor allem Psychopharmaka, also beispielsweise Mittel gegen Depressionen oder Psychosen. Das Antipsychotikum Olanzapin etwa beeinflusst das Hormon Leptin, das das Hunger- und Sättigungsgefühl reguliert. Auch Antihistaminika, Migränemittel und höher dosierte Kortisontabletten oder -spritzen verführen zum Essen.

- WECHSELJAHRE: Wenn die Eierstöcke allmählich die Produktion von Östrogen einstellen, bleibt das nicht ohne Folgen für den Gehirnstoffwechsel. Viele Frauen empfinden sich als reizbar und depressiv verstimmt. Als Gegenmittel verlangt der Körper nach Essbarem – vor allem in Form von Süßem und Kalorienhaltigem.

- SCHLAFMANGEL: Fehlender Schlummer bringt den Hormonhaushalt aus dem Lot und weckt auf diese Weise Heißhunger. Nach kurzen Nächten schüttet der Körper größere Mengen von Endocannabinoiden aus, das sind hausgemachte Verwandte des bekannten Hanf-Wirkstoffs. Diese Substanzen wecken das Verlangen nach Essen – und zwar ausgerechnet auf Junkfood und Süßes.

Wenn Nerven und Gehirn leiden

Ob Migräne, Demenz, Panikattacken oder ADHS: Bei vielen Störungen, die Nervensystem und Psyche betreffen, finden Forscher Zusammenhänge mit dem Speiseplan. Die richtige Ernährung schützt das Gehirn und hilft, Beschwerden zu lindern.

Eure Nahrungsmittel sollen eure Heilmittel sein. Das sagte der griechische Arzt Hippokrates (ca. 460 bis 377 v. Chr.) und das sagen vermehrt auch Neurologen und vor allem Psychiater. In einem jungen Wissenschaftszweig, der Ernährungspsychiatrie oder *Nutritional Psychiatry*, tragen die Experten Erkenntnisse zusammen, wie eine veränderte Zusammensetzung der Nahrung vor mentalen Störungen schützt – oder sogar dazu beiträgt, solche Erkrankungen zu heilen. Pionier auf dem Gebiet ist das *Food and Mood Centre* an der Deakin University in Melbourne, das von Felice Jacka geleitet wird, einer Professorin für psychiatrische Epidemiologie. An Jackas Institut wurde 2015 festgestellt, dass Fast Food den Hippocampus im Gehirn, also das Tor zum Gedächtnis, verkleinert. 2017 zeigten die australischen Forscher, dass eine mediterrane Diät (→ Seite 62) Menschen mit Depressionen hilft, sich besser zu fühlen. Manche Experten glauben bereits, dass Ernährungstherapien für die Psychiatrie ebenso bedeutsam werden können wie für die Kardiologie oder die Gastroenterologie. Und das ist erstaunlich. Denn während der Zusammenhang zwischen einem hohen

Zucker-und-Fett-Konsum und Arteriosklerose oder Sodbrennen auf der Hand liegt, sind die Verbindungen zwischen Grünkohl und grauen Zellen subtil. Zumal Ärzte gerade bei chronischen Krankheiten selten einen einzelnen Verursacher dingfest machen können. Auch Migräne oder Demenz entstehen im Zusammenspiel von Genen, Alter, Geschlecht, Umgebung, Verhalten – und eben Ernährung. Doch gerade der Foodfaktor ist lange Zeit unterschätzt worden. Nicht nur bei krankhafter Trübsal hilft eine Esstherapie, Beschwerden zu bessern. Auch bei Angststörungen, Migräne, Hyperaktivität oder neuropsychiatrischen Krankheitsbildern wie Epilepsie, der Alzheimer-Krankheit, Multipler Sklerose und dem Parkinson-Syndrom bringt eine Umstellung des Speiseplans in vielen Fällen Besserung. Auf den folgenden Seiten erfahren Sie, welche Lebensmittel Ihnen dabei helfen, psychischen und neurologischen Erkrankungen vorzubeugen oder diese Leiden zu lindern.

ADHS: Hilfe gegen das Chaos im Kopf

Wer mit der Aufmerksamkeitsschwäche ADHS kämpft, bei dem herrscht Chaos: im Kopf und im Leben. Schuld trägt keine Charakterschwäche, sondern eine angeborene Stoffwechselstörung. Eine allergenarme Diät kann die Beschwerden bei Kindern bessern.

Wie Flöhe hüpfen die Gedanken durch die Gegend. Das Gehirn läuft auf Hochtouren, empfängt ein Trommelfeuer an Eindrücken. Ablenkbarkeit, Unruhe, Vergesslichkeit und schnell wechselnde Stimmungen sind die Folge. Wer mit der Aufmerksamkeits-Defizit-Hyperaktivitäts-Störung (ADHS) kämpft, bei dem herrscht Chaos: im Kopf und oft auch im Leben.

URSACHEN

Schuld trägt eine gestörte Informationsverarbeitung im Gehirn, die auf eine genetische Veranlagung zurückgeht. Es kommt zu einem Ungleichgewicht der Botenstoffe Dopamin und Noradrenalin (→ Seite 17), die Aufmerksamkeit, Motivation und Impulsverhalten steuern. Das Gehirn kann eintreffende Reize nur schlecht filtern und begonnene Gedanken schwer zu Ende bringen.

SYMPTOME

Rund 5 Prozent aller Kinder und Jugendlichen kämpfen mit dem Zappelphilipp-Syndrom. Oft kommt es zu Konflikten in der Schule, auch das Zusammenleben in der Familie leidet. Die Betroffenen bauen mehr Unfälle, weil sie wegen der gestörten Informationsverarbeitung Gefahren nicht so gut einschätzen können.

In etwa jedem dritten Fall bleibt die Störung auch im Erwachsenenalter bestehen. Je nach Ausmaß der Probleme, die ADHS im Alltag bereitet, helfen Coaching für Eltern und Kind, Verhaltenstherapie oder Tabletten. Ritalin, so der bekannte Handelsname, gilt als erstes Mittel der Wahl. Seit 2011 ist der Wirkstoff Methylphenidat auch bei Erwachsenen zugelassen. Er heilt allerdings die Krankheit nicht, er lindert nur die Symptome.

ERNÄHRUNG

Nervosität, Konzentrationsschwäche und andere ADHS-Anzeichen treten auch bei Magnesiummangel auf. Ersetzt man den fehlenden Mineralstoff, bessern sich die Symptome. Darüber hinaus zeigen Studien, dass verschiedene Stoffe in der Ernährung ADHS-Symptome verstärken. Dabei geht es vor allem um solche Substanzen, die Unverträglichkeiten oder gar Allergien auslösen können: etwa Produkte mit Farb- oder Süßstoffen, aber auch Lebensmittel wie Kuhmilch, Ei, Fisch, Soja oder Nüsse. (Bekanntlich leiden viele Kinder mit Hyperaktivität gleichzeitig auch an Allergien, Asthma oder Neurodermitis.)

Lässt man diese Unruhestifter vorübergehend weg, kann das die ADHS-Symptome bessern oder sogar ganz verschwinden lassen. Das ergab 2017 eine Studie von Forschern um den Kinderpsychiater Christian Fleischhaker von der Klinik für Psychiatrie, Psychotherapie und Psychosomatik im Kindes- und Jugendalter des Universitätsklinikums Freiburg.

Diese Anti-ADHS-Kost nennt sich Oligoantigene Diät (von griech. *oligos*, wenig, und *antigen*, Fremdstoff). Dabei ernährt sich das betroffene Kind drei bis vier Wochen lang von Basislebensmitteln, die kaum Unverträglichkeiten hervorrufen können. Dazu zählen z. B. ausgewähltes Obst und Gemüse, Reis, Kartoffeln und Geflügel. Lebensmittel mit Störpotenzial hingegen sind zunächst tabu. So kriegen Verdauung, Immunsystem und Darmflora die Chance, sich zu erholen. Bessert sich die Hyperaktivität, spricht das dafür, dass hinter dem ADHS eine Überempfindlichkeit gegen bestimmte Nahrungsbestandteile steckt. Auf diese Diagnosephase folgt die Wiedereinführungsphase: Schrittweise kehren die gewohnten Lebensmittel auf den Speiseplan zurück, um so den Auslöser zu identifizieren und fortan zu meiden.

Nicht erlaubt sind in der Diagnosephase:

Nahrungsbestandteile	Funktion	Nahrungsmittel
Lebensmittelfarbstoffe (Azorubin (E122), Tatrazin (E102), Gelborange (E110), Ponceau 4R (E124), Cholingelb (E104) Allurarot (E129))	Färbung, Aussehen	Getränke, Süßigkeiten, Desserts, div. Käsesorten, Zahnpasta
Süßstoffe	Geschmack	Fertigprodukte, Süßigkeiten, Milchprodukte, Getränke, Kaugummi
Lebensmittel mit häufiger Unverträglichkeit		Kuhmilch, Ei, Fisch, Krusten- und Weichtiere, Erdnüsse, Mandeln, Soja, Weizen, Tomate
Salicylate, Glutamate, Phosphate	Geschmack, Haltbarkeit	Wurstwaren, Käse, Fertigprodukte, Medikamente

Erlaubt sind in der Diagnosephase:

Fleisch	Lamm, Pute, Truthahn
Beilage	Kartoffeln, Reis, Hirse, Quinoa, Buchweizen, Amarant
Gemüse	Weißkohl, Blumenkohl, Brokkoli, Spargel, Gurke, Karotte (gegart), Pastinake, Markkürbis, Lauch, Linsen, Zucchini, grüne Salate
Früchte	Birne, Aprikose, Banane, Apfel, Pfirsich, Kokosnuss
Getränke	Mineralwasser (kalziumreich), Kräutertee, Fruchtsäfte aus den erlaubten Obstsorten, Reismilch, Kokosmilch
Fette	Vitagen-Margarine, Sonnenblumen-, Raps-, Oliven-, Kokosöl
Gewürze	Salz, Pfeffer, frische heimische Kräuter, Reisessig, Apfelessig
Binde- und Backtriebmittel	Johannisbrotmehl, Guarkernmehl, Agar-Agar, Weinsteinbackpulver
Süßungsmittel	Rohrzucker, Stevia, Apfel-, Birnendicksaft, Reissirup
Nahrungsergänzung	Kalzium (z. B. über Mineralwasser), Multivitaminpräparat

WANN ZUM ARZT?

Die Austestung der persönlichen Anti-ADHS-Diät ist aufwendig und birgt die Gefahr, dass Kinder in der strikten Phase zu wenig Nährstoffe erhalten. Deshalb sollten sich Eltern bei der Oligoantigenen Diät von einem Arzt beraten lassen.

Angststörung: Energie für starke Nerven

Neben Depressionen gehören Angststörungen zu den häufigsten seelischen Erkrankungen unserer Zeit. Eine gesunde Ernährung liefert Energie, die der Körper braucht, um seine psychische Stabilität zu erhalten.

Wer Angst hat, hat oft mehr von der Rente. Er fährt vorsichtig Auto, geht bei Herzbeschwerden zum Arzt und wirft vorm Zubettgehen einen Blick auf den Herd. Zur Krankheit wird die Emotion, wenn sie sich von einem realen Auslöser trennt. Oder wenn sie zum bestimmenden Lebensgefühl wird, wie bei der generalisierten Angststörung. Etwa sieben Millionen Deutsche plagen sich mit Ängsten oder Besorgnissen, die ihr Leben einschnüren: von der Flugangst über die Spinnenphobie und die Furcht vor sozialen Begegnungen bis hin zu Panikattacken aus heiterem Himmel.

URSACHEN

Experten sehen darin auch ein Spiegelbild gesellschaftlicher Entwicklungen. Wirtschaftliche Unsicherheit und die Auflösung von Familienbindungen machen die Existenz verletzlicher. Auch Lebensereignisse wie ein Unfall, eine Scheidung, eine schwere Verlusterfahrung können bei einem sensiblen Nervenkostüm den Weg in eine Furchtspirale ebnen. Bei entsprechender Veranlagung genügt dann schon ein harmloser Reiz, um eine Kaskade von Angstsymptomen auszulösen.

THERAPIE

Zum Glück lassen sich die inneren Dämonen oft erfolgreich bändigen. In der kognitiven Verhaltenstherapie lernen Patienten, welche Denkabläufe ihrer Angst zugrunde liegen. Statt die Auslöser der Phobie weiterhin zu vermeiden, üben sie, ihnen mit professioneller Hilfe mutig entgegenzutreten. Dabei lernt der Körper, dass die peinigenden Gefühle von allein abflauen. Acht von zehn Patienten geht es hinterher besser. Bei sehr starken Symptomen oder einer Depression raten Ärzte oft zu Antidepressiva. In jedem Fall wichtig: Nicht zu lange mit der Therapie warten, um eine Chronifizierung zu vermeiden.

ÄNGSTE UND ERNÄHRUNG

Ängste sind Energieräuber. Und Appetiträuber. Eine schwierige Kombination: Denn hungrig und mit niedrigem Blutzuckerspiegel fällt es den Betroffenen noch schwerer als ohnehin, das emotionale Gleichgewicht zu halten. Eine gesunde Ernährung hingegen liefert die Reserven, die der Organismus braucht, um die seelische Stabilität zu verbessern und körperliche Angstsymptome zu reduzieren.

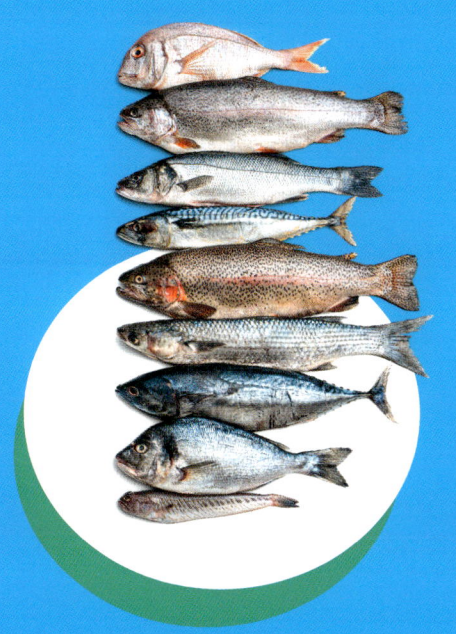

Davon bitte reichlich:

Eine besondere Diät ist nicht erforderlich. Eine **ausgewogene Kost mit Gemüse, Obst, Vollkorn, Nüssen, Hülsenfrüchten und mageren Eiweißprodukten** liefert gesunde Energie, hält den Blutzuckerspiegel konstant und steuert wichtige **Anti-Stress-Vitamine und -Mineralstoffe** bei. Das ist wichtig, weil bei starker psychischer Anspannung die Vitalstoffkonten ratzfatz geleert sind.
Besonders wichtig: B-Vitamine (➜ Seite 92), Vitamin C (➜ Seite 93) und Magnesium (➜ Seite 93), das beruhigend auf Nervenzellen wirkt. Bei dünnem Nervenkostüm kann es auch helfen, vermehrt auf **Seefisch wie Lachs, Hering oder Makrele** zu setzen. Ihre Omega-3-Fettsäuren kräftigen die Myelinscheiden, also die fetthaltige Substanz, die die Nervenzellen umhüllt und schützt.

Diese Lebensmittel bitte meiden:

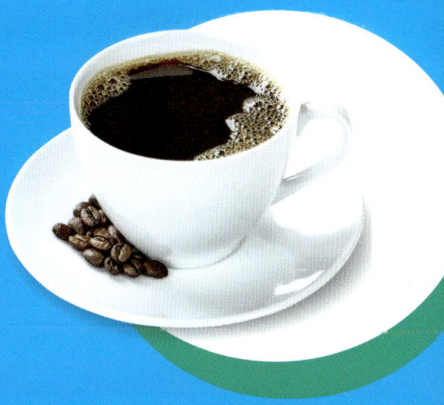

KAFFEE: Bei Menschen mit einer bestimmten Genveränderung kann das Volksgetränk peinigende Gefühle auslösen. Dafür genügen in diesen Fällen bereits 150 Milligramm Koffein – also etwa zwei Tassen Kaffee. Bei den Betroffenen ist der sogenannte Adenosin-A2A-Rezeptor verändert, an dem das dämpfend wirkende Hormon Adenosin normalerweise andockt. Dadurch kann sich das Koffein am Rezeptor vordrängeln und den beruhigenden Effekt verhindern.

ZUCKER: Männer, die Kuchen, Schokolade und Softdrinks lieben, kämpfen eher mit Angststörungen. Dieses Phänomen entdeckten englische Forscher 2017. Bei Frauen fanden sie keinen Zusammenhang. Möglicherweise – so die Vermutung – hängt das damit zusammen, dass zu viel Zucker die Regeneration von Nervenzellen stört. Bekannt ist, dass eine süße Ernährung die Spiegel des Signalstoffs BDNF (*Brain-derived neurotrophic factor*; dt. vom Gehirn stammender neurotropher Faktor) verändert. Dieser Botenstoff hilft, neues Hirngewebe zu bilden.

Alzheimer-Erkrankung: Essen gegen das Vergessen

Rund 150 Anti-Demenz-Wirkstoffe aus dem Labor haben Gehirnforscher in den vergangenen Jahren getestet. Kein einziger konnte den Niedergang der Nervenzellen stoppen. Umso wichtiger ist es, der Erkrankung mit den richtigen Nährstoffen zu trotzen.

Morbus Alzheimer ist eine Erkrankung mit Langzeitzünder. Zwanzig oder dreißig Jahre lang sammeln sich im Gehirn unbemerkt schädliche Eiweißablagerungen an. Diese Beta-Amyloid-Plaques und Tau-Fibrillen – so die Fachbegriffe – behindern zunehmend den Stoffwechsel der Nervenzellen. Zunächst gehen Synapsen verloren, später sterben Nervenzellen ab. Wie das Zusammenspiel dieser beiden Substanzen die Fehlfunktion des Gehirns auslöst, bleibt bislang ein Rätsel. Sicher ist: Im Lauf der Erkrankung sind Großhirnrinde und Hippocampus irgend-

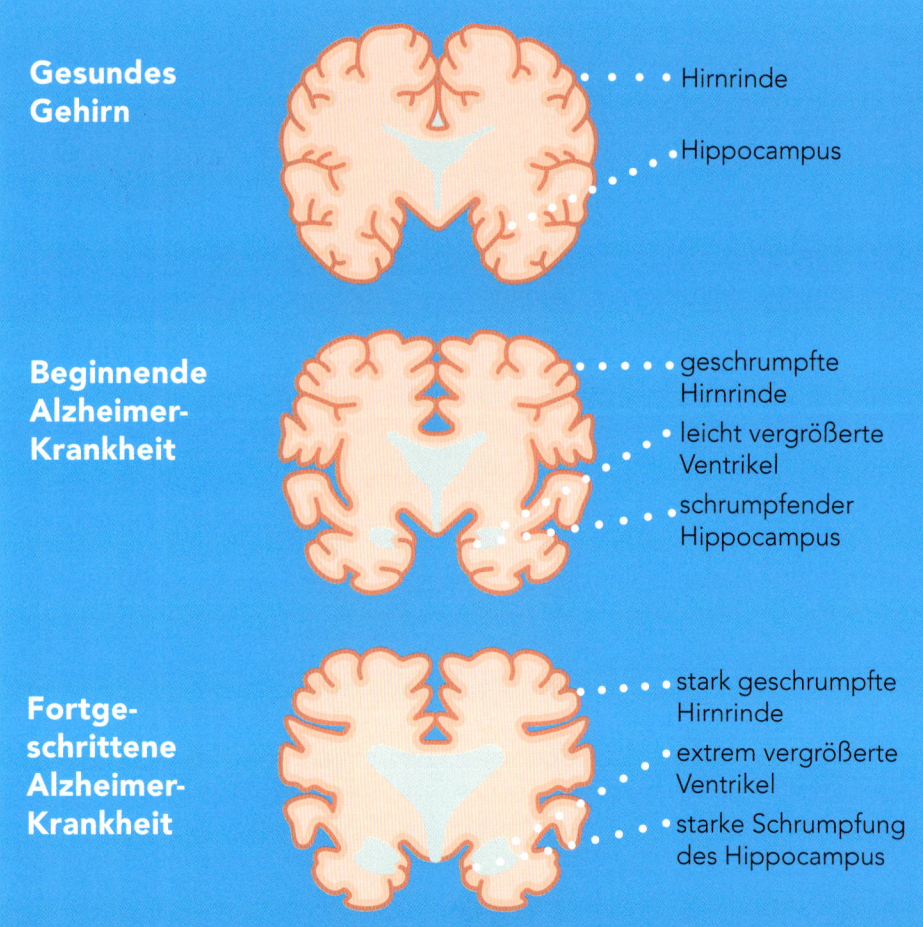

Gesundes Gehirn
- Hirnrinde
- Hippocampus

Beginnende Alzheimer-Krankheit
- geschrumpfte Hirnrinde
- leicht vergrößerte Ventrikel
- schrumpfender Hippocampus

Fortgeschrittene Alzheimer-Krankheit
- stark geschrumpfte Hirnrinde
- extrem vergrößerte Ventrikel
- starke Schrumpfung des Hippocampus

wann derart entrümpelt von Neuronen, dass das Gehirn die Einbußen bei Gedächtnis, Denken, Sprache und Orientierung nicht mehr ausgleichen kann. Am Ende raubt das Leiden Intellekt und Persönlichkeit.

Je älter wir werden, desto mehr steigt das Risiko für Morbus Alzheimer und andere, weniger häufige Demenzformen. In Studien fand man bei 20–40 Prozent aller Menschen über 50 Jahren bereits erste Ablagerungen im Gehirn. Keine schöne Vorstellung, dass bereits um die Lebensmitte herum im Oberstübchen der Kabelbrand schwelt.

NOCH KEIN HEILMITTEL GEFUNDEN

Trotz milliardenschwerer Forschung existiert noch keine Pille gegen Demenz. Rund 150 Wirkstoffkandidaten sind seit Ende der 1990er-Jahre in klinischen Tests durchgefallen. Lediglich vier Medikamente mit den Wirkstoffen Donepezil, Rivastigmin, Galantamin und Memantin sind in Deutschland für die Alzheimer-Therapie zugelassen. Die Mittel wirken nur bei einem Drittel der Patienten und halten den Gedächtnisverlust bestenfalls ein Jahr auf.

Dennoch ist Demenz kein unausweichliches Schicksal. Die Chance liegt in der Vorbeugung. Mit dem richtigen Lebensstil und der richtigen Ernährung bleibt das Gehirn bis ins hohe Alter vital. Und selbst im frühen Stadium der Alzheimer-Erkrankung können die richtigen Lebensmittel noch Besserung bringen.

WICHTIG: DIE LEBENSSTIL-FAKTOREN

- **Mehr Neugierde:** Eine Fremdsprache lernen, Klarinette üben oder im Tanzkurs den Walzerschwung auffrischen – all das schafft neue Netzwerke im Gehirn. Von diesen kognitiven Reserven profitiert das Gehirn, wenn sich die gefürchteten Amyloidablagerungen bilden. So lässt sich das Eintreten der Demenzerkrankung messbar hinauszögern.
- **Mehr Schlaf:** Die nächtliche Ruhephase ist für das Gehirn wie ein Spülprogramm, bei dem Abbaustoffe ausgewaschen werden. Fehlt dagegen die Nachtruhe, kann sich in den Nervenzellen Abfall des Gehirnstoffwechsels anhäufen. Zu dem gefährlichen Sondermüll gehören Tau-Proteine und Beta-Amyloid, beide charakteristisch für die Alzheimer-Erkrankung.
- **Mehr Lametta:** Lebenslust und Aufgeschlossenheit aktivieren emotionale Zentren im Mittelhirn. Bei fröhlichen Ausflügen mit der Familie oder beim heiteren Zusammensein mit Freunden kommt es zur Freisetzung von neuroplastischen Botenstoffen und Wachstumsfaktoren. Das bringt im Gehirn die Nervenenden zum Sprießen.

DIE HIRN-DIÄT ZUR ALZHEIMER-VORBEUGUNG

Gefäßkrankheiten und Demenz sind fiese Verbündete. Je höher der Blutdruck, je mehr Blutzucker im Kreislauf, desto mehr Schäden nehmen auch die kleinsten Äderchen im Gehirn. So können winzige, stumme Infarkte entstehen und zur gefäßbedingten Demenz führen. Wer seine grauen Zellen vor dem Niedergang schützen will, braucht also nicht zuletzt Lebensmittel auf dem Teller, die den Blutdruck senken.

Mit diesem Hintergedanken tüftelten US-Forscher der Rush University in Chicago eine Diät aus, die den klingenden Namen »Mind« trägt (Mediterranean-DASH Intervention for Neurodegenerative Delay). Für diesen Ernährungsplan (➜ Sie finden ihn auf Seite 64) kombinierten sie blutdrucksenkende Lebensmittel und bewährte Gesundheitshelfer aus der mediterranen Ernährung.

Ganz an erster Stelle: täglich Vollkornprodukte, Salat und Gemüse, beinahe jeden zweiten Tag Hülsenfrüchte, Geflügelfleisch zweimal die Woche, Fisch mindestens einmal die Woche – und jeden Tag ein Gläschen Wein. Nicht zu vergessen: Nüsse und Beeren. Neben den kulinarischen Schutzfaktoren benannten die Experten auch eine Reihe von Lebensmitteln, die es eher zu meiden gilt: nämlich rotes Fleisch, Butter und Margarine, Käse, Süßes und Gebäck sowie Gebratenes und Fast Food.

ENERGIEKRISE IM GEHIRN?

Eine relativ neue Theorie sieht hinter Demenzerkrankungen eine Energiekrise des Zentralorgans. Demnach können die Gehirnzellen Glukose (➜ Seite 70) aus dem Blut nicht mehr ausreichend aufnehmen. Ungenügend mit diesem Hauptbrennstoff versorgt, gehen die grauen Zellen zugrunde. Diese Hypothese ist zwar nicht bewiesen, es gibt aber eindrucksvolle Belege für eine Zuckerverwertungsstörung bei Alzheimer-Demenz. So zeigen Messungen, dass die Gehirne von Alzheimer-Betroffenen etwa 20–30 Prozent weniger Glukose aufnehmen. Menschen mit Diabetes, deren Zuckerstoffwechsel beeinträchtigt ist, schneiden in bestimmten Hirnfunktionstests schlechter ab als Gesunde. Zudem tragen sie ein um 65 Prozent höheres Risiko, eine Demenz zu erleiden.

Ketonkörper als Alternative zu Zucker

Zum Glück gibt es die Möglichkeit, dem Gehirn statt Glukose einen Alternativbrennstoff anzubieten. Bei dieser Energiequelle handelt es sich um Abbauprodukte von Fett, sogenannte Ketonkörper. Diese organischen Verbindungen wirken wie ein Schutzanzug für die Nervenzellen. Sie lassen sich auf drei unterschiedlichen Wegen mobilisieren:

- **Durch Fasten:** Fehlen dem Körper die gewohnten Kalorien, mobilisiert er Fettsäuren aus seinen Speicherdepots, die mit dem Blut zur Leber gelangen. Dort werden die Fette in Ketonkörper umgewandelt (➜ mehr über das Fasten ab Seite 108).

- **Durch eine Spezialdiät:** Ketone gibt's auch ohne Kohldampf. Bei einer extrem zuckerarmen Ernährung beginnt die Leber, verstärkt Fette in Ketonkörper aufzuspalten. Bei dieser ketogenen Diät landen vorwiegend Fett und Eiweiß auf dem Teller. Kohlenhydrate hingegen sind auf kümmerliche 30 Gramm pro Tag beschränkt – das entspricht der Menge, die in einem Brötchen steckt (➔ mehr über die ketogene Diät ab Seite 114).
- **Durch Kokosfett:** Auch aus diesem Tropenfett kann sich der Körper die begehrten Ketonkörper basteln. Das liegt an den mittelkettigen Fettsäuren, die schnell aus dem Darm aufgenommen und zur Leber transportiert werden. Diese MCT-Fette – die auch speziellen Margarinen oder Ölen zugesetzt werden – helfen überdies, den extrem hohen Fettgehalt einer ketogenen Diät auf immerhin 50 Prozent zu senken.

STUDIENERGEBNISSE

Verschiedene kleinere Studien und Einzelbeobachtungen aus den vergangenen Jahren zeigen, dass das Gehirn tatsächlich von der Zuckeralternative profitiert. So steigert eine Diät mit reichlich MCT-Fetten die kognitiven Fähigkeiten von Alzheimer-Patienten deutlich, wie der US-Forscher Samuel Henderson vor einigen Jahren nachwies. Andere Untersuchungen bestätigen: Je mehr Ketone Probanden im Blut haben, desto besser schneiden sie bei Lerntests ab. Der finale Beweis fehlt allerdings noch, den müssen aufwendigere Studien liefern. Dennoch spricht nichts gegen einen Keto-Selbstversuch. Zumal zu viel Zucker und Stärke (➔ Seite 75) die Hirnleistung nachweislich beeinträchtigen.

KAFFEE FÜR MEHR BRAINPOWER:

Der dunkle Muntermacher Kaffee besitzt erstaunliche Prophylaxekräfte als Hirnschützer. So vereitelt sein Koffein offenbar, dass die Blut-Hirn-Schranke (➔ Seite 15) in den Gehirngefäßen durch ein Zuviel an Cholesterin beeinträchtigt wird. Diese Blutfette stehen im Verdacht, die Gefäßbarriere durchlässiger für Gifte zu machen. Überdies verhindern die Phenylindane, die beim Röstprozess des Kaffees entstehen, dass die toxischen Eiweißablagerungen im Gehirn (Beta-Amyloid- beziehungsweise Tau-Proteine) verklumpen. Mindestens drei Tassen Kaffee pro Tag sind laut französischen und amerikanischen Forschern nötig für mehr geistige Fitness und ein geringeres Demenzrisiko.

Depressionen: Wenn das Gehirn Trübsal bläst

Nahezu jeder fünfte Deutsche hat einmal im Leben mit krankhafter Schwermut zu kämpfen. Antidepressiva und Psychotherapie bringen in vielen Fällen Besserung. Unterstützend hilft eine Anti-Entzündungs-Diät.

Steht die Seele auf Halbmast, verliert das Leben seinen Glanz. Niedergeschlagen und antriebslos schleppt man sich durch den Alltag. Beinahe jeder fünfte Deutsche erkrankt im Lauf seines Lebens an einer Depression. Dabei spielen viele Faktoren eine Rolle: Gene, Persönlichkeit, die Familiengeschichte, aber auch chronischer Stress oder schlimme Erfahrungen wie eine Scheidung. Hauptkennzeichen der Erkrankung sind traurige Verstimmung oder das Gefühl von innerer Leere, Erschöpfung, Überforderung oder Angstzustände. Begleitet – und manchmal auch überdeckt – wird die seelische Erstarrung nicht selten von körperlichen Symptomen: etwa chronischen Kopf- und Rückenschmerzen, Schlafstörungen oder hartnäckigen Verdauungsproblemen.

URSACHEN UND DEREN BEKÄMPFUNG

Die Medizin geht davon aus, dass bei Schwermut ein Ungleichgewicht an bestimmten Nervenbotenstoffen im Gehirn vorliegt. Im Mittelpunkt stehen Dopamin, Noradrenalin und vor allem Serotonin (→ Seite 18, 123). Moderne Antidepressiva (z. B. Serotonin-Wiederaufnahmehemmer) hellen die Stimmung auf, indem sie die Verfügbarkeit der Nervenboten im Oberstübchen erhöhen und den biochemischen Haushalt des Gehirns wieder ins Lot bringen. Der klinische Effekt tritt nach einigen Wochen ein. Je nach Wirkstoff können die Arzneien auch Ängste lösen und den Antrieb entweder steigern oder dämpfen.
Oft werden Medikamente mit einer Psychotherapie kombiniert. In leichteren Fällen empfehlen die Leitlinien sogar, ausschließlich auf eine kognitive Verhaltenstherapie oder andere Formen der Gesprächsbehandlung zu setzen. Dank moderner Therapien stehen die Heilungschancen bei Depressionen gut: Je nach Studie fühlen sich bis zu zwei Drittel der Patienten nach einem halben Jahr emotional stabilisiert. Nach zwei Jahren berichten 80 Prozent der Betroffenen von einer deutlichen Aufhellung der Stimmung.

FORMEN DER DEPRESSION

Die krankhafte Schwermut tritt in unterschiedlicher Ausprägung auf. In der schlimmsten Form können die düsteren Gefühle so quälend sein, dass sich die Patienten mit Gedanken an Selbstmord tragen. Etwa 10–15 Prozent der Menschen, die mit wiederkehrenden und schweren Phasen einer Depression kämpfen, nehmen sich das Leben.

Häufig äußern sich Depressionen jedoch nur als milde Gedämpftheit, die jahrelang anhält. Die Betroffenen funktionieren im Alltag, doch die sogenannte Dysthymie raubt einen Großteil der Lebensqualität. Burn-out zählt ebenfalls zum Spektrum der depressiven Erkrankungen. Andere Ursachen hat die Winterdepression, auch »Saisonal abhängige Depression (SAD)« genannt. Hier löst der Lichtmangel im Herbst und Winter die Niedergeschlagenheit aus. Als Tief nach der Geburt kann eine Wochenbettdepression frisch gebackenen Müttern zu schaffen machen.

DIE ENTZÜNDETE SEELE: DEPRESSIONEN UND DAS IMMUNSYSTEM

In den 1960er-Jahren stellten Ärzte erstmals die Hypothese auf, dass ein Mangel an Serotonin im Kopf zu Depressionen führt. Tatsächlich bringen Pillen, die die Verfügbarkeit des Wohlfühlhormons erhöhen, einem Großteil der Patienten Besserung. Dennoch konnte die Serotoninhypothese nie alle Fragen zur Krankheitsentstehung beantworten. Es musste noch einen anderen Auslöser geben. Und der scheint nun gefunden: Entzündungen schädigen die Schutzmechanismen der Nervenzellen. Studien der vergangenen Jahre belegen, dass das Immunsystem zumindest für einen Teil der Erkrankungen verantwortlich ist.

Entzündungen

Entzündungen sind als Abwehrreaktion des Körpers lebenswichtig. Damit versucht der Körper, eingedrungene Infektionserreger oder Fremdkörper wie den Splitter im Daumen auszuschalten. Arbeitet das Immunsystem erfolgreich, verschwinden Röte, Schwellung und Schmerz wieder. Bleibt der Versuch erfolglos, wird der Schwelbrand chronisch. Bei stärkeren akuten und chronischen Entzündungen sind meist Medikamente nötig. Viele psychische und neurologische Störungen wie Depressionen, Multiple Sklerose, Morbus Parkinson und Morbus Alzheimer werden mittlerweile mit Entzündungen in Zusammenhang gebracht.

Bei vielen Betroffenen finden sich im Körper erhöhte Entzündungsmarker wie C-reaktives Protein (CRP) oder Interleukin-6. Je schwerer eine Depression ausfällt, je länger sie unbehandelt bleibt und je schwächer Antidepressiva helfen, desto stärker scheint der Schwelbrand im Gehirn. Die Hoffnung der Depressionsforscher ruht nun auf antientzündlichen Arzneien. Kleinere Patientenstudien mit dem Aspirin-Wirkstoff ASS, dem Arthrosemittel Celecoxib und dem Antikörper Infliximab zeigten bereits Erfolge.

Essen gegen Entzündungen

Die neue Erkenntnis aus der Medizin, dass Entzündungen im Gehirn mit für Depressionen verantwortlich sind, eröffnet neue Möglichkeiten für Menschen, die ihre Seelenverfassung mithilfe der Ernährung verbessern wollen. Denn gegen die stillen Feuer im Körper kann man anessen. Das beweisen beispielsweise Studien mit Rheumabetroffenen, die nach einer Anti-Entzündungs-Diät bis zu einem Drittel weniger entzündungshemmende Medikamente benötigen. Auch bei Depressionen macht es viel Sinn, auf Lebensmittel zu setzen, die Entzündungen eindämmen.

DIE ANTI-ENTZÜNDUNGS-DIÄT

Bei sensiblem Hirnstoffwechsel wirkt das richtige Essen wie eine Breitbandarznei. Es schützt die Neuronen vor freien Sauerstoffradikalen (→ Seite 56) und liefert Baustoffe für die schützenden Myelinscheiden der Nervenzellen. Zudem sorgt es für eine vielfältige Bakteriengemeinschaft im Darm, die über neurologisch aktive Substanzen die psychische Gesundheit stärken. Vor allem aber helfen klug ausgewählte Lebensmittel, Entzündungen einzudämmen, die ein Stimmungstief auslösen können.

Diese Anti-Trübsal-Effekte lassen sich mit unterschiedlichen Ernährungsweisen erzielen. So bessert eine traditionelle japanische Kost mit Reis, Fisch, Soja und Grüntee die Seelenverfassung ebenso wie die nordische Diät mit ihren frischen Blatt- und Wurzelgemüsen, Beeren, Vollkorn und Fisch. Am besten untersucht sind die Effekte jedoch bei der Mittelmeerküche (→ Seite 62). Menschen, die dieser Ernährungsweise folgen, können ihr Depressionsrisiko um 33 Prozent senken, vermeldete 2018 das Fachmagazin *Molecular Psychiatry*.

Mit seinem antientzündlichen und antioxidativen Lebensmittel-mix wirkt das Essen des europäischen Südens nicht nur vorbeu-gend gegen Schwermut – es könnte sogar eine bestehende Er-krankung effektiv lindern. Nachgewiesen wurde dieser Effekt 2017 für eine modifizierte Form der mediterranen Kost namens »ModiMed-Diät«. Diese Antidepressionsernährung wurde von der La-Trobe-Universität im australischen Melbourne entwickelt und verwendet mehr Vollkorn, Olivenöl und Nüsse, aber weni-ger Fleisch als ihr Vorbild, die Mittelmeerküche. In einer Studie konnte diese Diät bei rund einem Drittel der Patienten mit schwerer Depression die Symptome beträchtlich lindern. Mit 30 Teilnehmern war die australische Untersuchung zwar sehr klein – aber das Ergebnis liegt auf einer Linie mit anderen Er-kenntnissen, dass eine vitalstoffreiche Ernährung wie ein Puffer gegen emotionale Belastungen wirkt.

Essen gegen Burn-out

Immer gereizt, lustlos und müde? Das können Anzeichen für einen Burn-out sein. Hinter diesem Phänomen steckt eine geistige und seelische Erschöpfung, bei der es einem zunehmend mehr Mühe kostet, seine Aufgaben zu bewältigen. Hauptursache für das all-mähliche Ausbrennen ist Stress, sei es im Job oder im Privatleben. Streng genommen ist die kleine Schwester der Depression keine eigenständige Krankheit, aber wieso darauf warten, bis es eine wird? Also gilt: Stressbremse ziehen und Ressourcen stärken. Dazu gehört eine vitalstoffreiche Ernährung mit ausreichend B-Vitaminen (→ Seite 92), Vitamin C (→ Seite 93) und Magnesium (→ Seite 93). Diese Vitalstoffe stehen an erster Stelle, wenn es darum geht, die mentale Leistungsfähigkeit zu stärken. Wichtig: Bei Erschöpfung liegt der Griff zu Alkohol, Koffein oder Süßem nahe. Doch was die Nerven kurzfristig stimulieren oder entspannen kann, vergrößert die Probleme auf längere Sicht.

Natürliche Entzündungshemmer:

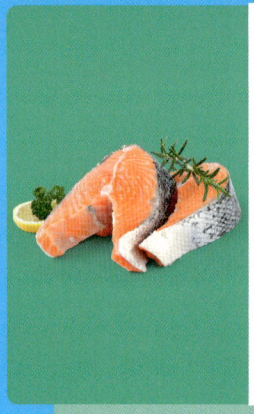 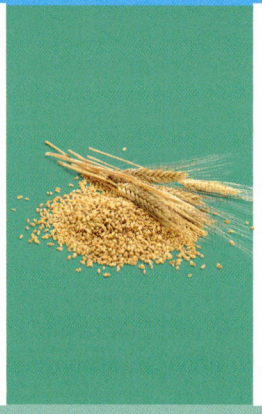 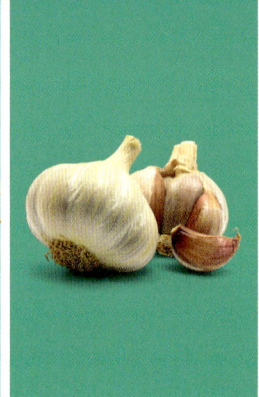 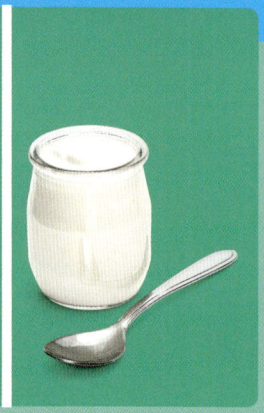

- *Omega-3-Fettsäuren* regeln das Immunsystem auf ein gesundes Level herunter und stecken z. B. in Lachs, Makrele, Leinsamenöl, Walnüssen. Empfehlung: Angeln Sie sich pro Woche mindestens zwei Portionen Meeresflössler aus der Tiefkühltruhe.
- *Ballaststoffe* dienen als Nahrungsquelle für spezielle Darmmikroben, die Butyrate herstellen. Diese Stoffwechselprodukte entfalten eine entzündungshemmende Wirkung im Darm. Darüber hinaus stärken Butyrate die Darmschleimhaut, die das Eindringen von Schadstoffen und Allergenen ins Körperinnere vereitelt. Somit wird verhindert, dass körperfremde Unruhestifter das Immunsystem aktivieren und Entzündungen auslösen, die den Serotoninspiegel senken können. Empfohlene Dosis: 30–45 Gramm Ballaststoffe täglich, etwa aus Vollkorn, Gemüse, Hülsenfrüchten.
- *Polyphenole, die sekundären Pflanzenstoffe aus Gemüse und Obst,* zählen zu den besten Radikalenfängern aus der Natur. Sie schützen die Körperzellen vor den Folgen einer Entzündung, indem sie die freien Sauerstoffradikalen im Gewebe neutralisieren. Zu den wirksamsten Entzündungshemmern aus dem Obst- und Gemüseregal zählen unter anderem Acai-Beeren, Brokkoli, Granatapfel, Knoblauch und Tomaten. Vor allem Übergewichtige, die ihre Essgewohnheiten auf pflanzenbetonte Kost umstellen, zeigen ein deutlich besseres Entzündungsmarker-Profil.
- *Probiotika,* also Lebensmittel mit aktiven Milchsäurekulturen wie beispielsweise Joghurt und fermentiertes Gemüse, entlasten das Immunsystem, indem sie die Bakteriengemeinschaft im Darm unterstützen.

Diese Stoffe befeuern die Entzündung:

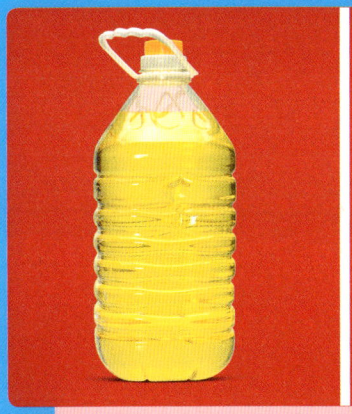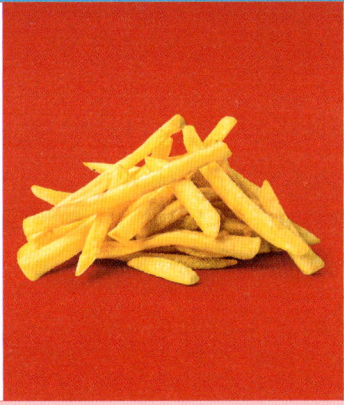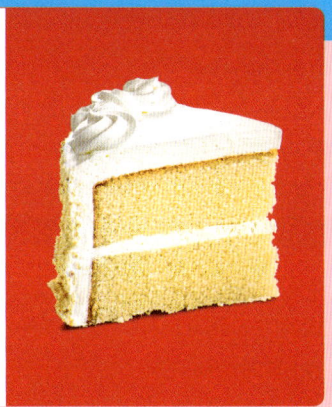

- *Omega-6-Fettsäuren* sind die Immungegenspieler der Omega-3-Fettsäuren. Sie stecken z. B. in Sonnenblumenöl, Distelöl und Fertigprodukten und heizen Entzündungen an, wenn man zu viel davon verzehrt. Entscheidend für das psychische Wohlbefinden ist das richtige Verhältnis der beiden Fettkomponenten. Als optimal gilt ein Verhältnis von Omega-6 zu Omega-3 von etwa 5:1.
- *Transfettsäuren:* Auch diese Fette wirken proinflammatorisch, das heißt, der Körper stellt daraus entzündungsförderliche Botenstoffe her. Transfettsäuren entstehen, wenn Pflanzenöl industriell gehärtet wird. Sie kommen in Backwaren wie Keksen und Croissants zum Einsatz, aber auch in Fertiggerichten oder frittierten Kartoffelprodukten wie Chips und Pommes frites.
- *Zucker und Stärke:* Zucker begünstigt die Entstehung entzündungsfördernder Botenstoffe. Außerdem ist ein hoher Konsum dieser schnellen Kohlenhydrate mitverantwortlich für Übergewicht. Speziell das Bauchfett produziert besonders viele entzündungsfördernde Botenstoffe.

Epilepsie: Kurzschluss im Gehirn

Eine vorübergehend gestörte Hirntätigkeit steckt hinter dem Krampfleiden, das vor allem Kinder und Jugendliche betrifft. Wenn Medikamente keine Besserung bringen, hilft Kindern eine spezielle Fettkost.

Das menschliche Gehirn steht ständig unter Strom. Denn wenn seine 86 Milliarden Nervenzellen Signale weiterleiten, geschieht das in Form von schwachen elektrischen Impulsen. Die Ladung und Entladung der Zellmembran laufen normalerweise streng nach Plan ab. Entladen sich hingegen größere Zellverbände gleichzeitig, kommt es zu einem epileptischen Anfall (griech. *epilepsis*, Angriff). Dadurch fallen kurzzeitig die Funktionen aus, die die betroffenen Gehirnbereiche übernehmen – etwa Sprache, Bewegung oder auch Bewusstsein. Dieses Gewitter im Kopf tritt in den unterschiedlichsten Erscheinungsformen auf: von Kauen und Schmatzen oder dem Zucken einzelner Gliedmaßen über kurze Bewusstseinspausen (»Absence«) bis hin zum dramatischen »Grand mal«-Anfall. Dieser beginnt mit Ohnmacht und Muskelversteifungen, geht in grobe Zuckungen über und endet mit einer tiefen Schlafphase.

URSACHEN

Rund eine halbe Million Menschen in Deutschland befinden sich wegen einer Epilepsie in ärztlicher Behandlung. Vor allem bei Kindern und jungen Erwachsenen bis 20 Jahren zählen die folgenschweren Geistesblitze zu den häufigsten neurologischen Erkrankungen. So gut wie alle angeborenen und erworbenen Veränderungen des Gehirns können eine Fallsucht auslösen: etwa Gendefekte, Hirnentzündungen, Kopfverletzungen, Schlaganfälle, Tumoren und etliches mehr.

MEDIKAMENTE ODER OPERATION

Wichtigstes Instrument für die Diagnose ist das EEG, die Hirnstrommessung. Sie hilft den Neurologen, die Art der Epilepsie exakt zu bestimmen. Eine zusätzliche Magnetresonanztomographie (MRT) gibt Auskunft über mögliche strukturelle Veränderungen im Gehirn. Bis zu 70 Prozent der Patienten profitieren gut von Medikamenten. Die Antiepileptika oder Antikonvulsiva (d. h. »gegen den Anfall gerichtete« Arzneien) beheben zwar nicht die Ursache der Fehlfunktion im Gehirn, aber sie erhöhen die Schwelle für das Auftreten von Anfällen. Bringen Medikamente keine Besserung und gelingt es, die Hirnregion zu identifizieren, von der die Anfälle ausgehen, kann auch eine Operation infrage kommen. Sechs von zehn Patienten gelten nach dem Eingriff als geheilt. Die OP muss an spezialisierten Zentren erfolgen, die damit viel Erfahrung haben.

MIT FETT GEGEN EPILEPSIE

Bei etlichen Kindern bringen Medikamente keine Besserung. Ihnen hilft stattdessen die ketogene Diät (→ Seite 114) erstaunlich gut. Entwickelt wurde die stark fett- und proteinreiche Kost 1921 an der amerikanischen Mayo-Klinik in Rochester. In den 1920er-Jahren war bereits bekannt, dass Fasten Epilepsie verbessert. Den Ärzten der US-Klinik gelang es, die positiven Effekte des Hungerstoffwechsels durch eine extrem kohlenhydratarme Ernährung zu erzielen. Wie beim Fasten kommt es im Organismus zur Ketose: Aus Mangel an Zucker baut der Körper in der Leber Fettsäuren zu Ketonkörpern um, einer Alternativenergie. Diese Ketone gelangen über den Blutkreislauf ins Gehirn, wo sie die Übererregbarkeit der Nervenzellen drosseln. So lautet jedenfalls eine der Hypothesen, mit denen sich Neurologen die erstaunliche Wirkung der Anti-Anfalls-Kost erklären.

Nach 1940 in Vergessenheit geraten, erlebte die Diät ihr Comeback in den 1990er-Jahren. Auslöser war die Krankheitsgeschichte eines Zweijährigen, dessen epileptische Anfälle mit Medikamenten nicht zu lindern waren. Auf der Suche nach alternativen Therapien stieß sein Vater, der Regisseur Jim Abrahams, auf die ketogene Ernährung. Die Fettkost half und Abrahams gründete die *Charlie Foundation*, um die traditionelle Behandlungsweise wieder populär zu machen. Dank wissenschaftlicher Unterstützung setzte sich die Diät durch, auch in Deutschland. 2010 nahm die Deutsche Gesellschaft für Neuropädiatrie die Esstherapie als Behandlungsoption bei kindlichen Epilepsien in ihre Leitlinien auf.

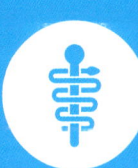

Wann zum Arzt?

Experten raten Eltern allerdings davon ab, die ketogene Diät bei Kindern auf eigene Faust durchzuführen. Obwohl diese Therapie kaum Risiken birgt, benötigt sie eine professionelle Begleitung, um einen Mangel an Vitaminen und Mineralstoffen zu vermeiden. Und: Kinder müssen die Diät wirklich strikt befolgen. Schon eine heimlich genaschte Banane bedeutet eine Therapieunterbrechung und kann zu neuen Anfällen führen.

Migräne: Schmerz lass nach

Wer unter diesen Kopfschmerzen leidet, besitzt ein Nervensystem, das ständig aktiv ist. Füttert man das Gehirn mit den richtigen Kohlenhydraten, gerät es nicht so schnell in die Energiekrise.

Sanfte Berührungen sind eine Qual, geflüsterte Worte schneiden wie ein Skalpell ins Gehirn. Bei einem Migräneanfall bleibt Betroffenen oft nur der Rückzug in Stille und Dunkelheit. Die Abkehr vom Alltag lindert die Pein, die durch die überreizten Nervenzellen ausgelöst wurde: anfallartige, oft einseitige Kopfschmerzen, begleitet von Lichtempfindlichkeit, Übelkeit und anderen Symptomen. Ursache der Attacke ist eine gestörte Reizverarbeitung, vor allem in der Hirnrinde. Wahrnehmung und Verarbeitung von Außensignalen sind verstärkt. Das Oberstübchen steht sozusagen ständig unter Spannung und kann schlecht zwischen wichtig und unwichtig unterscheiden. Irgendwann genügt dann ein kleiner Auslöser – zu wenig Schlaf, ein Wetterumschwung, eine hormonelle Schwankung – und die Reizverarbeitung kollabiert.

HILFE AUS DER APOTHEKE

Die Neigung zu Migräne ist eine Familienmitgift, Forscher haben in den vergangenen Jahren Dutzende von Risikogenen entdeckt. Doch obwohl die Krankheit unheilbar ist, sind die Betroffenen ihrem Kopfgewitter keinesfalls ausgeliefert. Bei leichten bis mittelschweren Attacken leisten gängige Schmerzmittel gute Dienste. Infrage kommen: Acetylsalicylsäure (Dosierung beim Migräneanfall: 1000 Milligramm, tägliche Höchstdosis für Erwachsene 3000 Milligramm), Ibuprofen (400 Milligramm/2400 Milligramm), Diclofenac (50 Milligramm/150 Milligramm) oder Paracetamol (1000 Milligramm/4000 Milligramm). Noch wirksamer sind spezifische Migränearzneien, sogenannte Triptane. Die Mittel verengen die Blutgefäße im Gehirn, die während der Migräneattacken erweitert sind, und hemmen die Freisetzung entzündungsfördernder Botenstoffe. Außerdem blockieren sie die Entstehung und Übermittlung von Schmerzsignalen im Kopf.

Der Nachteil der Painkiller: Schluckt man sie öfter als an zehn Tagen im Monat, können ASS, Triptane & Co. paradoxerweise selbst Kopfschmerzen verursachen. Deshalb raten Neurologen bei schweren und häufigen Anfällen dazu, der Migräne mit Medikamenten vorzubeugen. Zum Einsatz kommen Mittel, die sonst zur Behandlung von Bluthochdruck, Epilepsien oder Depressionen eingesetzt werden. Täglich eingenommen, senken sie die Zahl der Anfälle um die Hälfte. Bei der sehr seltenen Form der chronischen Migräne – mit mindestens 15 Kopfwehtagen pro Monat – können Botoxinjektionen bei zwei Dritteln der Betroffenen die Migränehäufigkeit deutlich reduzieren.

LEBENSSTIL

Ein Leben im Gleichtakt tut bei Migräne gut. Denn viele Auslöser für das Kopfgewitter gehen auf Veränderungen im Tagesablauf oder im Körper zurück. Unregelmäßiger Schlaf, ein Start in den Tag ohne Frühstück, Wetterwechsel, Stress, aber auch eine darauffolgende Entspannungsphase (»Wochenendmigräne«) können eine neue Attacke heraufbeschwören. Die Trigger sind von Mensch zu Mensch verschieden. Das A und O ist deshalb, seine persönlichen Auslöser zu vermeiden. Ein Migränetagebuch (gibt's bei Neurologen, Schmerztherapeuten, aber auch Hausärzten) hilft, die Übeltäter zu entlarven. Zur wirksamen Do-it-yourself-Prophylaxe gehören auch regelmäßiger Ausdauersport, Entspannungsverfahren wie die progressive Muskelrelaxation nach Jacobson, Yoga oder andere Formen der Stressbewältigung.

ERNÄHRUNG

Wer Migräne im Zaum halten will, sollte mehrmals täglich zu Kohlenhydraten (→ Seite 70) greifen. Das gibt dem Nervensystem Extraenergie. Die braucht es dringend, weil es Informationen schneller und intensiver verarbeitet als die Normalogehirne. Prima Quellen sind Vollkorn, Müsli, Obst, Gemüse, Reis oder Kartoffeln. Die komplexen Kohlenhydrate sorgen für einen konstanten Blutzuckerspiegel ohne dramatische Aufs und Abs – das senkt nachweislich die Zahl der Migräneattacken. Auf ein deutliches Absinken des Blutzuckers reagiert der Stoffwechsel von Migränepatienten mit Kopfschmerzen und Heißhungerattacken. Deshalb sind fünf bis sechs kleinere Mahlzeiten besser als drei große. Kombiniert mit Eiweiß (→ Seite 80) er-

höht sich die Verweildauer im Magen, das hält den Blutzuckerspiegel noch besser im Lot.

Ohne Frühstück aus dem Haus zu gehen kann ein Migränegehirn ebenso in die Energiekrise stürzen wie Low-Carb-Diäten. Allerdings: Auch wenn die meisten Migräneforscher Kohlenhydratefans sind, gibt es durchaus auch Gegenstimmen. Manche Kopfschmerzexperten glauben, dass die fettreiche ketogene Diät (→ Seite 114), die Nudeln, Brot und Reis vom Teller verbannt, Migränepatienten genauso gut helfen könnte wie Menschen mit Epilepsie.

Die Bedeutung von Nahrungsmitteln als direkte Auslöser für Kopfweh wird überschätzt. Der Ruf von Schokolade oder Käse als Kopfschmerztrigger rührt von den Heißhungerattacken her, die viele Migräniker in der Vorbotenphase vor der Attacke verspüren. Der Körper verlangt dann nach Kalorienreichem – möglicherweise, um Energie zu bunkern für die kommenden Stunden mit Übelkeit und Erbrechen. Und das verleitet dazu, die Lebensmittel für die Migräne verantwortlich zu machen.

Davon abgesehen reagieren manche Menschen dennoch heftig auf Inhaltsstoffe in Lebensmitteln – mehr dazu lesen Sie auf den nächsten Seiten.

Bei Migräne bitte Vorsicht mit:

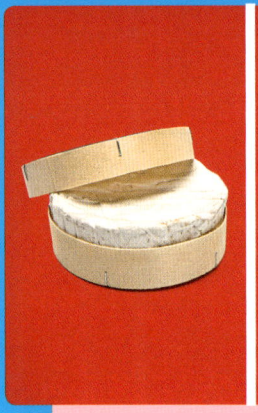 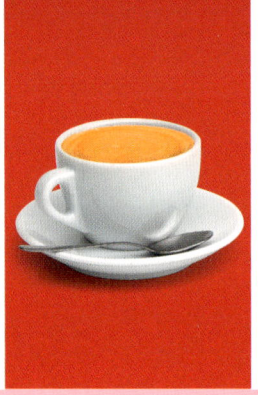 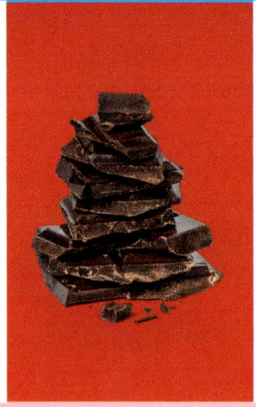 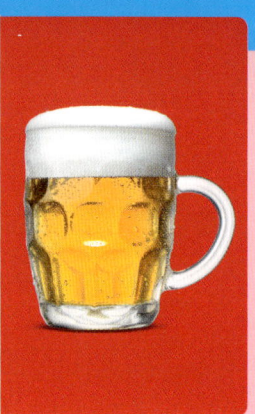

- **Histamin:** Manche Menschen vertragen nur eine bestimmte Menge des Eiweißstoffes, der beispielsweise in Brie, Rotwein, Fleisch oder Sauerkraut steckt. Orangen, Zitronen, Erdbeeren, Papayas oder Mandarinen enthalten zwar selbst kein Histamin, fördern aber die Freisetzung des körpereigenen Gewebehormons. Wie bei vielen Unverträglichkeiten gilt auch für Histamin: Die Dosis macht das Gift
- **Koffein:** Ob Kaffee oder Cola ein Gewitter im Kopf heraufziehen lassen, hängt vom Gewöhnungseffekt ab. Wer nie zu dem Bohnentrunk greift, dem kann bereits eine Tasse die Nerven rauben. Für alle anderen sind täglich zwei Tassen des Muntermachers okay, so eine 2019 im American Journal of Medicine veröffentlichte Studie mit 98 Migränikern. Auch unvermittelter Koffeinentzug bringt das Nervensystem in Wallung.
- **Zucker:** Selbst wenn das heißhungrige Gehirn direkt vor dem Migräneanfall nach Schokolade, Kuchen und Softdrinks verlangt, sollte man Süßes zwischen den Attacken reduzieren. Es schickt den Blutzuckerspiegel auf Achterbahnfahrt, ein Stressfaktor für das sensible Gehirn.
- **Alkohol:** Bei jedem dritten Migränepatienten löst Bier, Rotwein oder Sekt Kopfweh aus, so eine Umfrage der holländischen Universität Leiden von 2018 unter 2197 Patienten. Allerdings: Nur wenige der Befragten reagierten regelmäßig auf Alkohol mit einer Migräneattacke.
- **Zusatzstoffe:** Das Pökelsalz Natriumnitrit (E 250) aus der Wurst und der Geschmacksverstärker Natriumglutamat (E 621) aus Fertiggerichten oder Tütensuppen hängen mit dem Auftreten von Migräne zusammen.

Diese Schlüsselsubstanzen sind bei Migräne wichtig:

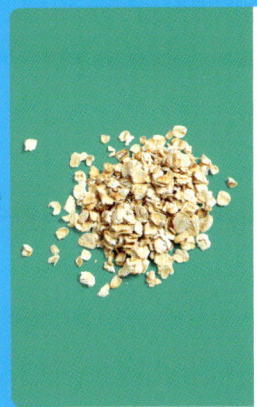 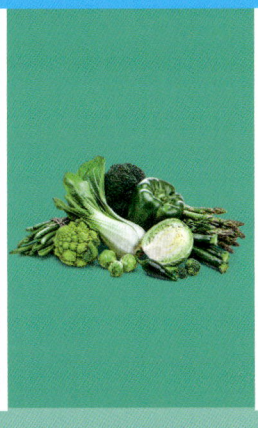 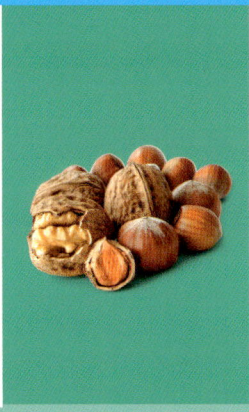 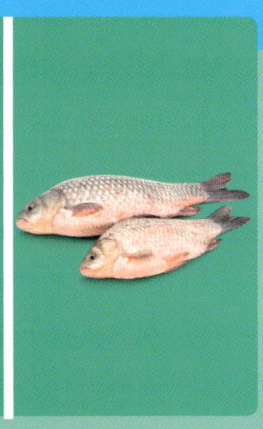

- *Magnesium:* Dieses Mineral reduziert die Erregbarkeit der Nerven. Migränepatienten weisen oft deutlich zu wenig Magnesium im Blut auf. Als üblicher Tagesbedarf gelten 300–400 Milligramm. Besonders magnesiumreich (mehr als 100 Milligramm pro 100 Gramm) sind Vollkornbrot, Haferflocken, grünes Gemüse, Nüsse und Hülsenfrüchte. Studien mit Magnesiumsupplementen zeigen, dass eine Einnahme von zweimal täglich 300 Milligramm Anzahl und Heftigkeit von Migräneattacken verringert. Präparate aus organischem Magnesiumcitrat sind für den Körper besonders gut verwertbar.
- *Omega-3-Fettsäuren:* Diese Tausendsassa-Fette aus Seefischen wie Makrele, Hering und Lachs halten die Gefäße geschmeidig und schützen vor Entzündungen. Am meisten profitieren Patienten von diesen schmerzlindernden Fettsäuren, wenn zugleich ihre Gegenspieler im Körper reduziert werden, also die Omega-6-Fettsäuren. Diese entzündungsförderlichen Fette stecken unter anderem in Sonnenblumenöl, Maisöl und in Fleisch, Milch und Eiern von Nutztieren, die mit Getreide gefüttert werden.

Multiple Sklerose: Kabelschaden an den Nerven

Bei der Autoimmunerkrankung zerstört das Immunsystem wichtige Teile der Nervenfasern. Eine antientzündliche Ernährung unterstützt die konventionelle Behandlung.

Sehstörungen, Ameisenkribbeln auf der Haut, Probleme mit dem Gleichgewicht – häufig beginnt Multiple Sklerose mit solchen Beschwerden. Ohne Vorwarnung greifen körpereigene Abwehrzellen die Myelinschutzhüllen der Nervenfasern im Gehirn und Rückenmark an. An den betroffenen Stellen ist die Signalübertragung behindert. Das Immunsystem zettelt sozusagen einen Putsch gegen den eigenen Organismus an. Je nachdem, wo die Entzündungsherde im Nervensystem sitzen, werden unterschiedliche neurologische Funktionen gestört. Weil Symptome wie z. B. Nervenschmerzen, Muskellähmungen, Störung der Blasenfunktion oder schleppende Sprache von Patient zu Patient so unterschiedlich ausfallen, gilt MS als das Chamäleon unter den Nervenleiden.

VERLAUF

Nicht vorhersehbar ist, wie sich die Erkrankung entwickelt. Bei etwa acht von zehn Betroffenen verläuft sie in den ersten 10 bis 15 Jahren in Schüben, die von symptomfreien Intervallen unterbrochen werden und in denen die Entzündungsherde wieder abheilen. Anfangs bilden sich die Einschränkungen meist wieder zurück, später bleiben sie ganz oder teilweise bestehen. Bei schweren Verläufen (»primär progredient«) schreitet die Erkrankung von Beginn an ungebremst voran. Warum die chronische Entzündung des Nervensystems bei manchen Patienten langsam verläuft, während sie andere schnell in den Rollstuhl zwingt, gehört zu den vielen Rätseln dieser Erkrankung.

DIAGNOSE

Da die Erkrankung so viele Gesichter hat, fällt die Diagnose nicht leicht. Schließlich können viele Beschwerden auch bei anderen Erkrankungen auftreten. Bei Verdacht auf MS kombiniert der Nervenarzt körperliche und neurologische Check-ups mit Labortests von Nervenwasser und Blut. Wichtig sind auch apparative Untersuchungen per Magnetresonanztomographie (MRT) und Elektroenzephalographie (EEG). Das EEG verrät, wie es um die Leitfähigkeit von Seh- und Hörnerven steht. Im MRT kann der Neurologe bereits frühzeitig die krankhaft veränderten Entzündungsherde im Nervensystem erkennen.

URSACHEN

Rund 240.000 Menschen in Deutschland leben mit Multipler Sklerose. Meist tritt MS im Alter zwischen 20 und 40 Jahren auf. Wieso das Immunsystem den eigenen Körper attackiert, ist unklar. Die genetische Veranlagung spielt eine Rolle, daneben diskutieren Forscher noch weitere Faktoren wie etwa Vitamin-D-Mangel, Virusinfektionen und Rauchen.

THERAPIE

Heilen lässt sich die Erkrankung bislang nicht. Aber dank immer besserer Therapien ist die Lebenserwartung von MS-Betroffenen heute kaum geringer als die von Gesunden. Die Behandlung ruht auf mehreren Säulen. Bei einem akuten Schub lindert hoch dosiertes Kortison die Entzündung. Zwischen diesen Phasen geht es darum, die MS nach Möglichkeit zum Stillstand zu bringen. Dazu dienen Arzneien wie etwa Interferonpräparate, Glatirameracetat oder verschiedene Antikörper, die in das Immunsystem eingreifen und es entweder verändern (»Immunmodulatoren«) oder dämpfen (»Immunsuppressiva«). Die Mittel können die Häufigkeit der Krankheitsschübe deutlich reduzieren, bringen allerdings Nebenwirkungen mit sich. Der dritte Teil der Behandlung neben Schub- und Basistherapie richtet sich direkt gegen Symptome wie Schmerzen, Muskelverkrampfungen oder Blasenstörungen.

GESUND ESSEN MIT MS

Auch wenn es keine Diät gibt, die das Fortschreiten von Multipler Sklerose stoppt, finden Wissenschaftler Hinweise darauf, wie der Speiseplan Ausbruch und Verlauf der Erkrankung beeinflusst. So reduzieren sich schwere Behinderungen bei MS-Patienten, die viel Gemüse, Obst und Vollkornprodukte essen, um ein Fünftel. Ihre Krankheit verläuft gebremst und sie kommen im Alltag besser zurecht als Gemüsemuffel. Auch ihr Risiko für Depressionen – ein häufiges Symptom des Nervenleidens – sinkt um 20 Prozent. Das erbrachte die Befragung von knapp 7000 Betroffenen, die 2017 im Fachblatt der angesehenen *American Academy of Neurology* erschien.
Entscheidend ist offenbar – ähnlich wie bei anderen entzündlichen Erkrankungen –, dass Patienten bestimmte Fette, Vitamine und Spurenelemente zu sich nehmen, die das Immungeschehen positiv beeinflussen. Zugleich gilt es, jene Nahrungsmittel zu meiden, die die Entzündungsprozesse im Körper anheizen könnten.

Bitte wenig essen bei MS:

FLEISCH UND WURST: Die meisten tierischen Lebensmittel enthalten Arachidonsäure, eine Omega-6-Fettsäure (→ Seite 86), die als Baustein für entzündungsfördernde Botenstoffe dient. Besonders viel Arachidonsäure steckt in Schweineschmalz und Innereien, fetter Wurst, aber auch in fettem Käse und Eiern. In kleinen Mengen ist die Fettsäure wichtig, um die Muskelmasse zu erhalten. Aber ein Zuviel an tierischen Fetten fördert zudem Übergewicht und Dicke bekommen häufiger MS.

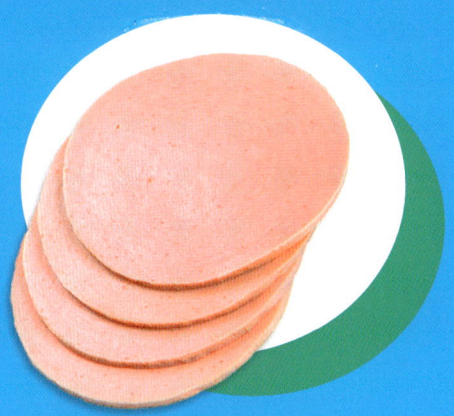

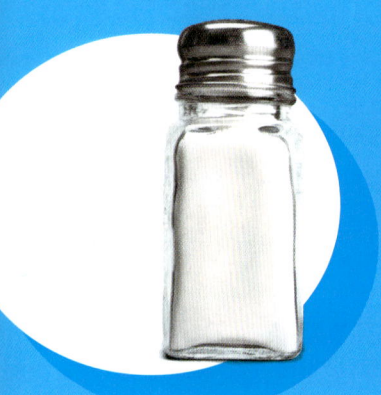

KOCHSALZ: Das Küchengewürz könnte entzündliche Prozesse verstärken. Im Tierversuch zeigen Mäuse nach einer salzreichen Diät erhöhte Spiegel an Interleukin-17 unter anderem im Rückenmark: Dieses entzündungsfördernde Zytokin spielt eine Rolle in der Frühphase von Autoimmunerkrankungen. Die Befunde beim Menschen sind widersprüchlich. Manche Forscher glauben jedoch, dass die Zunahme dieser Erkrankungen in der westlichen Welt mit dem gestiegenen Salzkonsum durch Fast Food und Fertigprodukte zusammenhängt.

KUCHEN, SÜSSIGKEITEN, SOFTDRINKS: Die einfachen Kohlenhydrate lassen den Blutzuckerspiegel stark ansteigen, was wiederum eine Ausschüttung von Insulin bewirkt – das Hormon drängt den Blutzucker in die Zellen. Ein hoher Insulinspiegel wirkt allerdings entzündungsfördernd. Als Fettspeicherhormon begünstigt Insulin zudem schädliches Übergewicht.

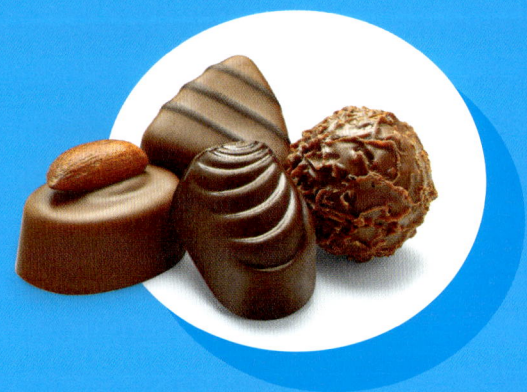

Bitte häufig essen bei MS:

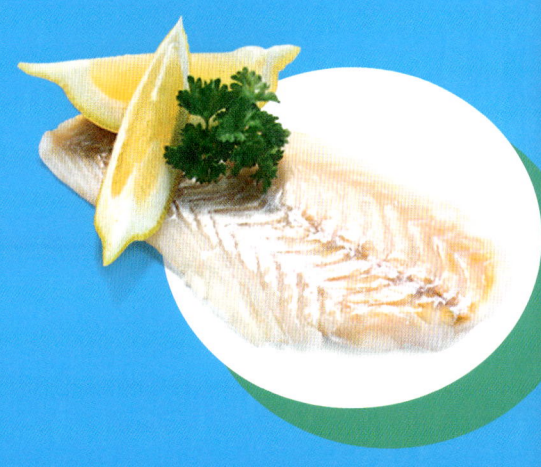

SEEFISCH: Die Meeresflössler liefern Eicosapentaensäure (EPA), die die entzündungsfördernde Arachidonsäure aus dem Körper bugsiert. EPA gehört zu den Omega-3-Fettsäuren (→ Seite 86) und steckt insbesondere in Makrelen, Thunfisch und Heringen. Pflanzliche Öle wie Rapsöl, Walnuss- und Leinöl enthalten einen EPA-Vorläufer, die Alpha-Linolensäure.

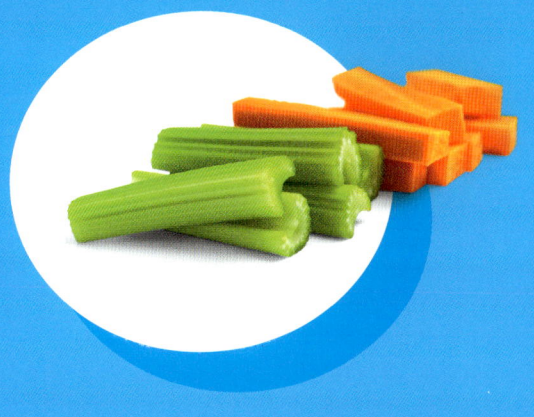

GEMÜSE, OBST, VOLLKORN: Grün- und Körnerfutter punkten mit wichtigen Antioxidantien wie beispielsweise Vitamin C, Vitamin E oder Selen, die bei MS von Bedeutung sind. Durch die chronische Entzündung des Nervensystems scheint der Bedarf an diesen Zellschützern höher zu liegen als bei Gesunden. Außerdem füttern die Ballaststoffe aus der Pflanzenkost die nützlichen Bakterienstämme des Darmmikrobioms (→ Seite 20). Aus dem Faserfutter basteln die Darmbakterien kurzkettige Fettsäuren wie etwa das entzündungshemmende Propionat. Neuere Studien weisen der artenreichen Darmgemeinschaft eine Schlüsselrolle bei der Entstehung von MS zu – und womöglich auch bei deren Verlauf.

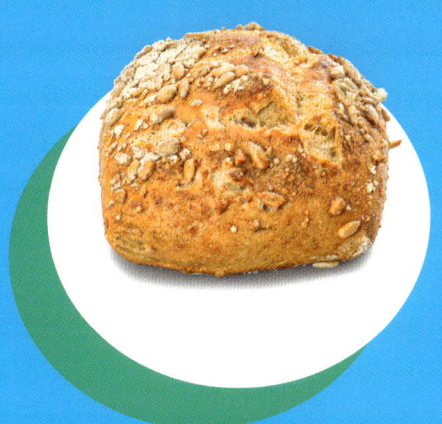

Morbus Parkinson: Gegen das Zittern

Die Schüttellähmung ist die zweithäufigste neurodegenerative Erkrankung nach Morbus Alzheimer. Wer sein Risiko für Parkinson senken möchte, sollte zu einem beliebten Heißgetränk greifen.

Bei Morbus Parkinson dreht sich fast alles um Dopamin. Oder genauer: um das fehlende Dopamin. Dieser Botenstoff ist unter anderem für die Bewegungskoordination verantwortlich und wird von Zellen in der *Substantia nigra* (»der Schwarzen Substanz«) produziert, einer Region im Mittelhirn. Diese Zellen sterben beim klassischen Parkinson-Syndrom im Lauf der Zeit ab. Warum, ist nicht bekannt. Durch den Niedergang dieser Dopaminproduzenten sinkt der Spiegel des Botenstoffs, was weitere Neurotransmitter beeinflusst und die bekannten Hauptsymptome auslöst: schlurfender Gang (Bradykinese), zitternde Hände (Tremor), Haltungsstörungen und steife Muskeln (Rigor).

SYMPTOME

Die ersten drei der vier Hauptsymptome beschrieb der englische Chirurg James Parkinson bereits 1817 in seiner 66-seitigen Studie *An Essay on the Shaking Palsy* (»Eine Abhandlung über die Schüttellähmung«). Parkinson, der später zum Namensgeber der Erkrankung wurde, war auch bereits aufgefallen, dass das Leiden mit weiteren Anzeichen auftritt, zu denen Schlafstörungen, Verstopfungen und Depressionen gehören. Heute weiß man, dass diese nicht motorischen Symptome den Bewegungsstörungen um bis zu zwölf Jahren vorauseilen. Zu diesen unspezifischen Frühsymptomen zählen auch Riechstörungen und Depressionen. Machen sich schließlich Tremor oder Rigor bemerkbar, sind bereits mehr als die Hälfte der 400.000 Nervenzellen in der Schwarzen Substanz zugrunde gegangen.

DIAGNOSE

Morbus Parkinson betrifft in Deutschland mehr als 250.000 Menschen. Das macht die Schüttellähmung zur zweithäufigsten neurodegenerativen Erkrankung nach der Alzheimer-Demenz. Der Großteil der Erkrankten ist zwischen 55 und 80 Jahren alt. Die Diagnose stellt der Neurologe in erste Linie anhand von Krankheitszeichen und neurologischen Tests.

Zur Erstdiagnostik gehört auch eine Bildgebung des Gehirns mit Magnetresonanztomographie (MRT) oder Computertomographie (CT), nicht zuletzt, um andere Ursachen auszuschließen. Auch andere Apparateuntersuchungen kommen infrage. Ein sicheres Verfahren, um die Erkrankung zu bestätigen, ist der L-Dopa-Test. Dabei erhält der Patient das spezifische Parkinson-Medikament L-Dopa (Levodopa), um zu prüfen, ob sich seine Beschwerden bessern.

BEHANDLUNG

Parkinson lässt sich nicht heilen, aber behandeln. Am wichtigsten sind Medikamente (z. B. Dopaminantagonisten, COMT-Hemmer, MAO-B-Hemmer), die jeweils auf unterschiedliche Symptome abzielen und in der Regel kombiniert werden. Sie ersetzen oder regulieren Botenstoffe, die die Bewegungsstörungen bei der Krankheit verursachen. Die wirksamste Arznei, Levodopa, liefert dem Körper die Vorstufe von Dopamin und wird von den Gehirnzellen in den fehlenden Botenstoff umgewandelt. Vor allem Unbeweglichkeit und Muskelsteife bessern sich oft im Handumdrehen. Leider lässt der Segen von L-Dopa nach sieben bis zehn Jahren nach, unerwünschte Wirkungen (v.a. Dyskinesien, d.h. unkontrollierbare Zuckungen von Armen und Beinen) häufen sich. Zudem schreitet die Krankheit fort, weil die Arzneien nur die Symptome kurieren können. Bei sehr schwerem Parkinson, wenn Medikamente versagen, können Ärzte einen Hirnschrittmacher (Tiefe Hirnstimulation) einsetzen, der das Zittern wirksam lindert.

VORBEUGEN DURCH ERNÄHRUNG UND LEBENSSTIL

Anders als beispielsweise bei Alzheimer-Demenz (→ Seite 34) gibt es bei Morbus Parkinson leider wenig Wissen, ob man sich durch eine gezielte Ernährung schützen kann. Möglicherweise jedoch verringern Polyphenole aus Lebensmitteln wie Grüntee, Kohlgemüse, Gurken, Beeren und Äpfeln das Erkrankungsrisiko. In Japan, wo Menschen diese aromatischen Pflanzenverbindungen in großen Mengen verzehren, tritt das Nervenleiden weit seltener auf.

Eine Erklärung: Als sogenannte Antioxidantien oder Radikalenfänger (→ Seite 56) schützen die Substanzen aus dem Grünfutter die Gehirnzellen in der *Substantia nigra* vor dem Angriff durch freie Radikale. Diese stark reaktionsfreudigen, aggressiven Moleküle gelten als mitverantwortlich für den Niedergang der Nervenzellen bei Parkinson. Ganz sicher hilft körperliche Aktivität, das Risiko zu senken. Menschen, die in jungen Jahren regelmäßig Sport treiben, erkranken um bis zu 60 Prozent seltener an der degenerativen Nervenerkrankung. Das ergab eine ältere US-Studie mit mehr als 100.000 Teilnehmern. Selbst wer erst im mittleren Lebensalter in die Joggingschuhe schlüpft, reduziert sein Risiko noch um etwa 40 Prozent.

Freie Radikale und Radikalenfänger (Antioxidantien)

Als natürliche Stoffwechselprodukte – aber auch durch UV-Strahlung, Stress, Rauchen oder Entzündungen – entstehen im Körper sogenannte reaktive Sauerstoffverbindungen (ROS), die auch als freie Sauerstoffradikale bezeichnet werden. Sie verändern das Erbgut, lassen Zellen schneller altern und beschleunigen Arteriosklerose, Arthritis, Depressionen und viele andere chronische Erkrankungen.

Sogenannte Antioxidantien helfen, freie Radikale zu entschärfen. Diese Zellschützer kommen auf natürlichem Wege in vielen Lebensmitteln vor. Zu den bekanntesten Antioxidantien zählen das Vitamin C, Vitamin E, Beta-Karotin, Glutathion und die Polyphenole etwa aus dem Grüntee.

Kaffee als Nervenschützer

Wer regelmäßig zu dem braunen Muntermacher greift, bewahrt die Gehirnzellen vor dem Niedergang. Je mehr Kaffee getrunken wird, desto kleiner ist in Langzeitstudien das Risiko für Morbus Parkinson. Wie ein Team um den Parkinson-Forscher Tiago Outeiro von der Universitätsmedizin Göttingen 2016 herausfand, schützt Koffein die Nervenzellen offenbar doppelt. Zum einen verhindert das Stimulans, dass sich schädliche Proteinklumpen im Gehirn ansammeln. Diese Mülldeponien, die auch bei der Alzheimer-Demenz vorkommen, wirken wie ein Gift auf die Nervenzellen. Zum anderen stimuliert Koffein die Aktivität von Dopaminrezeptoren und verbessert die Ausschüttung des Botenstoffs, der Menschen mit der Gehirnerkrankung fehlt. In klinischen Studien wird bereits getestet, ob Koffein die Symptome bei Menschen lindert, die bereits an Schüttellähmung erkrankt sind.

Das tut gut bei Parkinson:

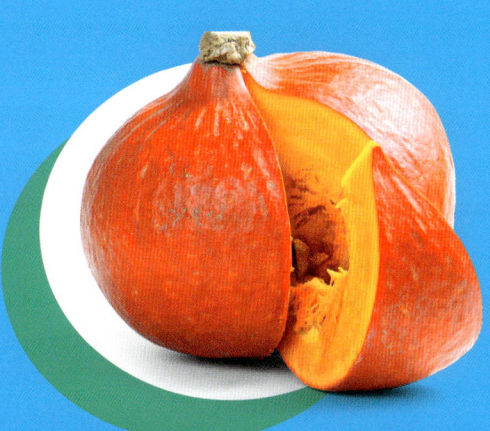

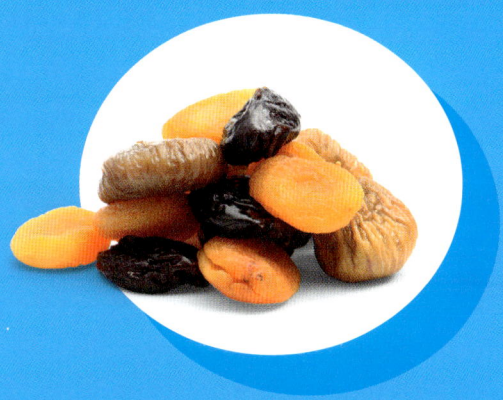

Mit fortgeschrittenem Parkinson kann das Essen mühsam werden. Zitternde Hände, Übelkeit, Schluckstörungen oder Probleme mit dem Speichelfluss rauben vielen Patienten den Appetit. Um Mangelernährung zu vermeiden, sollten sich Parkinson-Betroffene deshalb möglichst abwechslungsreich ernähren. Leicht verdauliche Gemüsesorten wie z. B. Möhren, Kürbis oder Fenchel erleichtern die Nahrungsaufnahme. Fünf oder sechs kleinere Mahlzeiten, über den Tag verteilt, sind oft besser geeignet als große Hauptgerichte. Ballaststoffreiche Lebensmittel wie Haferflocken, Kleie, Trockenfrüchte und Obst und Gemüse bringen den Darm auf Trab, dessen Aktivität durch die Erkrankung – und durch die eingenommenen Medikamente – meist lahmt. Auch Sauermilchprodukte wie Naturjoghurt oder Buttermilch stärken die Verdauung. Und: Lassen Geruchs- und Geschmackssinn nach, bringen frische Kräuter mehr Würze ins Essen.

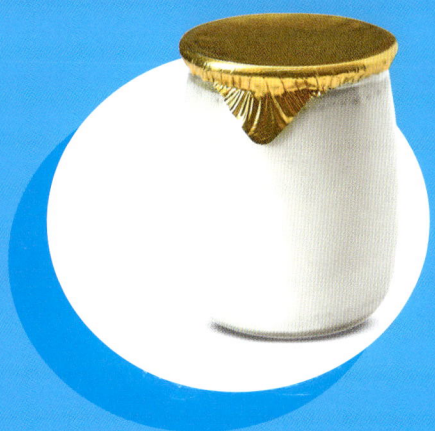

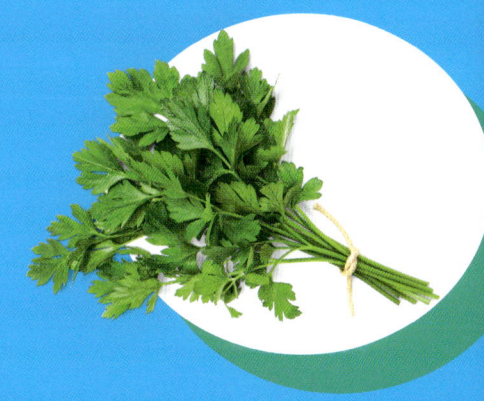

Schizophrenie: Zwischen Wahn und Wirklichkeit

Bei dieser schweren psychischen Störung gleiten die Betroffenen phasenweise in eine andere Welt ab. Wahnideen und Halluzinationen treten auf. Zusätzlich zu den Standardmedikamenten können B-Vitamine helfen, die Erkrankung zu lindern.

Bei Morbus Parkinson fehlt dem Gehirn Dopamin, bei Schizophrenie hingegen ist dieser Botenstoff (➜ Seite 17) im Übermaß vorhanden. Weil der Neurotransmitter die Sensibilität der Gehirnzellen für Reize steigert, führt diese Überfülle nach der gängigen Erklärung der Medizin dazu, dass die Reizübertragung in den Synapsen der Nervenzellen verfälscht wird. Die Sinneszentren werden mit Eindrücken überflutet, es kommt zu einem Informationsoverkill. Die Seele taumelt in die Krise: Die Betroffenen hören Stimmen, wo keine sind, und fühlen sich von anderen Menschen oder fremden Mächten gesteuert. Gedanken und Wahrnehmungen rutschen ins Absurde ab, die Krankheitseinsicht fehlt.

URSACHEN UND SYMPTOME

Eine derartige akute Psychose fällt allerdings nicht vom Himmel, sondern baut sich in drei von vier Fällen über einige Jahre hinweg auf. Die sogenannte Vorläuferphase beginnt häufig mit Konzentrationsschwierigkeiten, Unruhe, Schlafproblemen und einem Rückzug von Freunden und Familie. Was die quälende Erkrankung letztlich auslöst, ist unklar. Vermutlich müssen verschiedene Faktoren zusammentreffen, damit eine Psychose ausbricht. Die familiäre Veranlagung spielt eine bedeutende Rolle: Ist einer der beiden Elternteile erkrankt, steigt das Risiko, eine Schizophrenie zu entwickeln, von einem auf 12 Prozent. Auch Entwicklungsstörungen im Mutterleib, schlimme Lebensereignisse oder Drogenkonsum können die Erkrankung begünstigen. Bekannt ist, dass bei Menschen mit Schizophrenie bestimmte Gehirnareale verändert sind, darunter das limbische System (➜ Seite 12), in dem die Gefühle reguliert werden.

VERLAUF

Die Mehrzahl der bis zu 15.000 Menschen, die jährlich in Deutschland erstmals an Schizophrenie erkranken, sind zwischen 15 und 35 Jahren alt. Ein Viertel der Betroffenen hat Glück im Unglück: Die akute Psychose bleibt eine einmalige Episode in ihrem Leben.

Bei einem weiteren Viertel hält der Realitätsverlust an, die Erkrankung wird chronisch. Was nicht selten zu sozialer Isolation, Konflikten, Arbeitslosigkeit und Frühberentung führt. Bei den restlichen Patienten verläuft die Erkrankung in Schüben: Akute Episoden wechseln sich ab mit Phasen, in denen die Beschwerden abklingen.

THERAPIE

Bis zur Erfindung von Neuroleptika (griech. *neuron*, Nerv, *lepsis*, ergreifen) in den 1950er-Jahren waren viele Betroffene im Kampf gegen ihre Schizophrenie verloren. Neuroleptika blockieren die Bindungsstellen für Dopamin an den Nervenzellen. Das schwächt die Intensität der Sinnes-

wahrnehmung ab und hilft einem Großteil der Erkrankten, den Alltag zu bestehen. Neuere Präparate (»Antipsychotika der zweiten Generation«, z. B. Quetiapin, Clozapin, Risperidon) sind verträglicher, weisen weniger Nebenwirkungen auf und senken das Rückfallrisiko noch stärker. Unterstützt durch Psycho- oder Sozialtherapie können viele Patienten ein weitgehend normales Leben führen.

B-Vitamine lindern Symptome

Nehmen Menschen mit Psychosen zusätzlich zu ihren Medikamenten B-Vitamine (→ Seite 92) ein, kann das ihre Symptome noch einmal deutlich reduzieren. Hilfreich sind die Vitamine B_6, B_8 (Inositol) und B_{12} in hoher Dosierung. Geringe Dosen oder andere Vitamine und Mineralstoffe wirken nicht, berichteten Forscher der englischen Universität Manchester 2017 im Fachjournal *Psychological Medicine*. Zuvor hatten andere Forscher entdeckt, dass auch Folsäure – ein weiteres B-Vitamin – die sogenannten Negativsymptome der Schizophrenie verbessert. Dazu gehören Antriebslosigkeit, Misstrauen und Apathie.

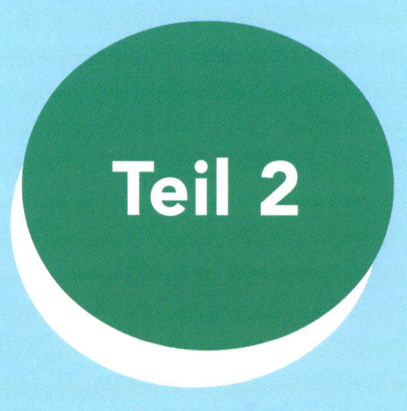

Teil 2

BRAINFOOD FÜR JEDE GELEGENHEIT

Welche Nährstoffe braucht unser Gehirn, um fit und leistungsfähig bis ins hohe Alter zu bleiben? Welche Fette sind wahre Fitmacher für unsere grauen Zellen? Und wieso schaden zu viel Zucker und zu viel Weißmehl? Die folgenden Seiten verraten Ihnen, welche Lebensmittel Vitalstoffe für das Gehirn enthalten und wie Sie mit der richtigen Ernährung Ihr Wohlbefinden steigern können.

Mittelmeerkost: Genussküche für das Gehirn

Die traditionelle mediterrane Ernährung hält nicht nur das Herz gesund, sondern auch den Geist. Ihre typischen Lebensmittel und Essgewohnheiten bieten Schutz vor Depressionen und Demenz.

Kann es etwas Besseres geben, als köstlich zu essen und sich mit jedem Bissen Gutes zu tun? In Italien, Griechenland oder Südfrankreich genießt man dieses Vergnügen. Mit ihrem Reichtum an Gemüse, Obst, Olivenöl, Fisch, Brot, Hülsenfrüchten, frischen Kräutern, Fisch und Käse liefern die Landesküchen rund ums Mittelmeer einen Cocktail an kulinarischen Schutzfaktoren für das Zentralorgan. Das hält die Gehirngefäße flexibel, repariert Schäden an den Nervenzellen und schwächt Entzündungen ab. Um ein Drittel sinkt das Risiko für Depressionen, wenn man sich nach einer mediterranen Diät ernährt. Auch die Vergreisung des Gehirns wird gebremst. Die Mittelmeerkost verzögert den Beginn neurodegenerativer Erkrankungen und den altersbedingten Rückgang des Gehirnvolumens.

Noch weitgehend unbeantwortet ist hingegen die Frage, welche Mechanismen oder Einzelbestandteile der Wunderkost die geistige Leistungsfähigkeit steigern. Eine Metaanalyse, die Forscher der chinesischen Universität Qingdao aus der Provinz Shandong 2016 vorlegten, hievte ein Trio aus ungesättigten Fettsäuren, Antioxidantien und Vitamin B (➜ Seiten 86, 56, 90) aufs Siegertreppchen. Bekannt ist auch, dass die individuellen Komponenten im Zusammenspiel für Synergien sorgen. Beispielsweise erhöht Olivenöl die Aufnahme von Omega-3-Fettsäuren aus dem Fischöl in den Zellmembranen. Auch das fettlösliche Lykopin aus den Tomaten, ein wertvolles Antioxidans, kann der Körper mit ein paar Tropfen Öl besser verwerten.

VERZICHT AUF FAST FOOD

Wichtig ist aber auch, was in den traditionellen Küchen des Mittelmeers fehlt. Softdrinks, Fast Food, Fertigprodukte und Plundergebäck landen hier selten auf dem Teller. Diese Lebensmittel kosten nämlich wertvolle Hirnsubstanz, wie die australische Wissenschaftlerin Felice Jacka zeigte, eine Pionierin der Ernährungspsychiatrie. Die Direktorin des *Food and Mood Center* der Deakin-Universität fand anhand von Hirnscans heraus, dass ein Zuviel an industriell verarbeiteter Nahrung (➜ Seite 75) das Gehirn regelrecht schrumpfen lässt.

Fleisch hingegen wird gerne gegessen, in der klassischen Kreta-Küche bevorzugt von Lamm, Ziege, Wild und Geflügel. Das Gläschen Rotwein rundet den Genuss ab, Wasser löscht den Durst. Bei so viel Brainfood auf dem Teller macht es auch nichts, dass die südliche Küche eine Ernährungssünde bis heute pflegt: die Hingabe zu leblosem Weißbrot, das bei jeder Mahlzeit auf den Tisch gehört.

DIE ENTDECKUNG DER MITTELMEERKOST

Der umstrittene US-Ernährungswissenschaftler Ancel Keys (1904–2004) gilt als Entdecker der gesundheitlichen Benefits der Mittelmeerküche. Keys hatte 1951 auf einem Kongress von einem italienischen Kollegen erfahren, dass in dessen Heimat Neapel so gut wie niemand vorzeitig an Herzattacken starb. Neugierig geworden reiste der Amerikaner an den Vesuv und lernte die einfache Küche Süditaliens kennen. An der örtlichen Uniklinik überzeugte er sich, dass die Neapolitaner tatsächlich viel gesündere Gefäße aufwiesen. Wieder zu Hause in Minnesota führte Keys weitere Stoffwechselstudien durch und bereitete seine berühmt gewordene Sieben-Länder-Studie vor. In dieser zeigte er, dass die Rate der Herzinfarkte in Korfu, Kreta oder Süditalien nicht einmal halb so hoch lag wie in Nordamerika. In jüngerer Zeit stellte sich zudem heraus, dass auch die geistige Leistungsfähigkeit von der Mittelmeerküche profitiert. Herausgestellt hat sich allerdings auch, dass Keys bei seinen groß angelegten Studien pfuschte und trickste, etwa um tierische Fette als Gefäßkiller darzustellen. Unbeschadet bleibt allerdings seine zentrale Botschaft: Herz und Hirn profitieren von der mediterranen Küche.

Kochkurs auf Rezept

Wer Depressionen hat, sollte vom Arzt neben Medikamenten oder Psychotherapie auch einen Kochkurs für die Mittelmeerküche erhalten. Diese Empfehlung geben Forscher des *University College London*, die 2018 herausfanden, dass die mediterrane Diät das Risiko für Depressionen um etwa ein Drittel senkt. Nach der Auswertung von 41 internationalen Studien zum Thema fanden die Wissenschaftler ein »klares Muster«, wie sie sagten. Wer sich nach der *Cucina Italiana* oder einer verwandten Kost ernährt, trägt ein um 33 Prozent niedrigeres Risiko, in ein seelisches Loch zu stürzen als jemand, dessen Essgewohnheiten am wenigsten einer Mittelmeerdiät gleichen.

Schlank und schlau mit der »Mind«-Diät

Lassen sich die Gehirnbenefits der Mittelmeerküche noch steigern? Ja, fand man am *Rush University Medical Center* in Chicago und entwickelte die »Mind«-Diät (von engl. *mind*, Verstand), eine Variante der Mittelmeerkost. Diese Ernährungsweise kombiniert kalorienarme Lebensmittel aus der mediterranen Küche mit einer zweiten, ebenfalls wissenschaftlich beglaubigten Kost, der sogenannten DASH-Diät gegen Bluthochdruck.

PRAXISTEST BESTANDEN

Als Richtschnur weist die Gehirndiät 15 Nahrungsmittel aus: zehn gesunde und fünf weniger gesunde, die möglichst selten gegessen werden sollen. Auf dem pauschalen Essplan stehen täglich mindestens drei Mahlzeiten mit Vollkornprodukten, ein Salat und eine Portion Gemüse sowie ein Glas Wein. Geflügel kommt zweimal in der Woche auf den Speiseplan, Fisch mindestens einmal wöchentlich und Bohnen sogar fast jeden zweiten Tag. Nüsse und Beeren gehören ebenfalls zur Diät, rotes Fleisch, Gebäck und Fast Food hingegen nicht.

Den Praxistest hat die Mind-Diät (ein Akronym für *Mediterranean-Dash Intervention for Neurodegenerative Delay*) mit Bravour bestanden. Senioren, die sich langfristig nach dem Hirnfutterplan ernährten, zeigten in regelmäßigen Tests Gedächtnisleistungen von Menschen, die eigentlich knapp acht Jahre jünger waren. Ihre Risikofaktoren für eine Alzheimer-Erkrankung sanken. Sie besaßen ein gesünderes Herz, einen aktiveren Kreislauf und einen niedrigeren Body-Mass-Index.

In ihrer »Mind«-Studie setzten die Forscher 923 Männer und Frauen zwischen 58 und 98 Jahren aus dem Großraum Chicago mehrere Jahre lang auf die »Gehirn«-Diät. Im Jahr 2015 schließlich wurden im Fachblatt *Alzheimer's & Dementia* die Ergebnisse verkündet: Die Diät reduzierte das Risiko für Gedächtnisverlust bei den Probanden um erstaunliche 53 Prozent. Selbst Teilnehmer, die den Essplan nur lax befolgten, reduzierten ihr Risiko immerhin noch um 35 Prozent.

Die Lebensmittel der »Mind«-Küche:

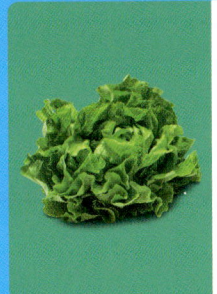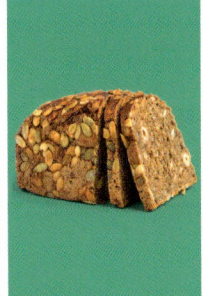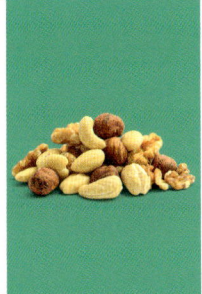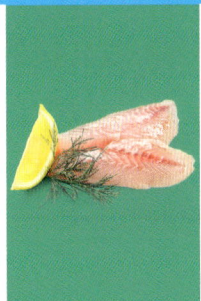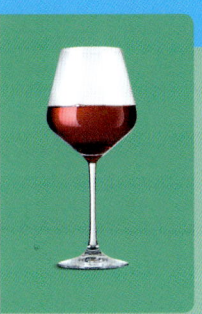

- *Grünes Blattgemüse (mindestens 6-mal die Woche); anderes Gemüse (mindestens 1-mal am Tag); Bohnen (jeden 2. Tag)*
- *Vollkornprodukte (3 Portionen am Tag)*
- *Nüsse (5-mal die Woche eine Handvoll als Zwischenmahlzeit); Beeren (mindestens 2-mal die Woche)*
- *Fisch (mindestens 1-mal pro Woche); Geflügel (mindestens 1-mal pro Woche)*
- *Olivenöl (nach Belieben)*
- *Wein (1 Glas am Tag ist erlaubt)*

Lieber sparsam genießen:

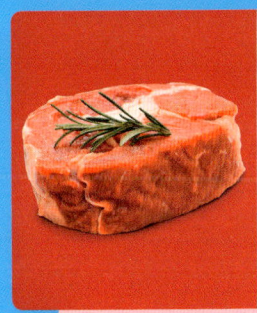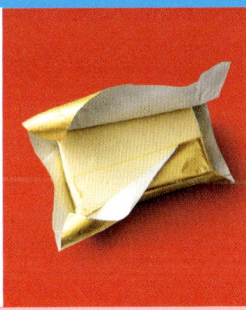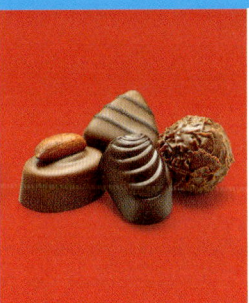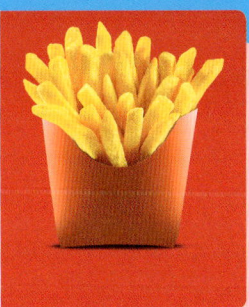

- *Rotes Fleisch (weniger als 3 Portionen pro Woche)*
- *Butter und Margarine (weniger als 1 Esslöffel pro Tag); Käse (weniger als 1 Portion pro Woche)*
- *Gebäck und Süßigkeiten (nur ausnahmsweise)*
- *Frittierte Lebensmittel und Fast Food (weniger als 1-mal pro Woche)*

Unter der Lupe: Brainfood und seine Benefits

Was macht den Brokkoli so hirngesund? Beeren schärfen den Verstand – gilt das auch für Erdbeeren? Und wie groß ist der Brainbooster-Effekt von Walnüssen hinterm Komma? Die Toplebensmittel fürs Gehirn unter der Lupe.

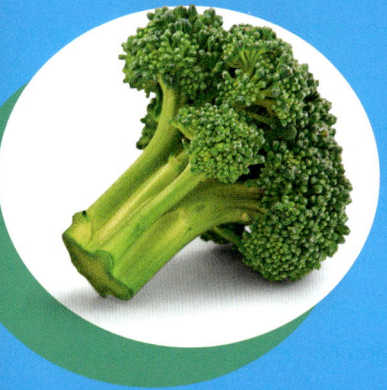

BROKKOLI: Grüne Blattgemüse wie Brokkoli, Spinat, Mangold, Feldsalat oder Grünkohl sind die Topfavoriten der Ernährungsmediziner. Die Erfinder der »Mind«-Diät für ein besseres Gedächtnis empfehlen täglich eine Portion dieser Gehirnpflegemittel. Ihre Blätter und Stiele bilden eine reiche Quelle für hirngesunde Inhaltsstoffe wie B-Vitamine, Vitamin C, Betakarotin und ähnliche Naturfarbstoffe wie Lutein und Zeaxanthin. Die Folsäure (Vitamin B$_9$) verdankt den grünen Blättern (lat. *folium*, Blatt) sogar den Namen. Brokkoli und andere Kreuzblütler brillieren mit dem Senföl Sulforaphan, das nicht nur Tumorzellen hemmt, sondern auch die Aufspaltung von Acetylcholin bremst, einem zentralen Neurotransmitter für Gedächtnis und Lernen. So steht dem Gehirn mehr von diesem Botenstoff zur Verfügung.

BEEREN: Wahre Größe kommt von außen. Die Superkräfte der Beeren ballen sich in der Schale oder direkt darunter. Dort sitzen die antioxidativen Flavonoidfarbstoffe. Und weil viele kleine Früchte, auf das Gewicht bezogen, mehr Oberfläche besitzen als eine gleich schwere, aber große Frucht, steckt in Blaubeeren, Brombeeren, Heidelbeeren oder Erdbeeren mehr Power als in anderen Lebensmitteln. Wie sehr die Früchte geistig regsam halten, bestätigte unter anderem die berühmte Harvard-Studie mit 16.000 älteren Krankenschwestern. Bei Heidelbeer- und Erdbeerliebhaberinnen zeigte sich die normale Hirnalterung um bis zu 2,5 Jahre verzögert.

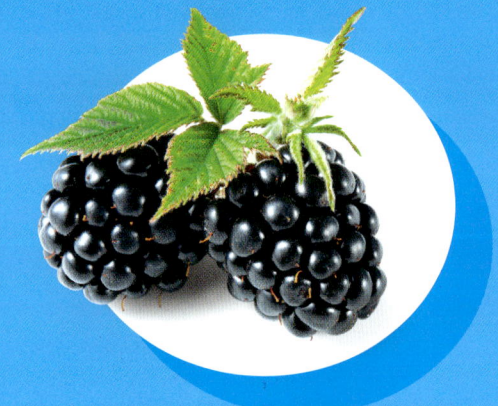

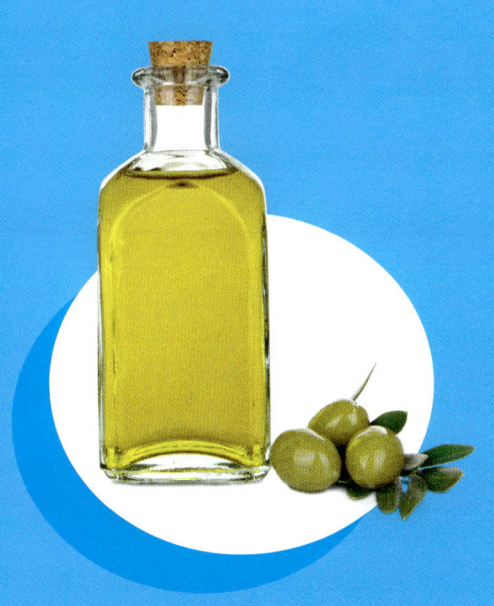

OLIVENÖL: Ein Großteil des Hirnschutzeffekts der mediterranen Küche geht vermutlich auf das Konto von Oliven. Sie sind Kulturpflanzen des Mittelmeers und Hauptfettquelle in den unterschiedlichen Landesküchen von Italien und Spanien bis hin zu Albanien und dem Libanon. Ob zum Braten, im Salat, zum Einlegen von Auberginen und Zucchini oder als Tunke für Weißbrot – nichts läuft ohne das flüssige Gold. Zu den inneren Werten des Olivenöls zählen die ungesättigte Ölsäure, Vitamine, Mineralien und etliche sekundären Pflanzenstoffe (➜ Seite 93) wie die Polyphenole. Aus dieser Familie stammt auch das Hydroxytyrosol, ein neu entdeckter Stern am Himmel der Radikalenfänger. Es gilt jüngerer Forschung zufolge als eines der stärksten Schutzstoffe in der Natur und übertrifft selbst die antioxidativen Kapazitäten von Grüntee um das Zehnfache.

WALNÜSSE: Exakt 11,2 Prozent! So viel beträgt der Zuwachs an Geisteskraft, wenn man zwei Monate lang jeden Tag 60 Gramm Walnüsse – das entspricht etwa zwei Handvoll Kernen – knabbert. Das ergab jedenfalls ein pfiffiges Experiment, das sich US-Forscher 2018 ausdachten. Bei der Studie erhielt die eine Hälfte der Teilnehmer zwei Monate lang täglich drei Scheiben Bananenbrot, in denen eine halbe Tasse zermahlener Walnüsse verarbeitet war. Die Placebogruppe erhielt nussfreies Brot. Keiner schmeckte den Unterschied. Anschließend mussten die Probanden Rätsel lösen. Der Effekt bestätigte sich, als die Teilnehmer nach einer sechswöchigen Pause die Rollen tauschten. Als Schlaumeier-Inhaltsstoffe gelten vor allem die antioxidativ wirkenden Polyphenole aus den Walnüssen. Diese Pflanzenstoffe schützen als Antioxidantien (➜ Seite 56) die Nervenzellen vor aggressiven Sauerstoffmolekülen – den freien Radikalen – und verbessern so die Arbeit des Gehirns.

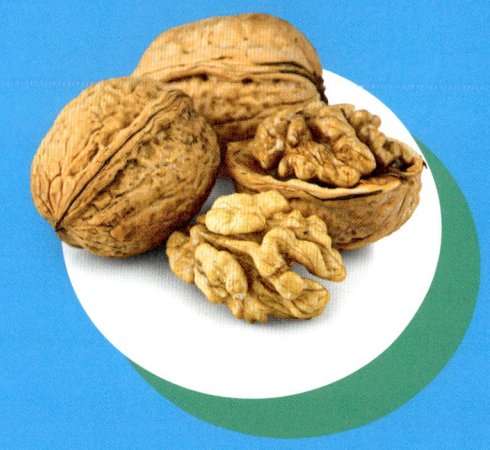

PILZE: Es muss an der zurückhaltenden Natur dieser verborgenen Waldbewohner liegen, dass Pfifferlinge, Kräuterseitlinge, Steinpilze & Co. in Brainfoodratgebern meist fehlen. An gehirnfreundlichen Inhaltsstoffen mangelt es ihnen nämlich nicht. Bemerkenswert ist beispielsweise der hohe Gehalt an Energievitaminen aus der B-Riege wie Thiamin (Vitamin B_1), Riboflavin (Vitamin B_2), Pantothensäure (Vitamin B_5) und Biotin (Vitamin B_7), die Leistungsreserven aktivieren können. Was die Pilze aber nahezu einzigartig macht, ist ihr Ergothionein. Diese wenig bekannte schwefelhaltige Aminosäure wird von manchen Experten als »Langlebigkeitsvitamin« bezeichnet. Sie hält die grauen Zellen fit, nimmt aber im Alter ab, vor allem bei Personen mit milden kognitiven Einschränkungen. Bereits drei Portionen Pilze pro Woche – also etwa 300 Gramm – können das Risiko für neurodegenerative Erkrankungen halbieren.

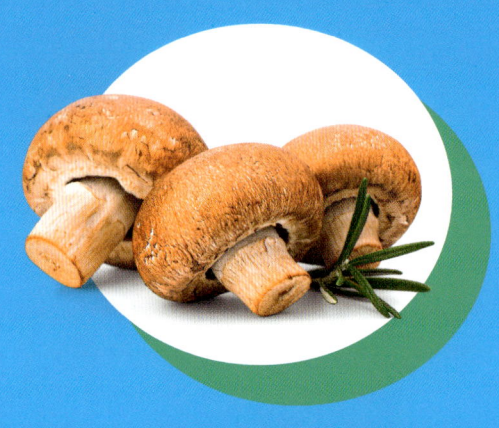

LACHS: Fette Fische wie Makrele, Thunfisch, Hering und Lachs stecken bis zur Schwanzflosse voller Omega-3-Fettsäuren. Diese Fette halten die Zellmembranen in eiskaltem Wasser elastisch, nur so können die Meeresbewohner in arktischer See überleben. Die biologisch aktivsten Wunderfette nennen sich Eicosapentaensäuren (EPA) und Docosahexaensäuren (DHA). Im menschlichen Gehirn bauen sie Nervenzellen auf, verbessern den Blutfluss und beeinflussen das Tempo der Nervenübertragung. Studien zeigen, dass vor allem niedrige Blutwerte für DHA in Verbindung mit Ängsten, Altersdepressionen, Demenzentwicklung und Alzheimer-Erkrankung stehen. Experten empfehlen, sich zweimal pro Woche Omega-3-Flössler aus der Kühltheke zu angeln. Ob frisch, tiefgefroren oder aus der Konserve, macht in punkto Fitfette keinen Unterschied.

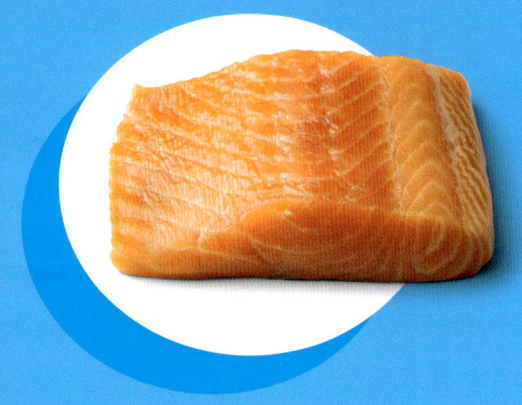

SCHOKOLADE: Kakaobohnen sind faszinierend komplexe Nahrungsmittel, die mehr als 300 wirksame Einzelsubstanzen enthalten – neben Kakaobutter, Eiweiß und Ballaststoffen unter anderem belebendes Theobromin, durchblutungsfördernde Flavonoide sowie Magnesium, Kalium und Tryptophan, die Vorstufe zum Glückshormon Serotonin. Diese Nährstoffkombination fördert die geistige Leistungsfähigkeit, verringert das Risiko für einen Hirnschlag und lindert einer englischen Studie von 2019 zufolge bei Patienten mit schubförmiger Multipler Sklerose die Erschöpfungszustände. Leider torpedieren Zucker und Fett in Vollmilchschokolade die Gesundheitseffekte des Kakaos. Deshalb zu dunklen Sorten greifen (Kakaoanteil mindestens 70 Prozent).

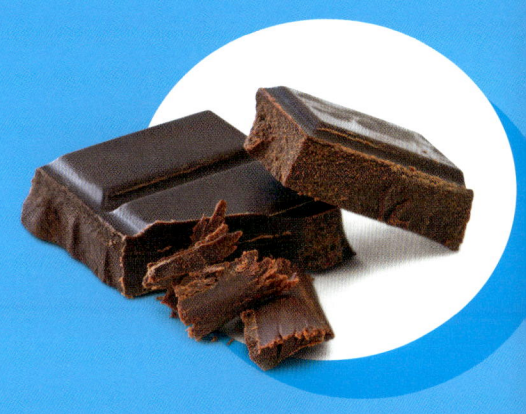

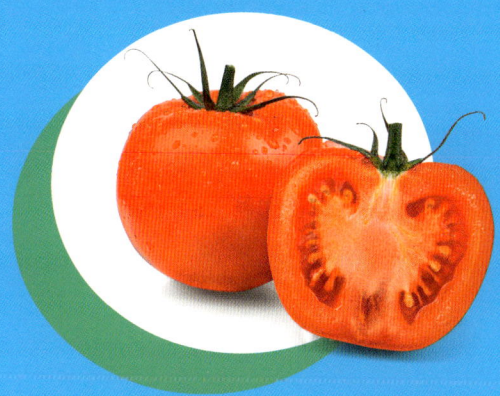

TOMATEN: In der mediterranen Ernährung kommen die Rotbäckchen in unterschiedlichster Form täglich auf den Tisch, in Spanien beim »Pan con tomate« mitunter sogar zum Frühstück. Damit stellen Tomaten die Hauptquelle für Karotinoide wie etwa den Farbstoff Lykopin. Dieser Zellschützer macht sich in anderen Lebensmitteln rar. Berühmt wurde das Lykopin nicht zuletzt durch die sogenannte Nonnenstudie des Epidemiologen David Snowdon vom *Sanders-Brown Center on Aging* an der Universität von Kentucky. Unter den hochbetagten Ordensschwestern, die Snowdon regelmäßig untersuchte, zeigten diejenigen mit den höchsten Lykopinkonzentrationen die größte Lebensenergie. Nonnen mit dem meisten Lykopin im Blut waren dreimal besser in der Lage, ihren Alltag zu bewältigen, als diejenigen mit den niedrigsten Spiegeln.

HÜLSENFRÜCHTE: Harte Schale, reicher Kern. In Erbsen, Bohnen oder Linsen steckt ein wertvoller Mix aus Eiweiß, komplexen Kohlenhydraten und Ballaststoffen. Diese Kombination liefert Geist und Körper lang anhaltende Energie bei niedrigem glykämischen Index. Blutzuckerspiegel und Insulinausschüttung bleiben im Zaum, sogar noch eine Mahlzeit später. Bereits eine Portion Linsen pro Tag senkt das Risiko für eine Zuckerkrankheit um ein Drittel – und darüber freut sich niemand mehr als das Gehirn.

Kohlenhydrate: Das Benzin für Ihr Gehirn

Dieser Nährstoff liefert vor allem eines: Energie! Kohlenhydrate bringen Nerven- und Muskelzellen in Schwung. Allerdings ist das Verhältnis zwischen Zucker und Gehirn nicht frei von Komplikationen.

Man nehme 9 Esslöffel Zucker. Derart kurz und bündig lautet das Lieblingsrezept unseres Gehirns. Insgesamt 130 Gramm Glukose, also Traubenzucker, benötigen die 86 Milliarden Nervenzellen als Energiequelle über den Tag verteilt. Macht etwa 9 Esslöffel. Mit diesem Blutzucker lernt, denkt, fühlt und träumt der Mensch. Auch das permanente Verarbeiten von Sinnesreizen oder das Steuern des Stoffwechsels kosten Sprit. Und zwar permanent, 24 Stunden sieben Tage die Woche.

Denn anders als Leber oder Muskeln hamstert das Gehirn keine Energie. Es muss über den Blutstrom laufend mit Glukose versorgt werden. Bei Gesunden strömen ständig etwa 1–2 Teelöffel Traubenzucker durch den Kreislauf, oder genau gemessen: zwischen 60 und 140 Milligramm Glukose pro 100 Milliliter Blut (3,3–7,8 Millimol pro Liter).

Bleibt dieser Treibstoff aus, leiden als Erstes Konzentration und geistige Kraft. Ein zu niedriger Blutzucker löst Heißhunger aus, macht müde und unkonzentriert.

NICHT SÜSSE KOHLENHYDRATE

Allerdings braucht das Gehirn diese Energie nicht in Reinform. Der Körper holt sich den Zucker einfach aus Frühstücksmüsli, Brot, Spaghetti oder Kartoffeln. Diese Lebensmittel enthalten Kohlenhydrate aus Stärke, das heißt viele einzelne Zuckermoleküle, die chemisch aneinandergekettet sind. Diese nicht süßen Kohlenhydrate werden bei der Verdauung in einzelne Glukosemoleküle zerlegt, die die Blut-Hirn-Schranke (→ Seite 15) überwinden. Die Aufspaltung geschieht mithilfe von Enzymen und ist etwas langwieriger, je nach Menge der mitgelieferten Ballaststoffe. Was den Vorteil hat, dass Körper und Gehirn konstant über einen längeren Zeitraum mit Energie versorgt werden.

SÜSSE KOHLENHYDRATE

Süße Kohlenhydrate dagegen – zu denen neben dem Haushaltszucker auch Milchzucker und Fruchtzucker gehören – schießen direkt ins Blut. Deshalb sorgen das Stück Kuchen oder das Glas O-Saft für einen schnellen Energiekick.

Der magische Leistungsschub führt allerdings wenig später in ein Tief: Denn der heftige Blutzuckeranstieg zwingt den Körper, mit einem kräftigen Insulinstoß zu antworten. Das von der Bauchspeicheldrüse ausgeschüttete Insulin schleust den süßen Stoff wie ein Türöffner in die Körperzellen. So sinkt die Zucker-konzentration im Blut rasch wieder unter das Ausgangsniveau. Das macht müde und unkonzentriert.

HELLE BACKWAREN

Ein ähnlich trügerisches Zucker-High lösen Weißmehlprodukte aus. Feine helle Backwaren wie Toastbrot, Brötchen oder Pasta enthalten kaum mehr Ballaststoffe. Das zu feinem Mehl pulveri-sierte Getreide gewährt den Verdauungsenzymen leichten Zu-gang zu diesen Kohlenhydraten, die eigentlich verkappter Zu-cker sind. Denn obwohl langkettig, werden sie schnell in Glukose verwandelt – und lassen den Blutzucker- und Insulin-spiegel rasch in die Höhe schnellen. Eine Ernährung mit viel weißem Mehl, Softdrinks und Süßem schadet dem Gehirn auch langfristig. Im ständigen Bestreben, die Zuckerflut aus dem Blutkreislauf in die Zellen zu lotsen, erlahmt die Bauchspeichel-drüse und stellt die Insulinproduktion nach und nach ein. Es kommt zu einem dauerhaft erhöhten Blutzuckerspiegel mit der Konsequenz eines Typ-2-Diabetes. Diese häufig vorkommende Stoffwechselerkrankung erhöht nicht nur das Risiko für eine spätere Demenz, sie lässt das Denkorgan einer Studie zufolge schrumpfen.

Typ-2-Diabetes lässt unser Gehirn schrumpfen. Das entdeckten 2014 Forscher der *Perelman School of Medicine* in Philadelphia (US-Bundesstaat Pennsylva-nia), nachdem sie die Gehirne von 600 Diabetespati-enten im MRT vermessen hatten. Der Schwund an grauer Hirnsubstanz entsprach einer um zwei Jahre beschleunigten Gehirnalterung.

Zu viel Zucker im Blut – was tun?

Das Ganze klingt nach einem echten Dilemma. Einerseits läuft das Gehirn auf Zucker. Andererseits tappt man mit Kohlenhydraten schnell in die Blutzucker- und Insulinfalle.

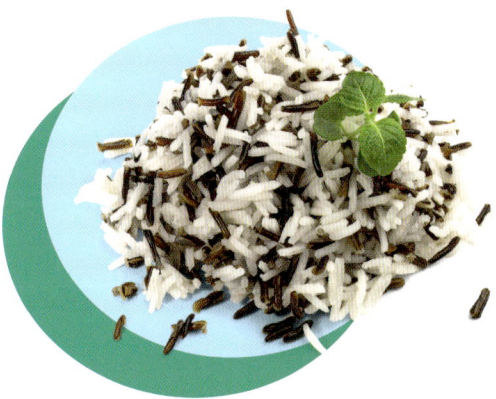

Der Ausweg? Smart Carbs (englisch *carb*, Abkürzung für *carbohydrates*, Kohlenhydrate)! Dahinter verbergen sich vollwertige, weitgehend unverarbeitete Kohlenhydratlieferanten wie Gemüse, Vollkornbrot oder -pasta, Haferflocken, Hülsenfrüchte und Naturreis. Die Ballaststoffe der Smart Carbs verdünnen die Zuckermoleküle im Darm, sodass diese langsamer ins Blut gehen. So wird das Gehirn über Stunden mit nachhaltiger Energie versorgt. Sowie zuzüglich mit Vitaminen, Mineralstoffen und sekundären Pflanzenstoffen (→ Seite 93), die in vollwertigen Carbs stecken und eine starke Schutzwirkung für die Nervenzellen entfalten.

Low Carb und das Gehirn

Eine Ernährung mit wenig Kohlenhydraten (englisch: *carbs*) hat sich als figurfreundlich bewährt. Wer Brot, Nudeln, Kartoffeln oder hellen Reis vom Teller verbannt, verwehrt dem Körper die schnelle Energie und weist das Dickmacherhormon Insulin in die Schranken. Werden Zucker und Stärke besonders strikt umgangen (weniger als 50 Gramm Kohlenhydrate am Tag), passt sich das Gehirn an und greift teilweise auf einen anderen Brennstoff zurück: sogenannte Ketonkörper. Das hilft den grauen Zellen, mit 40 Gramm Glukose statt mit 130 Gramm auszukommen. Die sehr fettreiche ketogene Diät (→ Seite 114) wird seit Jahrzehnten erfolgreich zur Behandlung von Epilepsie bei Kindern eingesetzt. Studien zeigen, dass eine No-Carb-Kost die Symptome bei Alzheimer-Demenz (→ Seite 34) bessert, einer Krankheit, bei der die Glukoseverwertung im Gehirn gestört ist.

DER GLYKÄMISCHE INDEX

Als Maßstab für die Qualität von Kohlenhydraten hat sich der glykämische Index (GI) bewährt. Er beschreibt, wie stark der Blutzucker nach einer Mahlzeit ansteigt. Weißbrot, Kartoffeln, Zucker und süßes Obst besitzen einen hohen GI; Linsen, Beeren, Hartweizenspaghetti oder Karotten einen niedrigen.

Lebensmittel mit hohem GI (> 70)	Glykämischer Index
Traubenzucker	100
Weißer Reis, »klebrig«	87
Gebackene Kartoffeln	85
Weißbrot (Toast)	73
Lebensmittel mit niedrigem GI (< 55)	
Vollkornbrot mit ganzen Körnern	52
Möhren	47
Vollkornspaghetti	37
Linsen	30

Die richtige Energie für jede Gelegenheit

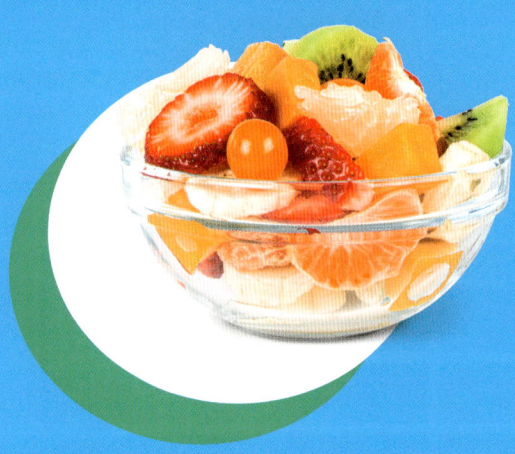

Der schnelle Energiekick
Manchmal benötigt das Gehirn Ruck-
zuckpower: etwa für die letzten Kilo-
meter der Urlaubsheimfahrt oder vor
der Präsentation in der Firma. In
solchen Ausnahmefällen beweisen
kohlenhydrathaltige Fitmacher wie
Bananen, Weintrauben, Trockenfrüchte, Fruchtjoghurts und Säfte ihre Stärke. Sie stecken voller Einfachzucker
(z. B. Fruktose/Fruchtzucker, Glukose/
Traubenzucker) oder Zweifachzucker
(z. B. Saccharose/Haushaltszucker,
Laktose/Milchzucker), die rasch in die
Blutbahn gelangen und dem Gehirn
schubweise Energie liefern. Die ist
zwar schnell wieder verbraucht, aber
für die Akuthilfe hat es ja gereicht.

Für geistige Langstreckenflüge
Um im Job oder Studium die Konzentration stundenlang hochzuhalten,
braucht man Mehrfachzucker. Diese
Kohlenhydrate verbergen sich in Vollkornbrot, Haferflocken, Pasta oder
Kartoffeln. Der Körper verwertet Mehrfachzucker deutlich langsamer, damit
gelangt dieser Treibstoff über einen
längeren Zeitraum kontinuierlich ins
Gehirn. Ideal sind komplexe Kohlenhydrate, die mit Ballaststoffen geseg-
net sind. Auch die Kombination mit
Eiweiß verhindert ungesunde Blut-
zuckerspitzen. So lassen das Früh-
stücksvollkornbrot oder das Müsli mit
Joghurt und Früchten kein Leistungstief entstehen.

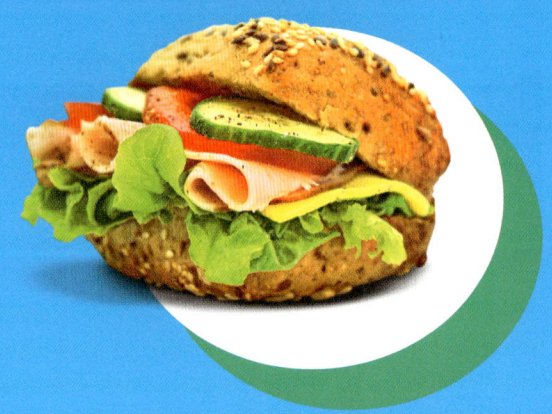

Wieso zu viel Zucker dem Gehirn schadet

Eine chronisch süße Ernährung mit Softdrinks, Kuchen, hellen Brötchen, Marmelade und Fertiggerichten überschwemmt den Körper mit $C_{12}H_{22}O_{11}$ – so die chemische Formel für Zucker. Normalerweise kreisen bei einer gesunden Person 1–2 Teelöffel Zucker im Blut, ein halber Liter Softdrink enthält jedoch bereits 10 Teelöffel Süße. So viel kann der Organismus unmöglich verwerten. Auf Dauer löst der Zuckertsunami eine Reihe von negativen Begleiterscheinungen aus, die auch das Gehirn betreffen. Eine Übersicht:

- Süßes pusht die Ausschüttung von Dopamin und Serotonin, den Boten der Wohlgefühle. Mit der Zeit werden die Signale des Belohnungssystems schwächer, es braucht mehr Nachschub für denselben Kick. Verebbt der Zuckerrausch schließlich, machen sich Unruhe, Schlafstörungen und Niedergeschlagenheit breit.
- Wird die Energie aus dem Zucker nicht in den Muskelöfchen verbrannt, bunkert der Körper die Kalorien für schlechte Zeiten. Die Reserven bildet er zunächst bevorzugt als sogenanntes viszerales Fett, das sich um die inneren Organe legt. Das Bauchfett überschüttet den Organismus mit Boten- und Entzündungsstoffen, die die Gefäße schädigen, auch im Gehirn.
- Ständig erhöhte Blutzuckerspiegel führen auf Dauer zur Insulinresistenz, die Körperzellen stellen sich taub für das Hormon, wollen keinen weiteren Zucker mehr aufnehmen. Diese Stoffwechselstörung verringert auch die Glukoseaufnahme im Gehirn. Gedächtnis, Konzentration und kognitive Prozesse leiden. Auch Demenz und Depressionen sind mit Insulinresistenz verbunden.
- Zu viel Süßes im Blut schädigt die Zellen auch direkt. Freier Zucker verklebt Proteine und andere Biomoleküle zu sogenannten AGEs (*Advanced Glycation Endproducts*, »Endprodukte fortgeschrittener Glykosylierung«). Die pappigen Bindungen ziehen auch Neurotransmitter und Nervenzellen in Mitleidenschaft. Der verzuckerte Blutfarbstoff Hämoglobin – den jeder Diabetiker unter der Abkürzung HbA1c kennt – belastet Sauerstoffversorgung und Leistungsfähigkeit.
- Kurzkettige Kohlenhydrate, Haushaltszucker und Fruktose fördern die Bildung von reaktiven Sauerstoffmolekülen, sogenannten freien Radikalen (→ Seite 56). Diese Nebenprodukte des Stoffwechsels schädigen Zellen und Organe noch stärker als die Zucker-Eiweiß-Verbindungen, die AGEs. Die aggressiven Verbindungen attackieren sowohl die Rezeptoren für Neurotransmitter und Hormone als auch die Transportsysteme für diese Botenstoffe. Experten glauben mittlerweile, dass freie Radikale mitverantwortlich sind für den Neuronenuntergang bei Alzheimer-Demenz, Morbus Parkinson und anderen Nervenerkrankungen.

Dicksein ist doof: Wieso Fast Food den Kopf kostet

Fans von schnellem Essen riskieren auf Dauer ihre mentale Fitness. Mit der typischen Kombination aus Fett, Salz und Zucker liefert Fast Food ein Best-of aller hirnschädlichen Substanzen.

Wo ging's noch mal lang – links oder rechts? Oder lag der Ausgang gar im Rücken ...? Wer Mäuse ärgern will, der braucht ihnen nur eine Zeit lang fettreiches Fast Food ins Futter zu mischen. Setzt man sie anschließend für den klassischen Gedächtnistest in ein Labyrinth, zeigt sich, dass ihr Erinnerungsvermögen leidet. Statt relativ zügig durch den Irrgarten zu finden, enden die Nager wiederholt in denselben Sackgassen. Ähnliche Befunde gibt es auch bei Schülern, selbstverständlich mit anderer Versuchsanordnung: also ohne Labyrinth und mit Walnüssen statt Whopper. Bringt man Kindern, die sich in der Pause von Fast Food ernähren, dazu, dass sie gesund snacken und zu Äpfeln oder Nüssen greifen, wirkt das wie eine Vitalkur für ihre grauen Zellen. Die Hirnleistung verbessert sich um knapp ein Drittel, fand die Universität Chicago heraus.

WARUM FANS VON SCHNELLEM ESSEN BEIM DENKEN ETWAS LANGSAMER SIND:

- Burger, Fertigpizza, Apfeltaschen oder Döner lassen die hirnfreundlichen Nährstoffe vermissen, die auf den Seiten 90 bis 103 ausführlich beschrieben werden.
- Mit ihrer hohen Energiedichte – mehr als 2,5 Kilokalorien pro Gramm – fördern Junkfood und stark verarbeitete Lebensmittel Übergewicht. Fettleibigkeit wiederum beeinträchtigt wichtige Hirnnetzwerke und beschleunigt die Hirnalterung, vor allem, wenn sich die Pfunde um den Bauchnabel konzentrieren. Dick macht doof – das gilt in der Wissenschaft als ausgemacht.

WARUM WIR VERRÜCKT NACH FAST FOOD SIND

Man nehme zwei große Scheiben Toastbrot und bestreiche sie dick mit Erdnussbutter. Dann packe man angeröstete und in Honig gewendete Bananenscheiben und kross gebratenen Speck zwischen die beiden Hälften. Anschließend brutzele man die Stulle von beiden Seiten in einer vor Fett schwimmenden Pfanne, bis die Erdnussbutter schmilzt. Sandwich diagonal in Dreiecke schneiden und heiß servieren. Klingt nach einem Frühstück für Lebensmüde? Kann man so sehen: Dieser Erdnussbutter-Banane-Speck-Burger war die Lieblingsspeise von Elvis Presley, der in seinem Todesjahr 1977 rund 150 Kilogramm auf die Waage brachte und wohl an verfettetem Herzen starb.

Nicht erst seit dem Ableben des King beschäftigt Ernährungsforscher die Frage, was solche Kalorienbomben derart verführerisch macht, dass wir für ihren Genuss die Gesundheit riskieren. Die Antwort: Mit ihrem Mix aus Zucker, Fett und Salz stimuliert Fast Food das Gehirn wie eine Droge. Salz und Zucker aktivieren das Belohnungszentrum im Zentralorgan. Fett verschafft ein herrlich cremiges Gefühl im Mund. Letztlich erzeugen die Aminosäuren, der Zucker und die Fettsäuren aus dem gegrillten Fleisch eine vollmundige Aromenvielfalt, die kein Gemüse bieten kann. Wie sehr das Gehirn nach diesen Genüssen giert, lernen Forscher aus Tierversuchen. Setzt man Ratten statt ihrer gewohnten Ernährung – gepresstem Getreide und Früchten – Junkfood vor, essen sie nicht nur weit über den Sättigungspunkt hinaus. Nach einiger Zeit sind sie so erpicht auf die neue Kost, dass sie sogar schmerzhafte Elektroschocks in Kauf nehmen, um an die Fressbehälter zu gelangen.

Wie bei anderen Versuchungen, die das Belohnungssystem im Gehirn triggern, setzt auch bei Süßem und Fettigem ein Gewöhnungseffekt ein. Man isst irgendwann nicht mehr, um sich besser zu fühlen, sondern um nicht in ein emotionales Tief zu geraten. Für das Extra an Wohlgefühlen braucht es eine Extraportion Feinkost der Marke »Heiß und Fettig«. Bis man schließlich beim Erdnussbutter-Banane-Speck-Burger landet ...

Best-of aller hirnschädlichen Substanzen

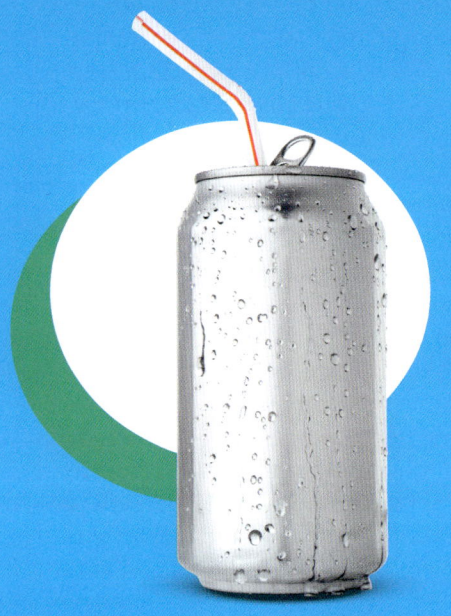

ZUCKER: Mit einem Softdrinkbecher (250 Milliliter) verleibt man sich sechs Stück Würfelzucker ein – bei manchen Limoherstellern sogar noch mehr. Sättigungseffekt gleich null. Ein Esslöffel Ketchup kommt auf etwa ein Stück Würfelzucker. Auch in Cornflakes, Fruchtjoghurts oder Fertigpizza steckt üppig von der Süße. So viel Energie kann der Körper nicht mehr verarbeiten, er speichert den überschüssigen Zucker deshalb als Fett. Auf lange Sicht schädigt der Zuckertsunami im Blut die Zellen und die Gefäße im Gehirn.

TRANSFETTE: Pommes frites, Kartoffelchips, Krapfen, Cracker oder Fertigpizzen enthalten häufig Transfettsäuren, die die Konsistenz und Haltbarkeit verbessern. Diese Kunstfette fördern vermutlich die neuronale Insulinresistenz. Das heißt, die Nervenzellen verwerten den benötigten Glukosetreibstoff zunehmend schlechter. Langfristig steigt das Alzheimer-Risiko. Auch Depressionen und eine Neigung zu Aggressionen sollen mit Transfetten in Verbindung stehen. Steht auf einer Lebensmittelverpackung z. B. »enthält gehärtete Fette« oder »pflanzliche Fette, z.T. gehärtet«, weist das auf Transfettsäuren hin.

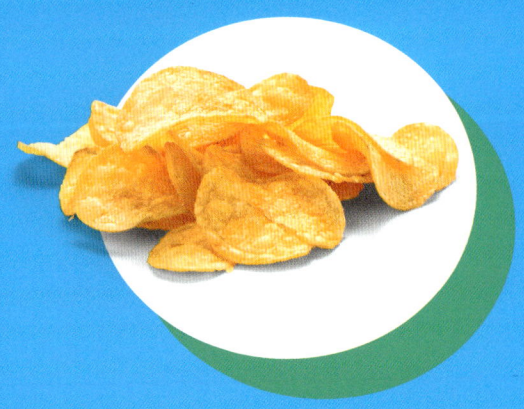

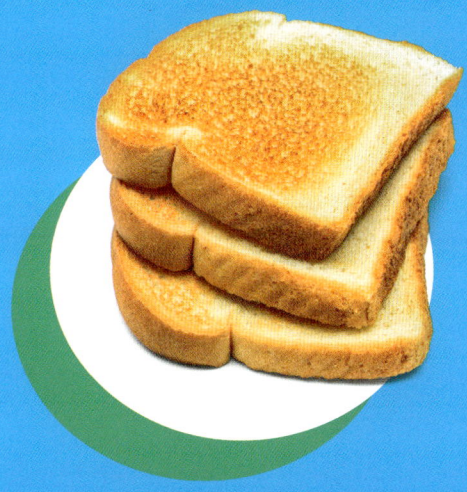

WEISSMEHL: Bei dem pulverisierten, stark ausgesiebten Getreide handelt es sich eigentlich um verkappten Zucker, also um Stärke. Weizenmehl besteht zu etwa 70 Prozent aus diesen Kohlenhydraten. Ballaststoffe hingegen sucht man mit der Lupe. Aus diesem Grund wird das Weißmehl in Burger-Buns, Toastbrot und Pizzaböden im Dünndarm rasch in Glukose verwandelt. Mit den üblichen Folgen: Blutzucker- und Insulinspiegel steigen – und langfristig auch das Risiko für Entzündungen und Nervenschädigungen.

SALZ: Natriumchlorid – so die chemische Bezeichnung für Kochsalz – ist unverzichtbar für die Reizweiterleitung im Nervensystem, doch ein Zuviel kostet kognitive Leistungen. Das überschüssige Salz führt dazu, dass der Darm spezielle Botenstoffe ausschüttet, die die Hirngefäße schädigen und den Blutfluss etwa im Hippocampus (→ Seite 12) um ein Viertel reduzieren. Diesen Zusammenhang entdeckte ein Team um den Neurowissenschaftler Guiseppe Faraco vom *Weill Cornell Medical College* in New York erst 2018 – mithilfe von Untersuchungen an Mäusen. Experten empfehlen, nicht mehr als sechs Gramm Kochsalz am Tag zu essen. So viel steckt allerdings bereits in manch einer Fertigpizza.

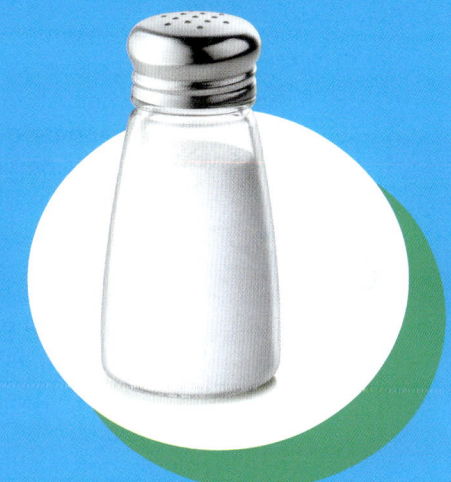

Eiweiß: Baustein für Gedanken und Gefühle

Gute Laune und Geistesblitze gibt es nur mit Proteinen. Dieser Lebensbaustein aus Rührei, Hühnchen oder Linsen liefert das Baumaterial für die Nervenbotenstoffe.

Der Lieblingsnährstoff aller Bodybuilder bringt auch das Oberstübchen in Form. Als Grundbaustein aller Körpergewebe geben Proteine den Nervenzellen Struktur. Rund 40 Prozent des Gehirns bestehen aus diesen Biomolekülen. Das macht Eiweiße – nach den Fetten – zum wichtigsten Material für Wachstum und Regeneration der Gehirnzellen. Aus Proteinen setzen sich auch die Botenstoffe des Nervensystems zusammen, die Informationen und Ideen vermitteln. Diese Neurotransmitter werden im Gehirn produziert und ermöglichen eine effektive Kommunikation der 86 Milliarden Nervenzellen. Ein Ungleichgewicht der Botenstoffe kann sich massiv auf unsere Leistungsfähigkeit und seelische Balance auswirken – bis hin zu Depressionen oder Psychosen.

Mehr als hundert dieser chemischen Kuriere sind bekannt. Aus einem eiweißreichen Abendessen beispielsweise bastelt sich der Körper unter anderem Serotonin und Melatonin: zwei Neurobotenstoffe, die ausgeglichen machen und uns in den Schlaf wiegen (➜ Seite 18, 123, 137).

AMINOSÄUREN

Damit der Käseteller zum Rohstoff für die winzigen Vermittler von Motivation, Lust und Energie werden kann, müssen Edamer und Appenzeller in ihre kleinsten Bausteine zerlegt werden: die sogenannten Aminosäuren. Diese Aufgabe fällt der Verdauung zu. Durch die Dünndarmwand gelangen die chemischen Verbindungen ins Blut und mit dem Blutstrom an ihren Wirkort – etwa die Zellen des Gehirns. Dort werden sie dann herangezogen, um körpereigene Proteine zu basteln. Die Aminosäuren sind auch die Hauptbestandteile von Muskeln, Knochen, Haut und Haaren.

In Gehirn und Körper kommen Zigtausende von Proteinen vor, in unterschiedlichen Varianten. Um diese vielfältigen biologischen Verbindungen zu knüpfen, genügen jedoch bereits zwanzig Aminosäuren. Sie werden wie eine Kette zu Eiweißmolekülen aneinandergebunden. Die Anzahl der Bausteine und die Reihenfolge der Verknüpfung bestimmen die Eigenschaften der Eiweiße.

DIE ACHT WICHTIGSTEN AMINOS

Von diesen zwanzig Aminos wiederum gelten acht für Erwachsene als lebenswichtig. Das bedeutet, wir müssen sie uns als Nahrungseiweiß gezielt auf den Teller holen, weil der Körper sie nicht selbst herstellt oder nur in kleiner Zahl. Diese Aminosäuren heißen Isoleucin, Leucin, Lysin, Methionin, Phenylalanin, Threonin, Tryptophan und Valin. Alle sind wichtig wie Vitamine. Dennoch muss man die Namen nicht unbedingt auswendig lernen. Es genügt, sich abwechslungsreich zu ernähren. Denn die Natur verpackt Nahrungsprotein in alle möglichen Leckereien. Fisch, Fleisch, Hülsenfrüchte, Getreide- und Milchprodukte sowie Eier und Nüsse enthalten alle wichtigen Aminos in ausreichender Menge. Eine ausgewogene Mischkost liefert deshalb genügend Bausteine für Nerven und Botenstoffe.

Tryptophan: Das Schlafmittel, das Sie essen können

Den Eiweißbaustein Tryptophan kennt auch der Apotheker. Der Mikronährstoff steckt nämlich nicht nur in Käse, Thunfisch oder Haferflocken, sondern auch in manchen Schlafmitteln. Als Grundbaustein von Serotonin und Melatonin hebt Tryptophan den Pegel dieser beiden Botenstoffe an, die für innere Ruhe, Ausgeglichenheit und sanften Schlummer sorgen. Weil der Körper diese Substanz nicht selbst herstellen kann, muss man sie sich gezielt auf den Speiseplan holen. Leider gelangt im Normalfall nur etwa 1 Prozent des Nahrungstryptophans in das Gehirn, um sich dort in die beiden Stressgegenspieler zu verwandeln. Es wird nämlich an der Blut-Hirn-Schranke von anderen Eiweißbausteinen ausgebremst. Die Lösung? Kombinieren Sie Eiweiß auf dem Teller mit Kohlenhydraten! Dann verräumt das Zuckerhormon Insulin die konkurrierenden Aminosäuren in die Muskulatur, das Tryptophan gelangt leichter in die Nervenzellen und kann in Serotonin umgewandelt werden. Wer also Kohlenhydrate und Eiweiß kombiniert, etwa in Pasta mit Hühnchen oder warmer Milch mit Honig, genießt leckeres Mood Food.

So viel Eiweiß braucht Ihr Körper

Pro Kilogramm Körpergewicht braucht der Mensch 0,8 Gramm Nahrungsprotein, empfehlen Experten. Macht bei einem Gewicht von 70 Kilogramm exakt 56 Gramm Eiweiß am Tag. Dieser Bedarf lässt sich ohne Nährstofflexikon und Taschenrechner decken – die täglichen Mahlzeiten enthalten normalerweise genügend Eiweiß.

So decken Sie Ihren täglichen Eiweißbedarf

- Haferflocken: 1 Portion im Müsli (40 Gramm) liefert 5 Gramm Eiweiß
- plus Milch: 1 Tasse (200 Milliliter) liefert 6,6 Gramm Eiweiß
- plus Hühnerei: 1 Hühnerei liefert 7,5 Gramm Eiweiß
- plus Fisch: 1 Portion geräucherte, gegarte Forelle (125 Gramm) liefert 30,1 Gramm Eiweiß
- plus Käse: In 30 Gramm Frischkäse (0,2 % Fett) stecken 3,4 Gramm Eiweiß
- plus Brot: 1 Scheibe Vollkornbrot liefert 3,6 Gramm Eiweiß
- … macht insgesamt: 56,2 Gramm Eiweiß.

TIPP FÜR VEGETARIER

Strenge Vegetarier füllen ihr Eiweißkonto mit Hülsenfrüchten, Getreide, Kartoffeln und Nüssen auf. Anders als Fleisch, Eier und Milch decken pflanzliche Lebensmittel jedoch nur einen Teil der essenziellen Proteinbausteine ab. Experten sprechen davon, dass ihre biologische Wertigkeit niedriger ist. Der Ausweg: Kombiniert man verschiedene Aminosäurelieferanten auf dem Teller, ergänzen sich deren Biomoleküle und die Wertigkeit steigt. Prima Paarungen für Vegetarier sind beispielsweise Pellkartoffeln mit Quark, Kartoffeln mit Ei, Erbseneintopf mit Quark oder ein Linsen-Curry-Topf mit Reis. Auch Mais mit Bohnen – eine beliebte Kombination in Südamerika – punktet mit einer hohen biologischen Wertigkeit.

Top-3-Aminos für Ihr Gehirn: Die Moleküle der Gefühle

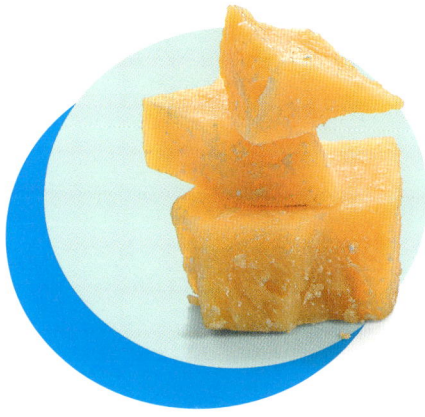

LYSIN – HILFT DURCHZUHALTEN

Senkt die Stressanfälligkeit und erhöht Antrieb und Konzentrationsfähigkeit. Der Eiweißbaustein ist an der Bildung des vitaminähnlichen Nährstoffs Carnitin beteiligt, das eine zentrale Rolle spielt für die Energiegewinnung des Körpers. Manchen Menschen mit schweren Depressionen fehlt Carnitin, so eine Studie der Stanford University (US-Bundesstaat Kalifornien) von 2018. Ein 70 Kilo schwerer Erwachsener benötigt etwa 2,7 Gramm Lysin pro Tag. Prima Quellen sind z. B. Parmesankäse, Schweinefilet oder Linsen.

PHENYLALANIN – MACHT GELASSEN

Schenkt Selbstvertrauen, kurbelt Zuversicht und geistige Leistungsfähigkeit an. Phenylalanin ist an der Bildung der Botenstoffe Adrenalin, Noradrenalin, Dopamin, Serotonin und Tyramin beteiligt. Ein Überschuss an dieser Aminosäure wird in der Leber zu Tyrosin umgewandelt. Phenylalanin fungiert auch als natürlicher Appetitzügler: Im Darm wird mit seiner Hilfe das Sättigungshormon Cholecystokinin hergestellt. Die typische Tagesdosierung für einen Erwachsenen beträgt etwa ein Gramm. Es steckt in vielen Lebensmitteln, unter anderem in Käse, Soja und Eiern.

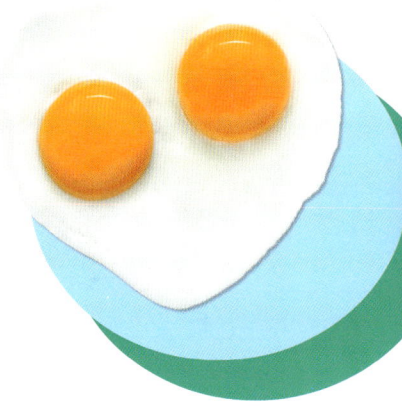

TYROSIN – MACHT KREATIV

Dieser Eiweißbaustein dient als Vorläufer für die Neurohormone Noradrenalin und Dopamin. Dopamin erhöht den Schaffensdrang und die Kreativität, indem es eine Flut von sensorischen Reizen ins Gehirn strömen lässt. Ebenso wie Phenylalanin hellt Tyrosin die Stimmung auf. Der Tagesbedarf liegt bei etwa 100 Milligramm. Reich an Tyrosin sind Käse, Sojabohnen, Fleisch, Linsen und Erbsen. Verfügt der Körper über genug Phenylalanin, kann er sich Tyrosin selbst basteln.

Fett: Der Fitmacher für das Gehirn

Gestern noch der Schurke auf dem Teller, heute der Darling der Ernährungs-mediziner. Fett hat Karriere gemacht. Und das absolut zu Recht. Denn die richtigen Fette machen schlau und glücklich.

Es gibt gute Fette, es gibt schlechte Fette und es gibt schlaue Fette. Letztere sitzen unter den Haarwurzeln: Das Gehirn besteht zu etwa 60 Prozent aus Fett, rechnet man den Wasseranteil weg. Das macht das Denkorgan zum fettreichsten Gewebe im Körper, direkt nach den Bauchringen. Anders als Hüftspeck erfüllt Hirnschmalz jedoch wichtige Aufgaben. Es dient als Baustoff für das Gehirnwachstum und macht die Nervenzellen leitfähig, indem es ihre Ausläufer mit einer Isolierschicht umhüllt, dem Myelin. Diese Biomembran leitet Nervenimpulse mit mehr als 400 Stundenkilometern weiter. Bereits das Gehirn von Ungeborenen im Mutterleib ist auf bestimmte Fettsäuren angewiesen, um gesund heranzureifen.

DIE RICHTIGE BALANCE

Leider liefert der spezielle Aufbau des Gehirns keinen Freibrief (»Meine grauen Zellen brauchen mehr Sahnetorte!«) für Burger, Leberwurst und Mascarpone. Denn wie meist im Leben kommt es auf das Kleingedruckte an. Das bedeutet: Erst die richtigen Nahrungsfette in der richtigen Balance liefern Futter für geistige Spitzenleistungen. Die entscheidenden Baustoffe nennen sich Docosahexaensäure, kurz DHA, und Eicosapentaensäure, kurz EPA. Diese Omega-3-Fettsäuren (➜ Seite 86) aus der Familie der mehrfach ungesättigten Fettsäuren bilden ein Drittel des Gehirnfetts. Sie werden beispielsweise in den Zellmembranen gespeichert und erhöhen deren Beweglichkeit und Durchlässigkeit – lebenswichtig, damit ausreichend Nährstoffe in die Zelle gelangen. Eine Fülle von Studien haben sich in den letzten Jahren mit diesen smarten Fetten beschäftigt, die in der Nahrung in Pflanzenölen, Nüssen und vor allem in Seefisch vorkommen.

DHA verbessert das Arbeitsgedächtnis bei jungen Erwachsenen und erhält im Alter unter anderem das visuelle Gedächtnis und die Fähigkeiten zum abstrakten Denken. EPA konnte bei Menschen mit Depressionen die Stimmung bessern. Leider enthält die typische westliche Ernährung viel zu wenig dieser Gehirnfette. Wie doof!

INFOS FÜR FETTVERSTEHER

Wer Schnitzel, Lachs, Oliven, Walnüsse oder andere fettreiche Lebensmittel futtert, der isst Triglyzeride. So heißen die Fettmoleküle im Essen auf schlau. Oder auf ganz schlau: Glycerin plus drei Fettsäuren, ein Dreizack ohne Stiel. Jede dieser Fettsäuren besteht aus Wasserstoff- und Sauerstoffatomen, die an Kohlenstoff gebunden sind. Für Abwechslung in diesem Grundaufbau (und damit auf dem Teller) sorgt die chemische Paarung zwischen den einzelnen Kohlenstoffatomen. Sie bestimmt mit darüber, ob ein Fett flüssig oder fest ist.

Und ob es Gehirn und Körper eher schützt oder eher schadet. Je nach Art der Doppelbindung unterscheiden Ernährungswissenschaftler zwischen gesättigten, ungesättigten und mehrfach ungesättigten Fettsäuren. Wenn Chemiker von Sättigung sprechen, geht es also nicht um die Magenfüllung ...

GESÄTTIGTE FETTE

Sie stecken in Fleisch, Wurst, vollfetten Molkereiprodukten, aber auch in Pizza, Chips und Fertiggerichten. Je mehr gesättigte Fettsäuren ein Fett enthält, desto härter ist es. Butter besitzt viele gesättigte Fettsäuren, Olivenöl nur wenige. Der Körper nutzt sie zur Energiegewinnung und als Baustoff, deshalb sind auch diese Fette wichtig. Allerdings: Isst man zu viel davon, schaden die gesättigten Fette Hirn und Herz. Besonders tückisch ist die Kombination mit Kohlenhydraten – etwa als Wurstbrötchen oder als Braten mit Knödeln. Dann schickt das Dickmacherhormon Insulin, das von der Semmel und den Klößen ins Blut gelockt wird, die Fettmoleküle als Moppelfette direkt an Hüfte und Bauch. Die Folge: Übergewicht, hohes Cholesterin und Bluthochdruck. Das ist Gift für die Gefäße, also auch für das Gehirn. Etwa 60 Prozent aller Fette, die wir Deutschen essen, stammen aus tierischen gesättigten Fetten – doppelt so viel wie empfohlen.

EINFACH UNGESÄTTIGTE FETTE

Vertreter aus dieser Fettfamilie tragen das Label »gute Fette«. Sie kommen in Olivenöl, Erdnuss- und Sesamöl, Avocados und Nüssen vor. Olivenöl besteht zu mehr als 70 Prozent aus ungesättigten Fetten, vor allem aus der sogenannten Ölsäure. Rapsöl enthält etwa 60 Prozent einfach ungesättigte Fettsäuren, rund 30 Prozent mehrfach ungesättigte Fettsäuren und weniger als 10 Prozent gesättigte Fettsäuren. Einfach ungesättigte Fettsäuren helfen dem Körper, fettlösliche Vitamine zu verarbeiten, und senken den Cholesterinspiegel.

Mehrfach ungesättigte Fette

Dieser Fettclan besitzt eine zwiespältige Natur. Das hängt mit seinen wichtigsten Vertretern zusammen, den Omega-3-Fettsäuren und den Omega-6-Fettsäuren. Beide sind ähnlich aufgebaut und lebenswichtig, auch für das Gehirn. Das Denkorgan benötigt diese hoch spezialisierten Fette, um zu reifen und lebenslang funktionsfähig zu bleiben. Zugleich stehen Omega-3 und Omega-6 jedoch in erbitterter Konkurrenz, weil sie im Körper um dieselben Enzyme buhlen.

OMEGA-6-FETTE

Diese Fette stecken unter anderem in Maiskeim- oder Sonnenblumenöl. Die preiswerten Pflanzenöle werden zum Kochen verwendet, zu Margarine verarbeitet und vielfach in Backwaren und Fertigprodukten verwertet. Das führt dazu, dass die moderne westliche Ernährung eine ungesund hohe Dosis an Omega-6 enthält. Die Folge: chronisch stille Entzündungen im Körper, die nicht nur Herzinfarkt und Krebs fördern, sondern auch Schlaganfall und Demenz.

OMEGA-3-FETTE

Diese Königsfette kommen in fettreichem Fisch wie Lachs, Sardinen, Thunfisch, Makrele oder Hering vor. Auch Rinder aus Weidehaltung liefern Omega-3. Die aktivsten Omega-3-Vertreter nennen sich Eicosapentaensäure (EPA) und Docosahexaensäure (DHA). Das Gehirn baut besonders gerne mit DHA: Ein Drittel des Gehirnfetts besteht aus dieser leitfähigen Substanz, die über die geistige Leistungsfähigkeit bestimmt.
Ostseehering beispielsweise enthält pro 100-Gramm-Portion ungefähr 740 Milligramm EPA und 1,2 Gramm DHA. In pflanzlichen Quellen wie Rapsöl, Walnüssen, Leinsamen und grünem Blattgemüse verbergen sich ebenfalls Omega-3-Fettsäuren, diese nennt sich Alpha-Linolensäure. Der Tagesbedarf an Omega-3 liegt Schätzungen zufolge bei 300 Milligramm.

Gut zu wissen

Auf die Quote achten: Mit unserer modernen westlichen Ernährung essen wir vermutlich 15- bis 20-mal mehr Omega-6-Fette als ihre Omega-3-Verwandten. Als wünschenswert gilt hingegen ein Omega-6/3-Verhältnis von maximal 5 zu 1. Vor der Industrialisierung lag das Verhältnis in der Nahrung bei 1 zu 1.

So holen Sie sich mehr smarte Fette auf den Teller

1. Fett aus Pflanzen: Ersetzen Sie tierische Fette öfter mal durch pflanzliches Fett. Also statt Butter, Wurst oder Eiern zu Nüssen, pflanzlichen Brotaufstrichen oder Avocado greifen.

2. Fetter Fisch: Tauschen Sie ein bis zwei Fleischmahlzeiten pro Woche gegen einen fetten Seebewohner. Das darf auch die Dose Thunfisch in Tomatensoße sein. Die Konserve macht den Omega-3-Fetten nichts aus.

3. Weidehaltung: Bei Fleisch und Käse darauf achten, dass sie von Weiderindern stammen. Sie enthalten dann mehr Omega-3-Fettsäuren und weniger gesättigte Fettsäuren.

4. »Gute« Öle: Ersetzen Sie Omega-6-haltige Öle und Margarine durch Omega-3-Lieferanten wie Rapsöl, Walnussöl und vor allem Leinöl. Das kalt gepresste Öl aus der Leinsaat bringt es auf bis zu 70 Prozent Alpha-Linolensäure. Zwar werden nur 0,5 Prozent dieser pflanzlichen Omega-3-Fettsäure in kostbares DHA umgewandelt – doch bei den Gehirnbaustoffen zählt jedes Milligramm. Das gilt gerade für Menschen, die wenig Fisch essen.

Transfette

Sie sind das schwarze Schaf in der Fettfamilie. Transfettsäuren entstehen, wenn Pflanzenöl industriell gehärtet wird. Sie kommen in Backwaren wie Keksen und Croissants zum Einsatz, aber auch in Fertiggerichten oder frittierten Kartoffelprodukten wie Chips und Pommes frites. Transfette sollte man nur ausnahmsweise essen, sie schaden Herz, Kreislauf und Gehirn, weil sie das LDL-Cholesterin erhöhen und Entzündungen befeuern.

WIE FETTE AUS DEM MEER DAS HIRN FORMTEN

Die Erleuchtung des Menschen kam aus Seen und Meeren. Der Grips, der vor zwei Millionen Jahren in Ostafrika die ersten Vertreter der Gattung Homo auszeichnete, stammte aus maritimen Nahrungsquellen. Diese Theorie vertreten Forscher wie der Londoner Psychiater Michael Crawford vom *Imperial College*. Demnach hat erst die Docosahexaensäure (DHA) aus der Familie der Omega-3-Fettsäuren, die in Fischen und Meeresfrüchten reichlich vorhanden ist, die Gehirnentwicklung vorangetrieben und dafür gesorgt, dass aus Keulenschwingern Professoren für Konfliktforschung werden konnten. Den Vorfahren, die an den Seeufern des Rift Valleys im heutigen Kenia – der Wiege der Menschheit – lebten, stand diese hochwertige Fettsäure quasi unbegrenzt zur Verfügung. Wie Crawford im Tierversuch zeigte, wird das DHA aus Meeresfisch bei der Gehirnentwicklung zehnfach besser eingebaut als Omega-3-Fettsäuren aus Pflanzen.

OMEGA-3-FETTE AUS WILDTIEREN

Wo keine Omega-3-Flössler zur Hand waren, lieferten Fleisch, Gehirn und Rückenmark von Beutetieren die nötigen Gehirnfette. Im Gegensatz zu den Stallrindern der Neuzeit war Wild eine wertvolle Quelle für DHA und EPA, also Eicosapentaensäure, den zweiten wichtigen Omega-3-Vertreter. Tiere, die auf Steppen, Wiesen oder in Wäldern grasten, futterten Grünzeug, das Alpha-Linolensäure enthält, eine Omega-3-Vorläufersubstanz. Diese Fettsäure wurde im Körper der Pflanzenfresser zu EPA und DHA verlängert. (Auch beim Fisch sind Pflanzen, das heißt Meeresalgen, die eigentliche Quelle für DHA und EPA.) Blätter, Farne und Moose enthielten zwar auch Omega-6-Säuren, aber das Verhältnis der beiden Gegenspieler war ausgewogen.

ARTGERECHTE WEIDEHALTUNG

Heutige Schlachttiere hingegen werden mit Mais, Weizen oder Soja gefüttert, die reich an Omega-6-Fetten sind. Eine ähnliche Veränderung zeigt sich bei Geflügel. Dürfen Hühner sich ihr Omega-3-haltiges Futter wie Wildkörner, Würmer und Gras im Hof zusammenpicken, weisen ihre Eier ein ausgewogenes O-3/O-6-Verhältnis von 1:1 auf. Werden sie mit Getreide gemästet, liegt der Omega-6-Gehalt in den Eiern zwanzigfach über dem von Omega-3. Was eigentlich nur einen Schluss zulässt: Wer Fleisch, Eier oder auch Milchprodukte mit gesundem Fettsäuremuster will, der muss darauf achten, dass die Tiere artgerecht auf Weiden gehalten werden.

SMARTE FETTE FÜR DEN NACHWUCHS

Hirngesund beginnt im Mutterleib. Pro Minute bilden sich im Nervensystem eines Fötus 250.000 neue Zellen. Der Großteil der 86 Milliarden Neuronen, über die jeder Mensch zeitlebens verfügt, sind bereits bei der Geburt vorhanden. Was im Gehirn anschließend an Gewicht und Volumen hinzukommt, beruht darauf, dass die Zahl der neuronalen Verästelungen wächst. Auch der Umfang der Nervenfasern nimmt zu, weil ihre Ummantelung zunächst noch fehlt. Mit zwei Jahren haben Kleinkinder so viele Synapsen – Verbindungen zwischen den Nervenzellen – entwickelt wie Erwachsene.

Ernährung der Mutter ausschlaggebend

Wie gut das alles vonstattengeht, hängt in erster Linie von der Ernährung ab. Die Schlüsselsubstanz ist Docosahexaensäure (DHA). Ist die Mutter gut mit dem Gehirnfett versorgt, profitiert auch der Nachwuchs. Sprachentwicklung, Feinmotorik und soziales Verhalten entwickeln sich besser als bei Kindern, deren Mütter zu wenig Omega-3-Fettsäuren zu sich nehmen. Neben dem Gehirn profitieren auch die Augen: Omega-3-Fettsäuren sind wichtig für das Sehen, weil DHA die Reifung der Netzhaut fördert.

Ein gestilltes Kind erhält die Fettsäuren über die Muttermilch. Schwangere und Stillende benötigen mindestens 200 Milligramm dieser hoch ungesättigten Omega-3-Fettsäure. Dieser Bedarf lässt sich mit ein bis zwei Portionen fettem Seefisch wie Lachs, Hering oder Makrele pro Woche decken. Rapsöl und Leinöl enthalten zwar ebenfalls Omega-3-Fettsäuren, aber leider nicht die langkettigen Varianten für die Gehirnentwicklung.

Alternative zu Fisch

Mütter, die keinen Fisch mögen, greifen am besten zu Nahrungsergänzungsmitteln mit DHA oder zu Margarinen und Speiseölen, die mit DHA und EPA angereichert worden sind. Die Gehirnfette stammen aus Mikroalgen – also aus rein pflanzlichen Quellen. Ist die Mutter während der Schwangerschaft ausreichend mit Omega-3-Fettsäuren versorgt, sinkt überdies ihr Risiko, an einer Wochenbettdepression zu erkranken.

Vitamine und Mineralstoffe: Schutz fürs Köpfchen

Als Stoffwechselantreiber pushen die Mikronährstoffe Millionen von chemischen Reaktionen im Körper. Sie sind wichtig für die Zellteilung und die Umwandlung von Mahlzeiten in Denkenergie. Außerdem schützen sie das empfindliche Nervengewebe des Gehirns vor vorzeitiger Alterung.

Vitamine und Mineralstoffe bringen den Stoffwechsel in Fahrt, gerade auch den im Gehirn. Als Katalysatoren spornen sie biochemische Reaktionen im Organismus an und helfen auf diese Weise, Nährstoffe optimal zu verwerten – sei es in Energie zum Denken, in die Erneuerung von Gewebe oder in die Produktion von Neurotransmittern. Manche Vitalstoffe wie das Supervitamin C betätigen sich überdies als Antioxidantien, das heißt als Bodyguards für Nervenzellen. Sie neutralisieren hochreaktive Moleküle, die Zellmembranen und DNA attackieren. Diese Schäden durch freie Sauerstoffradikale lassen das Hirngewebe altern und erhöhen das Risiko für neurodegenerative Krankheiten wie Alzheimer-Demenz (→ Seite 34) und Morbus Parkinson (→ Seite 54).

DIE TÄGLICHE MISCHUNG MACHT'S

Eine Besonderheit dieser Fitmacher: Der Körper braucht sie nur in kleiner Dosierung, von drei Hundertstel Milligramm täglich – wie bei Vitamin B_{12} – bis hin zu maximal einigen Gramm – wie etwa bei Kalium. Erhält der Organismus allerdings zu wenig, beeinträchtigt schon ein kleines Minus die optimale Hirnleistung. In der Regel übernehmen Vitamine, Mineralstoffe und Spurenelemente mehrere Funktionen im Körper, nicht selten sind mehrere der Helferlein auch an denselben Stoffwechselvorgängen beteiligt. Deshalb ist es wichtig, alle Substanzen in einem vielseitigen Mix aufzunehmen. Eine abwechslungsreiche Ernährung mit saisonal verfügbaren Produkten trägt dazu bei. Wasserlösliche Vitalstoffe wie die B-Vitamine oder Vitamin C sowie Mineralstoffe werden vom Körper rasch ausgeschieden, sie gehören deshalb möglichst täglich auf den Speiseplan. Die fettlöslichen Vitamine A, D, E und K (Eselsbrücke: »Edeka«) kann der Körper speichern, deshalb ist es nicht so wichtig, sie jeden Tag zu verzehren.

SEKUNDÄRE PFLANZEN-STOFFE

Unter dem Begriff sekundäre Pflanzen-stoffe versammeln sich eine verwirren-de Vielfalt von Phytochemikalien, von blauen Farbstoffen in Heidelbeeren über Bitterstoffe in der Grapefruit bis hin zu Aromastoffen in Gewürzen. Für den menschlichen Körper besitzen die Sekundären viele Gesundheitstalente; das Nervensystem profitiert vor allem von ihren Eigenschaften als Entzün-dungshemmer und Radikalenfänger. Die antioxidativen Kapazitäten der Biosubstanzen übersteigen die Wir-kung der Promivitamine A, C und E um ein Vielfaches. Zu den am besten er-forschten sekundären Pflanzenstoffen zählen die Karotinoide wie das Lykopin in Tomaten, Glucosinolate aus dem Kohlgemüse, Phytoöstrogene im Soja oder Polyphenole wie im Grüntee. Zu den Polyphenolen gehört auch das Curcumin im Kurkuma.

Das Curcumin der Kurkuma-knolle reduzierte in einer Stu-die der University of California in Los Angeles die alzheimer-typischen Eiweißablagerungen Beta-Amyloid-Plaques und Tau-Fibrillen im Gehirn.

Nährstoff	Vorkommen
Vitamin A/ Betakarotin	Vitamin A: Leber, Seefisch, Eier, Käse Betakarotin: Karotten, Spinat, Brokkoli, Paprika
B-Vitamine (B_1, B_6, Folsäure)	Vollkornbrot, mageres Fleisch, Fisch, Milch, Käse, Nüsse, Kohl, Gemüse
B_{12}	Fleisch, Fisch, Eier, Käse, Milch, Sauerkraut
Vitamin C	Zitrusfrüchte, Beeren, Paprika, Kohl, Kartoffeln, Sanddorn
Vitamin E	Getreide, Weizenkeime, Pflanzenöle, Eier
Eisen	Fleisch, Fisch, Gemüse, Hülsenfrüchte
Kalzium	Milch, Käse, Joghurt, grünes Gemüse, Sesam-samen, Nüsse
Magnesium	Vollkorn, Milchprodukte, Gemüse, Hülsen-früchte, Nüsse, Samen

Das Einmaleins der Vitalstoffe für das Gehirn

So gut wie alle Vitamine und Mineralstoffe sind wichtig für ein intaktes Nervensystem. Einige Akteure im Kreis dieser Mikronährstoffe verdienen jedoch extra Beachtung:

Die acht Mitglieder der B-Vitamine-Gruppe sind unerlässlich für ein hart arbeitendes Gehirn. Gemeinsam helfen sie mit, dass Fette, Kohlenhydrate und Eiweiße optimal in Energie umgewandelt werden. Vor allem ein Mangel an Vitamin B_1 (Thiamin), Vitamin B_2 (Riboflavin) und Vitamin B_3 (Niacin) führt zu Schlappheitssyndrom und Appetitlosigkeit.

An der kalifornischen Stanford University fand man heraus: Bei gesunden Senioren bremste eine Verdopplung der Zufuhr an Vitamin B_9 (Folsäure) die altersbedingte Verlangsamung der Informationsverarbeitung.

B-Vitamine kommen in vielen alltäglichen Lebensmitteln vor wie etwa Vollkorngetreide, Milch, Linsen, Kartoffeln, Gemüse und Fleisch. Weil sie wasserlöslich sind, wird ein Zuviel ausgeschieden. Deshalb sollten diese Lebensmittel täglich auf dem Speiseplan stehen.

Vitamin B_{12} verdient eine besondere Erwähnung. Der Körper braucht es zum Aufbau und Schutz der Nerven. Doch obwohl es anders als seine Geschwister aus der B-Familie vom Körper gespeichert wird, kursiert bei jedem zehnten Deutschen zu wenig davon im Blut.

Bei den Ü-65-Jährigen leidet jeder Vierte an einem Vitamin-B_{12}-Mangel. Das macht sich z. B. in Form von Nervenstörungen, Müdigkeit oder Depressionen bemerkbar. In B_{12}-Not geraten vor allem Veganer, Vegetarier, Ältere und Menschen mit chronischen Magenproblemen. Die Aufnahme des Vitamins setzt eine intakte Magenschleimhaut voraus. Außer in Fleisch kommt B_{12} in milchsauer vergorenen pflanzlichen Lebensmitteln wie Sauerkraut vor.

Das Zitrusvitamin Vitamin C ist ein Must-have für starke Nerven. Es fördert die Aufnahme von Eisen aus der Nahrung, das Sauerstoff im Blut bindet und ins Gehirn transportiert. Neurotransmitter wie Serotonin und Dopamin werden mithilfe von Vitamin C gebildet.

Vitamin C, auch Ascorbinsäure genannt, stellt eines der potentesten Antioxidantien in der Natur dar. Als solches schützt es die empfindlichen Nerven- und Gliazellen im Gehirn vor den Angriffen von freien Radikalen. Diese Aggromoleküle entstehen im normalen Stoffwechsel und vermehrt durch Stress, Rauchen oder bei Infekten. Weil das Gehirn einen so aktiven Stoffwechsel hat und sein Gewebe besonders anfällig ist für Schäden, braucht es besonders viel Schutz. Neben Vitamin C gehören auch die Vitamine A und E sowie Selen und sekundäre Pflanzenstoffe zu den Radikalenfängern.

Das Powermineral Magnesium aktiviert etwa 300 Enzyme im Körper, darunter praktisch alle, die wichtig für den Energiestoffwechsel sind. Wer gut mit Magnesium versorgt ist, beugt Müdigkeit und Erschöpfung vor. Und er besitzt einen wirksamen Stresspuffer: Der Mineralstoff hält Alarmhormone wie Adrenalin und Cortisol in Schach.

Magnesium wirkt auch als eine Art Bodyguard für Nervenzellen. Es verhindert, dass bestimmte Rezeptoren im Gehirn – vor allem Glutamatrezeptoren, die eine große Rolle für das Erinnern und Lernen spielen – überstimuliert werden und möglicherweise absterben.

Wie die australische Langzeitstudie *Path through Life Project* 2014 zeigte, haben Menschen, die kaum Magnesium essen, ein bis zu 15-mal höheres Risiko, eine Frühform von Demenz zu entwickeln.

Sauermilchprodukte: Die Weisheit zum Löffeln

Naturjoghurt, Kefir & Co. liefern mit ihren probiotischen Bakterienstämmen wertvollen Nachschub für die Darmflora. Davon profitiert auch das Oberstübchen: Denn die Darmbakterien produzieren neurologisch aktive Substanzen, die bis ins Gehirn gelangen.

Wer sich niedergeschlagen fühlt, greift gerne zu Pudding oder Pasta. Dabei sind Naturjoghurt, Kefir oder Sauerkraut womöglich die bessere Lösung. Diese fermentierten Lebensmittel frischen mit ihren Bifidobakterien und Milchsäurekeimen den Bakterienhaushalt im Darm auf, das sogenannte Mikrobiom. Und diese Gemeinschaft aus 100 Billionen Einzellern aus etwa tausend Arten wirkt über die Darm-Hirn-Achse (➔ Seite 20) enorm auf die Psyche ein.

DARM UND GEHIRN IM WECHSELSPIEL

Die Darm-Hirn-Achse und ihre Auswirkungen auf die seelische Gesundheit zählen zu den spannendsten Themen der Medizin. Selbst bei Multipler Sklerose, Autismus, Schizophrenie und anderen Erkrankungen des zentralen Nervensystems finden Forscher Auffälligkeiten im Mikrobiom. So weisen Menschen, die an Alzheimer-Demenz oder Morbus Parkinson erkrankt sind, eine geringere Vielfalt an Bakterienstämmen im Darm auf. Das Gleichgewicht zwischen guten Keimen und jenen, die Entzündungen verursachen, ist gestört. Ähnliches gilt für Autismuspatienten.

MEDIZINISCHE FORSCHUNG

Richtig ist aber auch: Die Forschung steckt noch in den Kinderschuhen. Denkbar wäre beispielsweise, dass nicht der Darm die Psyche lenkt, sondern dass das Gehirn etwa bei Depressionen Stresssignale in den Bauch schickt, die die Darmflora ändern. Oder dass Menschen mit psychischen Störungen anders essen als Gesunde, was ihr Mikrobiom aus der Balance wirft. Unklar ist auch noch, welche Bakterien in welcher Dosis bei welchen psychischen Störungen helfen könnten. Studien hierzu laufen.

Wer nicht auf die Ergebnisse dieser Untersuchungen warten möchte, der gibt seiner Darmflora bereits heute die bestmögliche Ernährung. Und das bedeutet, dass er sich neben den richtigen Ballaststoffen (➔ Präbiotika, Seite 22, 96) regelmäßig probiotische Lebensmittel auf den Teller holt. Also vor allem

Naturjoghurt, Kefir, Dickmilch, Buttermilch oder Sauerkraut. Zu verlieren gibt es nichts. Denn Verdauung und Immunsystem profitieren garantiert. Und was fördert das Wohlbefinden mehr als eine starke Gesundheit?

AKTUELLE ERKENNTNISSE NEUESTER STUDIEN

Stimmt die mikrobielle Balance, fühlen wir uns ausgeglichen, gesünder und leistungsbereiter. Die Stimmung hellt sich auf, Stress perlt an uns ab, womöglich werden sogar Depressionen reduziert. Klingt unglaublich? Nicht, wenn man die neuen Studien kennt:

Wer zweimal täglich einen probiotischen Joghurt löffelt, lässt sich nicht so leicht aus der Ruhe bringen. Das entdeckten Forscher der University of California in Los Angeles bereits 2013. Probandinnen, die ein mit Milchsäurebakterien gepimptes Produkt verzehrten, reagierten in speziellen Tests gelassener als Frauen, die einen herkömmlichen Joghurt oder nichts dergleichen aßen. Bereits nach vier Wochen zeigten die mit Milchsäurebakterien »gefütterten« Gehirne im MRT veränderte Funktionen in Bereichen, die Emotionen und Kognitionen regelten.

Joghurtdrinks mit Laktobazillen linderten nach drei Wochen depressive Verstimmungen. Das zeigte eine britische Studie mit 132 älteren Probanden, die zu Beginn der Untersuchung über depressive Symptome berichtet hatten. In einer anderen Untersuchung gingen depressive Symptome, Ärger und Feindseligkeit bei den Teilnehmern zurück, die über 30 Tage hinweg Laktobazillen und Bifidobakterien zu sich genommen hatten.

Menschen mit chronischer Schwermut fehlen womöglich zwei typische Gattungen von Darmbakterien, nämlich Coprococcus und Dialister. Das entdeckte ein Team um den belgischen Mikrobiologen Jeroen Raes, nachdem er 2000 Stuhlproben untersucht hatte. Eine mögliche Erklärung: Diese Spezies produzieren entzündungshemmendes Butyrat, eine kurzkettige Fettsäure. Und Entzündungen können depressive Verstimmungen fördern, wie man heute weiß.

Präbiotika: Futter für die Darmbakterien

Auch Darmbakterien müssen essen. Füttert man die nützlichen Mikroben mit ihren Lieblingsspeisen, zeigen sie sich dankbar. Sie vermehren sich und produzieren wertvolle Substanzen für die Gehirngesundheit.

Darmbakterien sind von vorbildlicher Bescheidenheit. Sie benötigen weder Licht noch Luft – die meisten Bazillen kommen komplett ohne Sauerstoff aus – und als Futter genügt ihnen Unverdauliches. Als Energiequelle für Laktobazillen, Bifidobakterien & Co. dienen Ballaststoffe aus Gemüse, Obst, Hülsenfrüchten, Nüssen und Vollkornbrot, die von den Verdauungsenzymen verschmäht werden und unangetastet im Dickdarm landen. Aber auf dem Weg dorthin bringen die Pflanzenfasern einen Breitbandnutzen: Sie füllen den Magen, aktivieren die Darmtätigkeit, senken die Cholesterinwerte und schützen vor Typ-2-Diabetes und anderen Zivilisationsleiden.

LÖSLICHE BALLASTSTOFFE

Entscheidend bei der Fütterung der hirnfreundlichen Bakterien ist eine Gruppe von Ballaststoffen, die Experten als »löslich« bezeichnen. Während die unlöslichen Nahrungsfasern den Darm anregen und beispielsweise Verstopfung lindern können, machen sich die löslichen Ballaststoffe vor allem im Stoffwechsel nützlich. Sie liefern Bakterienfutter für die nützlichen Darmbewohner. Die Artenvielfalt des Mikrobioms nimmt zu, die erwünschten Darmmikroben vermehren sich.

Unterschied Probiotika und Präbiotika

Anders als Probiotika (➜ Seite 22, 94) führen Präbiotika dem Darm die nützlichen Keime wie etwa Laktobazillen oder Bifidobakterien nicht direkt zu. Vielmehr bieten sie den vorhandenen Darmbewohnern die Energiequelle, um sich zu vermehren. Aus 100 Gramm präbiotischen Kohlenhydraten entstehen etwa 30 Gramm neuer Bakterien.

BUTTERSÄURE SORGT FÜR GUTE GEFÜHLE

Zu den Gesundheitserregern, die die Darmbakterien bei der Fermentierung von Ballaststoffen erzeugen, zählen Propionsäure und Buttersäure. Diese kurzkettigen Fettsäuren dienen den Schleimhautzellen als Energiequelle, gelangen aber auch in den Blutkreislauf. So können sie als Signalmoleküle auf das Gehirn wirken. Die Wissenschaft interessiert sich vor allem für

Butyrat, also die Buttersäure. Sie gilt als ein heißer Kandidat bei der Suche nach einer Antwort auf die Frage, welche Substanzen die guten Gefühle aus dem Darm ins Oberstübchen senden. Über die Blutbahn wandern diese bakteriellen Stoffwechselprodukte ins Gehirn und helfen dort den Mikrogliazellen (→ Seite 10), Entzündungsreaktionen zu bekämpfen.

Wichtig zu wissen

- Topquellen für lösliche Ballaststoffe sind Topinambur, Zwiebeln, Knoblauch, Schwarzwurzeln, Getreide, Spargel, Chicorée, Artischocken, Bananen, Roggenbrot und Haferflocken.
- Viele Präbiotika besitzen Blähpotenzial und kneifen den Darm. Steigern Sie die Verzehrmenge deshalb langsam …

Pro 7 Extragramm Ballaststoffen täglich nimmt das Risiko für einen Gehirn-GAU, den Schlaganfall, um 7 Prozent ab.

So viele Ballaststoffe benötigen Sie

Die Deutsche Gesellschaft für Ernährung empfiehlt Erwachsenen mindestens 30 Gramm Ballaststoffe täglich: eine Hälfte aus Getreide, die andere aus Obst und Gemüse. Die meisten Menschen scheitern jedoch schon an der 25-Gramm-Hürde. Dabei ist das tägliche Ballaststoffkonto gar nicht so schwer aufzufüllen.

 Ein Beispiel:
- 3 Scheiben Vollkornbrot,
- 1 Apfel,
- jeweils 1 Portion Brokkoli, Paprika, Beerenobst und
- 3 Kartoffeln
→ bringen 30 Gramm Ballaststoffe auf die Waage.

Wer es schafft, zu den 30 empfohlenen Gramm noch zehn Gramm Faserfutter zusätzlich zu essen, der tut etwas für die seelische Gesundheit, wie Adam Smith von der Cardiff University in Wales herausfand. Bereits eine vierwöchige Erhöhung der Ballaststoffzufuhr auf 40 Gramm täglich vertrieb in seiner Studie die Müdigkeit der Probanden und ließ sie bei den gängigen Depressionstests 10 Prozent niedrigere Werte erreichen.

Mahlzeit	Lebens-mittel	Ballast-stoff-gehalt (in g)	Lebens-mittel-alter-native	Ballast-stoff-gehalt (in g)
Frühstück	2 Scheiben Toastbrot	1,5	2 Scheiben Vollkornbrot	3,9
Snack	100 g Wein-trauben	1,6	1 Apfel (125 g)	2,5
Mittag-essen	150 g Fleisch	0	150 g Fleisch	0
	200 g Rosenkohl	8,8	200 g Rosenkohl	8,8
	200 g Nudeln	3,8	200 g Voll-kornnudeln	10,2
	1 Schälchen Götter-speise	0	1 Schälchen rote Grütze	2,5
Snack	3 Butter-kekse	0,5	3 Vollkorn-kekse	2,6
Abend-essen	2 Scheiben Mischbrot	4,2	2 Scheiben Vollkornbrot	8,2
	2 Gewürz-gurken	0,8	½ Paprika	3,6
TV-Snack	40 g Kar-toffelchips	1,7	40 g Mandeln	4,5
Summe		**22,9**		**46,8**

Gewürze: Die Prise für den Esprit

Der Ayurvedaboom und die Hinwendung zur Naturheilkunde haben den Blick dafür geschärft, was die aromatischen Verfeinerer für unsere Gesundheit leisten. Küchenstars wie Ingwer, Pfeffer oder Zimt machen das Gewürzregal zur Hausapotheke für die Seele.

Gewürze verleihen Speisen den nötigen Kick, geben leichten Gerichten Tiefe und machen Schweres leichter bekömmlich. Für Geschmack und Geruch dieser Küchenstars zeichnen vor allem ätherische Öle verantwortlich. Diese Duftstoffe werden von den Pflanzen in Form winziger Öltröpfchen in Blüten, Schalen, Stängeln und Wurzeln gespeichert. Die leicht flüchtigen Verbindungen sind es zumeist auch, die manche Würzstoffe in aromatische Naturheilmittel verwandeln: etwa die Pfefferminze mit ihrem mentholhaltigen Pfefferminzöl, das Eugenol in den Gewürznelken oder der Bitterstoff Koriandrol im Koriander, der asiatischen Petersilie. Dazu kommen Farbstoffe, Gerbstoffe, Vitamine, Mineralstoffe und andere wertvolle Beigaben.

BENEFITS FÜR DIE SEELISCHE GESUNDHEIT

Die klassische Domäne dieser Gesundheitshelfer sind leichte körperliche Malaisen. Wenn der Hals kratzt oder der Magen rumort, bringt ein Aufguss aus frischen Blättern oder Samen sanfte Linderung.

Einige Gewürze wirken aber auch auf die seelische Gesundheit. Leichte Depressionen etwa lassen sich mit Kurkuma oder Safran ebenso wirksam lindern wie mit einem Antidepressivum vom Arzt. Für solche Heileffekte benötigt man allerdings in der Regel standardisierte Pflanzenextrakte als Kapsel oder Dragees. Deren Dosierungen liegen deutlich über den Mengen, die beim Kochen verwendet werden. Nichtsdestotrotz peppt eine Extraprise vom richtigen Aroma auch Denkleistung und Stimmung auf – wenn man regelmäßig ins Gewürzregal greift und etwas Geduld mitbringt.

Die goldene Milch: Der Kurkumadrink fürs Gehirn

Sonnengelb, von feiner Schärfe und supergesund:
Das ist das In-Getränk »Goldene Latte« (auch be-
kannt als »Turmeric Latte«, engl. für »Kurkuma Latte«).
Neben Kurkuma enthält das ayurvedische Heißgetränk
Zimt, Ingwer und Pfeffer – allesamt Zutaten, die die
Stimmung und die kognitive Leistung befeuern.

ZUTATEN FÜR 1 PORTION:
- 350 ml Hafermilch
- ½ TL Kurkuma
- ½ TL Zimt
- 1 gemahlene Kapsel Kardamom
- 1 geriebenes Stück Ingwer (daumengroß)
- 1 Prise Pfeffer

ZUBEREITUNG:
- Hafermilch erhitzen. Gewürze hinzu-
  geben und Mischung 5 Minuten
  sanft köcheln lassen.
- Heiße Milch durch ein feines Sieb
  passieren und mit einem Milch-
  schäumer etwas aufschäumen. Je
  nach Geschmack Honig hinzufügen.
  Warm genießen.

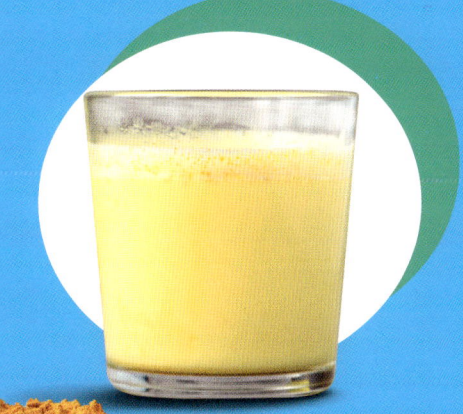

Spice up your brain

INGWER: Sorgt für einen klaren Kopf. Dank Scharfstoffen wie dem Gingerol und den ätherischen Ölen ist die Knollenwurzel als Heilmittel mindestens ebenso gefragt wie als Küchenbeigabe. Ingwer kurbelt den Stoffwechsel an und kommt bei Erkältungen, Reiseübelkeit und bei Muskelverspannungen zum Einsatz. Auch das Nervensystem profitiert von der Asiaknolle.
Im Hausgebrauch entfaltet Ingwer seine medizinische Wirksamkeit als Aufguss der frischen Ingwerwurzel. Für das Ingwerwasser Knolle schälen, einige Scheiben der Wurzel 10 Minuten in 1 Liter heißem Wasser kochen, abkühlen lassen und über den Tag verteilt trinken.

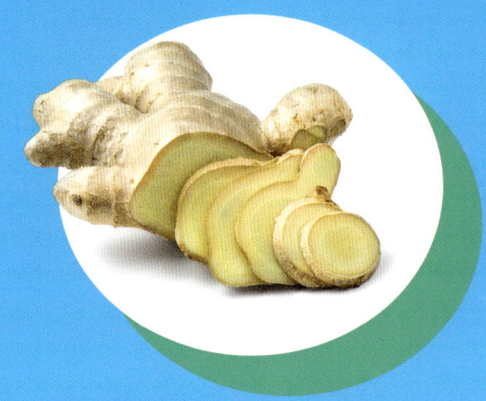

SAFRAN: Bringt Licht ins Dunkel. Das 1001-Nacht-Gewürz hellt bei Depressionen und Angstzuständen die Stimmung auf. Das liegt an seinem Inhaltsstoff Crocin, der der Krokusart ihr leuchtendes Goldgelb verleiht. Im Körper wird der Farbstoff in Crocetin umgewandelt, das die Blut-Hirn-Schranke (➔ Seite 15) passiert und im Nervensystem die Rezeptoren für den Botenstoff Glutamat hemmt – ein Prinzip, nach dem auch andere Antidepressiva arbeiten. In Studien linderte ein Extrakt des Safrans milde Formen von Schwermut ebenso erfolgreich wie der Arzneiklassiker Prozac.

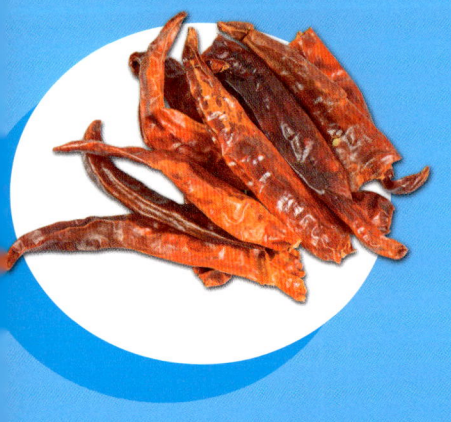

CHILI: Peppt die Laune auf. Das nennt man wohl paradox: Obwohl die Scharfmachersubstanz Capsaicin aus der Chili im Mund ein fieses Brennen auslöst, hebt der Genuss eines feurigen Currys oder Bohnengerichts zugleich die Laune. Der Grund für den sogenannten Pepper-High-Effekt liegt darin, dass das Gehirn sein Arzneikästchen öffnet, sobald es die schmerzende Empfindung im Gaumen wahrnimmt. Die Nervenzellen schütten Endorphine aus, also körpereigene Opioide, die den Schmerz dämpfen und den milden Rausch erzeugen. Pfeffer und Meerrettich halten ähnliche Naturdrogen wie Chili bereit.

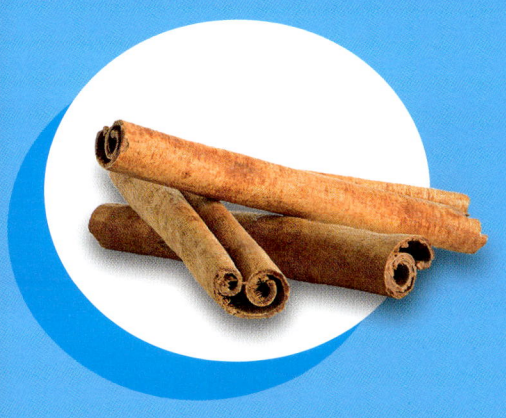

ZIMT: Hilft, leichter zu lernen. Das Gewürz aus der getrockneten Rinde des Zimtbaums aktiviert bestimmte Eiweiße im Hippocampus (→ Seite 12), dem Ort im Gehirn, an dem neue Informationen sortiert und gespeichert werden. Werden die Lernproteine GABRA5 und CREB mit Zimt stimuliert, prägen sich neue Inhalte besser ein. Diese Entdeckung gelang einem Forscherteam um den Neurologen Kalipada Pahan von der Rush University in Chicago im Tierversuch. Lernfaule Mäuse, die vier Wochen lang kleine Dosen des aromatischen Hirnfutters erhielten, benötigten anschließend nur mehr die Hälfte der Zeit, um in einem Labyrinth den Ausgang zu finden.

KNOBLAUCH: Kurbelt die Hirndurchblutung an. Fitte Gehirne benötigen fitte Gefäße. Ist die Durchblutung gestört, fehlen den grauen Zellen Sauerstoff und Nährstoffe. Letztlich droht eine vaskuläre Demenz mit kleinen, unbemerkten Schlaganfällen, die die Blutgefäße tief im Inneren des Gehirns schädigen. Bei der Vorbeugung solcher altersbedingten Gefäßveränderungen hilft Knoblauch. Das Allicin der Knolle erweitert die Adern und senkt so den Blutdruck, der auf Dauer die zarten Gefäßwände attackiert. Täglich 4 Gramm frischer Knoblauch – umgerechnet eine kleine Zehe – senken den oberen Blutdruckwert um durchschnittlich 8 mmHg (sprich: Millimeter Quecksilbersäule) und den unteren Wert um 5 mmHg.

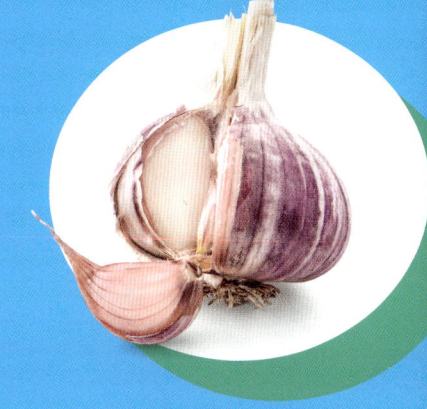

KURKUMA: Stärkt das Gedächtnis. Kein zweites Einzelgewürz ist wissenschaftlich so intensiv erforscht wie die Gelbwurz und sein entzündungshemmender, antioxidativer Farbstoff Curcumin. Wie die Currypulverzutat das Erinnerungsvermögen ankurbelt, fand 2018 der Gerontopsychiater Gary Small von der University of California in Los Angeles heraus. Er wies in einer Studie nach, dass der tägliche Verzehr von kleinen Mengen der indischen Goldknolle Gedächtnis und Stimmung bei Menschen verbessert, die mit milden altersbedingten Merkschwierigkeiten kämpfen. Überdies zeigten die Probanden, die Kurkuma erhielten, in Gehirnscans weniger alzheimertypische Eiweißablagerungen als die Teilnehmer in der Placebogruppe.

Richtig trinken: Schluckweise schlauer

Der Denkapparat zählt zu den durstigsten Organen des Körpers. Nur wer für ausreichend Nachschub an Flüssigkeit sorgt – und am besten noch zu den richtigen Getränken greift –, hält den Geist wach.

IQ = H_2O. Grips ist gleich Wasser. Unser Denkvermögen hängt von der Qualität und Menge der Flüssigkeit ab, die wir trinken. Nur bei optimaler Hydration bleibt das Gehirn leistungsfähig. Nervensignale werden rasch weitergeleitet, Konzentration und Merkfähigkeit bleiben erhalten. Ist ja auch klar wie ein Gebirgsbach: Denn mehr als 70 Prozent des Gehirns bestehen aus Wasser. Hier übernimmt es mehrere Aufgaben:

- Es dient dazu, Nährstoffe an die grauen Zellen zu bringen und Proteinmüll sowie andere Stoffwechselprodukte abzutransportieren.
- Als Reaktionspartner ermöglicht es die Stoffwechselprozesse im Gehirn, vor allem zur Energieproduktion.
- Es schützt das empfindliche Hirngewebe als Polster vor Stößen gegen den Schädel.
- Als natürlicher Blutverdünner schützt Wasser Schlaganfallpatienten sogar vor einem Rückfall: Wer mehr als zwei Liter Flüssigkeit am Tag trinkt, mindert das Risiko für einen erneuten Hirninfarkt laut einer Studie an der Universität Münster um bis zu 25 Prozent.

Wie erkennen?

Fehlt es dem Körper an Flüssigkeit, leidet das Gehirn als eines der ersten Organe. Schon eine geringe Dehydrierung von 3 Prozent macht sich bemerkbar. Die Konzentration sinkt, das Gehirn muss stärker arbeiten, um die gleiche kognitive Leistung zu erbringen wie mit einem ausgeglichenen Flüssigkeitskonto. Auf Durstsignale sollte man dabei nicht warten: Sie treten erst dann auf, wenn Körper und Gehirn schon begonnen haben zu dehydrieren.

Was tun?

Etwa 2–2½ Liter Flüssigkeit über den Tag verteilt empfehlen Kognitionsforscher, damit die Denkprozesse gleitend ablaufen. Genauer gesagt: 35 Milliliter pro Kilogramm Körpergewicht gelten als Richtschnur. So viel scheidet ein gesunder Mensch täglich über Urin, Stuhl, Atmung und Haut aus. Bei Hitze oder Sport entsprechend mehr. Obst, Gemüse und Salate helfen als indirekte Durstlöscher, dieses Flüssigkeitskonto zu füllen. Etwa einen Liter Wasser nimmt der Körper täglich über feste Nahrung auf. Rund 300 Milliliter stellt er bei seinen Stoffwechselprozessen selbst her. Übrigens: Wer das Soll erreicht hat und mehr trinkt, steigert seinen IQ leider nicht.

TIPPS FÜR TRINKMUFFEL

- Trinken ist eine Frage der Gewohnheit. Wer den Tag mit einem großen Glas Wasser beginnt und zu den Mahlzeiten Saftschorle oder Ähnliches genießt, der greift bald automatisch und selbstverständlich zum Nachschub.
- Trinken ist eine Frage der Gelegenheit. Eine Wasserflasche neben dem Schreibtisch oder im Auto verleiten dazu, mehr Flüssigkeit zu tanken.
- Es gibt etliche Apps fürs Smartphone mit Trink-Coach-Funktion. Manche berechnen den individuellen Bedarf je nach Aktivitätslevel.
- Auch Milch, Säfte, Tee und Kaffee zählen in der Flüssigkeitsbilanz. Man darf nur den Energiegehalt nicht vergessen. Wer über den Tag verteilt anderthalb Liter Apfelsaft trinkt, führt sich mehr Kalorien zu als mit einer Tafel Schokolade.
- Mit dem Alter lässt das Durstgefühl nach, man vergisst einfach zu trinken. Die Folge: geistige Verwirrung und Schwierigkeiten, sich zu konzentrieren. Ein persönliches Trinktagebuch, in dem jedes Glas notiert wird, hilft bei der Kontrolle.
- Wer beim Sporteln oder Arbeiten in der Hitze enorm schwitzt, sollte diese Verluste mit isotonischen Durstlöschern ausgleichen. In den Isogetränken stecken Natrium und andere Mineralstoffe, die mit dem Schweiß verloren gehen. Normales Wasser hingegen enthält weniger Salz und Mineralien als die Körpergewebe. Wird der Organismus literweise mit Süßwasser geflutet, kann die Biochemie aus den Fugen geraten.

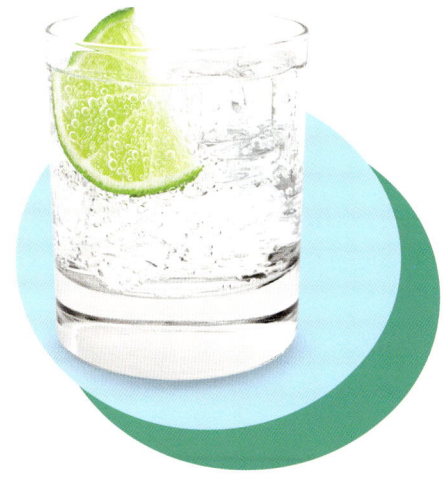

Heilbad für die grauen Zellen: Getränke, die wirken

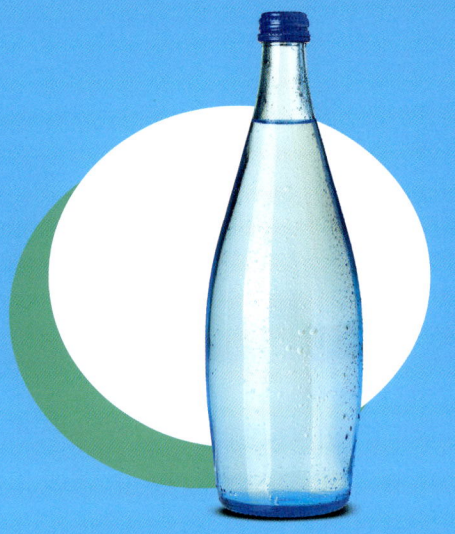

WASSER: Der pure Braindrink. Ob reines Nass aus dem Hahn oder Selters aus der Flasche: Die grauen Zellen baden gerne in beiden Flüssigkeiten. Mineralwässer bieten lediglich den Vorteil, dass sie ein garantiertes Extraplus an Elektrolyten spenden. Als Braindrink ist speziell magnesiumreiches Mineralwasser von Interesse. Es liefert pro Liter mindestens 50 Milligramm des Anti-Stress-Minerals (➜ Seite 93). So wird zumindest ein Teil des Tagesbedarfs von 300– 400 Milligramm abgedeckt.

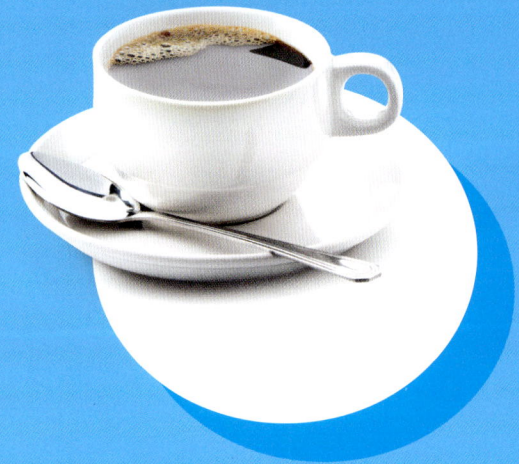

KAFFEE: Der braune Muntermacher. Sein Koffein macht den Bohnentrunk zum meistgenutzten und bestuntersuchten Stimulans für das zentrale Nervensystem – und zu einem der wirksamsten und verträglichsten obendrein. Das Wachmachermolekül heftet sich im Gehirn an die Adenosinrezeptoren und vertreibt so die Müdigkeit. Der stimulierende Effekt auf Antrieb, Stimmung und Aufmerksamkeit setzt etwa 30 Minuten nach dem Genuss von Cappuccino & Co. ein. Je nach Veranlagung hat sich der Koffeinpegel im Blut nach zwei bis fünf Stunden halbiert.

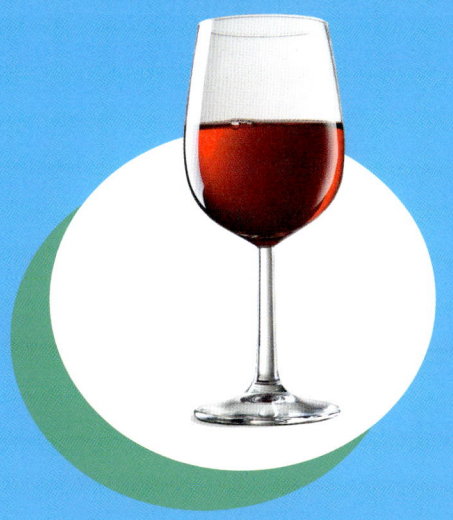

ALKOHOL: Das Gehirn trinkt mit. Ärzte sagen das nicht gerne laut, aber Bevölkerungsstudien weisen ziemlich deutlich darauf hin: Ein gelegentliches Gläschen Wein kann das Risiko für Morbus Alzheimer und andere Demenzerkrankungen senken. Allerdings ist das Limit eng gesetzt. Für Männer gelten zwei Viertel Rebensaft täglich als Obergrenze, für Frauen ein Viertel. Wer tiefer ins Glas schaut, kehrt den Effekt um und erhöht sein Demenzrisiko.

GRÜNTEE: Wellness für die Neuronen. Anders als Kaffee stimuliert Tee das zentrale Nervensystem auf sanfte, quasi kultivierte Art. Sein Koffein ist nämlich an Gerbstoffe gebunden, die es im Körper erst nach und nach freisetzen. Langfristig kann das Aufgussgetränk sogar den Informationsfluss im Gehirn verbessern. Bei Menschen, die über einen Zeitraum von 25 Jahren mindestens viermal pro Woche grünen Tee, Oolong-Tee oder schwarzen Tee tranken, zeigten sich einzelne Gehirnregionen besser verknüpft. Das fand man 2019 bei einer Untersuchung an der National University of Singapore heraus. Tipp: den Beutel nach dem Ziehenlassen über der Tasse auspressen. So gelangen noch mehr wertvolle Grünteekatechine in den Aufguss.

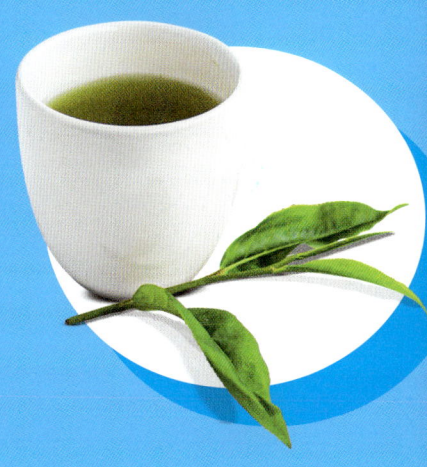

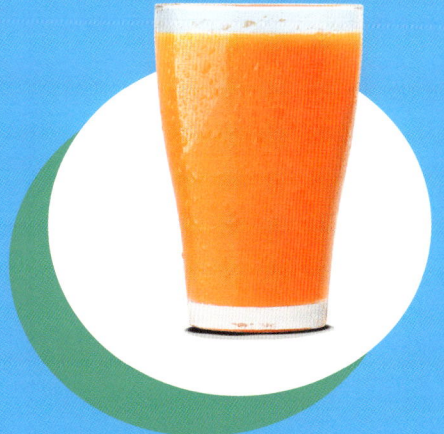

GEMÜSESÄFTE: Grünzeug aus dem Glas. Wer Tomaten, Rote Bete oder Karotten in liquider Form genießt, der profitiert doppelt. Er füllt sein Flüssigkeitskonto auf und er tankt hirngesunde Vitalstoffe aus den Gemüsepflanzen in konzentrierter Form. Vor allem Karottensaft bringt die Denkzentrale auf Touren. Der Rübentrunk fördert die Durchblutung der Frontallappen – ein Bereich, der bei Demenz nicht mehr optimal mit Sauerstoff versorgt wird.

Fasten: Gute Laune dank Verzicht

Zeitweise auf Nahrung zu verzichten wirkt wie ein natürliches Antidepressivum. Lässt der Hunger nach den ersten zwei, drei Tagen nach, machen sich erstaunliche Hochgefühle breit.

Weil einst in den Hungerphasen der Steinzeit nur die Menschen sich fortpflanzten, die mit der zeitweisen Nulldiät gut zurechtkamen, konnte sich in den menschlichen Genen ein erstaunliches Phänomen einschreiben – ein Antidepressivum namens »Sparstoffwechsel«. Erhält der Körper keine Kalorien, steigt nach drei bis vier zumeist schwierigen Tagen die Konzentration des Glückshormons Serotonin (→ Seite 18, 123) im Gehirn an. Es kommt zum »Fasten-High«. Der Hunger verfliegt, stattdessen breitet sich milde Euphorie aus. Daneben gibt es noch weitere positive Veränderungen im Gehirn. Sie sollen dem Organismus helfen, sich auf den zeitweisen Nahrungsverzicht einzustellen:

- Die Produktion von Nervenwachstumsfaktoren wie dem BDNF steigt.
- Es entstehen mehr neue Nervenzellen aus neuronalen Stammzellen, vor allem im für das Gedächtnis wichtigen Hippocampus.
- Die Hirnzellen innerhalb des neuronalen Netzwerkes bilden neue Verknüpfungen aus.
- Die Neuronen befreien sich von Molekülabfall; diese zelluläre Müllabfuhr nennt sich »Autophagie«.
- In den Mitochondrien – den Kraftwerken der Nervenzellen – wird mehr Energie erzeugt.
- Die Nervenzellen werden resistenter gegen oxidativen Stress. Das bremst die Hirnalterung.
- Entzündungsreaktionen nehmen ab.

So entsteht das »Fasten-High«

Ohne Essen fehlt dem Körper die Aminosäure Tryptophan (→ Seite 81), die Vorstufe des Serotonins. Diesen Eiweißbaustein kann der Organismus nicht selbst herstellen, er muss ihn aus der Nahrung beziehen. Wohl um den Mangel auszugleichen, verringert das Nervensystem an den Synapsen die Zahl seiner Andockstellen für Serotonin. Damit steigen Konzentration und Verweildauer des Glücksbotenstoffes in der Gewebsflüssigkeit des Gehirns.

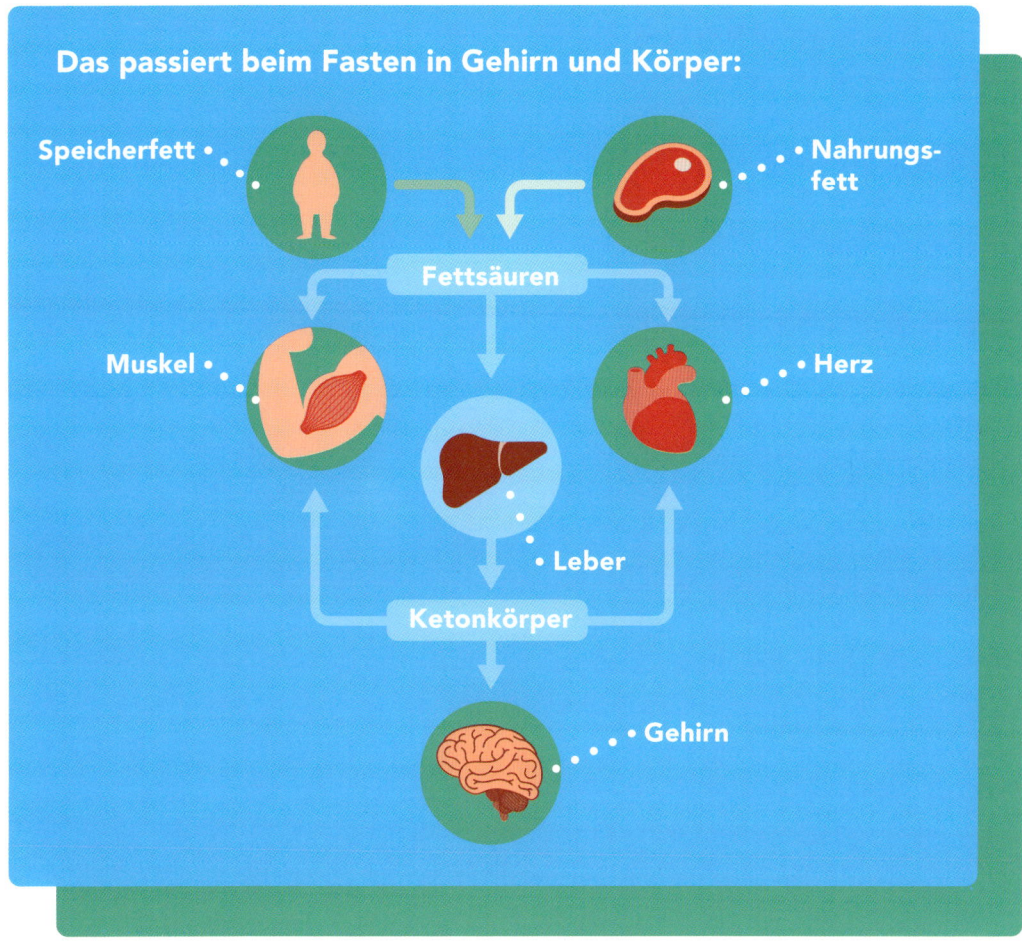

Das passiert beim Fasten in Gehirn und Körper:

Speicherfett • · · · · · · · · · · · · • Nahrungs-
fett

Fettsäuren

Muskel • · · · · · · · · · · · · • Herz

• Leber

Ketonkörper

• Gehirn

VERÄNDERUNGEN IM KÖRPER

Auch im restlichen Körper führt das Fasten zu enormen Umstellungen. Nach 24 Stunden sind die Zuckerreserven der Leber verbraucht. Stresshormone wie Adrenalin und Cortisol fluten an. Der Organismus beginnt, sich bei seinen Energiedepots zu bedienen – also den Eiweißverbindungen der Muskeln und den Triglyzeriden aus dem Fettgewebe. Vor allem dank dieser freien Fettsäuren kann ein gesunder Mensch ohne Nahrungsaufnahme etwa 60 bis 80 Tage überleben, sofern er genügend trinkt.

Neue Energie für das Gehirn

Das Gehirn zieht seinen Treibstoff aus neu gebildeter Glukose sowie aus Ketonkörpern (➔ Seite 36). Diese Alternativenergie entsteht durch die Umwandlung von Fettsäuren. Ketonkörper gelten seit einigen Jahren als Superkraftstoff für das Gehirn, der die Nervenzellen sogar vor neurodegenerativen Erkrankungen wie Morbus Parkinson (➔ Seite 54) und Alzheimer-Demenz (➔ Seite 34) schützen soll.

Anleitung zum Fasten

Kräutertee, Gemüsebrühe und Obstsäfte: Kaum zu glauben, dass ein Speiseplan, der nur aus diesen Zutaten besteht, Hochgefühle auslösen kann. Magen leer, Kopf froh? Ja, das funktioniert tatsächlich.

Der Verzicht auf feste Nahrung setzt eine Kaskade von chemischen Reaktionen in Gang (→ Seite 108), die im Gehirn zu einer erhöhten Serotoninproduktion führen, Recyclingprozesse anstoßen und sogar die Neubildung von Zellen ankurbeln. Abgesehen von diesen biochemischen Prozessen besitzt das vorübergehende Darben auch eine psychologische Komponente. Wer in Zeiten des Kalorienüberflusses beim Essen die Stopptaste drückt, der gewinnt neue Perspektiven auf seine Ernährungsgewohnheiten und seinen Alltag. Und er gewinnt durch den Wegfall von Einkaufen, Kochen, Essen und Abwaschen täglich eine gute Stunde Zeit – die sich beispielsweise nutzen lässt, um Stress abzubauen oder seine Kreativität auszuleben. In vielen Kulturen und Religionen besitzt die periodische Askese eine lange Tradition als Ritual, um in Verbindung mit seiner Seele zu kommen. Auch die Naturheilkunde hat das Fasten wiederentdeckt, denn es lässt Entzündungen abklingen und hilft, Migräne, Arthrose, Bluthochdruck und andere Zivilisationserkrankungen zu behandeln.

Fastenprogramme

Beim **klassischen Heilfasten** nach Otto Buchinger (1878–1966), das in den 1970er-Jahren von Hellmuth Lützner (geb. 1928) modifiziert wurde, verzichtet man fünf bis sieben Tage lang auf feste Nahrung. Auf ein bis zwei Entlastungstage folgen fünf Fastentage mit Kräutertees, Säften oder Gemüsebrühen. Zwei Aufbautage gewöhnen den Darm wieder an feste Nahrung. Modernere Varianten verkürzen das Zeitfenster des Nichtessens auf zwei Tage pro Woche oder auf täglich 16 Stunden. Bei einem solchen **intermittierenden Fasten** (von lat. *intermittere*, unterbrechen) nimmt man z.B. zwischen 18 Uhr abends und 10 Uhr am nächsten Morgen nur Wasser, ungesüßten Tee oder schwarzen Kaffee zu sich. Der Vorteil: Die Hälfte der kalorienfreien Phase wird verschlafen.

How-to: So geht Fasten richtig

- Fasten ist primär für Gesunde. Wer fit ist, kann problemlos für fünf bis sieben Tage auf feste Nahrung verzichten. Wer sich nicht gesund fühlt oder regelmäßig Medikamente einnehmen muss, sollte sich vor dem radikalen Kalorienverzicht vom Hausarzt untersuchen lassen. Oder für die Auszeit vom Essen in einer spezialisierten Fastenklinik einchecken.
- Um den Körper auf die Kur einzustimmen, planen Abstinenzler zu Beginn am besten mindestens einen Entlastungstag mit Reis- oder Obstmahlzeiten ein. Viele Fastenprofis empfehlen eine Darmreinigung (z. B. Einlauf, Glaubersalz, Bittersalz) als Hausputz für den Darm.
- Am dritten Tag erleben viele Fastende ein kleines Stimmungstief. Nach weiteren 12 bis 24 Stunden ist die Krise wie verflogen. Danach fällt auch der Nahrungsverzicht nicht mehr schwer.
- Wasser dürfen Fastende trinken, so viel sie mögen. 2–3 Liter täglich werden empfohlen. Das regt die Verdauung an und bremst Hungergefühle.
- Um Müdigkeit und Frösteln zu verscheuchen, sollten Fastende sich etwas wärmer anziehen. Warme Wickel regen den Stoffwechsel der Leber an. Kleinere Spaziergänge an der frischen Luft bringen den Kreislauf in Schwung. Außerdem hilft die vertiefte Atmung, die beim Fasten anfallenden Säuren über die Lungen abzutransportieren.
- Ans Ende der Fastenwoche schließen sich zwei Aufbautage an. Wer gleich wieder zu den gewohnten Portionen greift, riskiert, dass der Körper, der ja noch auf Sparstoffwechsel läuft, jede Kalorie bunkert – bekannt als Jo-Jo-Effekt. Auch der Darm braucht Zeit, um wieder in die Gänge zu kommen.

Der Fastenplan für das Stimmungshoch

Diese sanfte 10-Tages-Fastenkur lehnt sich an klassische Programme (wie z. B. nach Buchinger oder Lützner) an. Es handelt sich um keine Nulldiät, sondern um eine sanfte Form der Kalorienrestriktion, bei der Kräutertees mit Honig oder frische Säfte erlaubt sind. So wird das Gehirn mit geringen Mengen Kohlenhydraten versorgt – das hilft, im Job zu bestehen. Dennoch werden Sie die ersten drei Tage etwas langsamer oder unkonzentriert sein. Danach setzt die Entspannungsphase ein und man fühlt sich voller Energie.

1.Tag: Entlastungstag

morgens	mittags	nachmittags	abends
Haferbrei	Reisteller mit Gemüse	Kräutertee	Reisteller mit Apfelmus

Was im Körper passiert: Der Körper stellt sich durch kalorienarme Kost auf den Nahrungsentzug ein. Magen und Darm werden entlastet, da Reis und Hafer leicht verdaulich sind.

2. bis 5. Tag: Fastentage

Kräutertee mit Honig	frisches Obst, Gemüsesaft	Kräutertee mit Honig	Gemüsebrühe

Was im Körper passiert: Wenn nach dem ersten Fastentag sämtliche Zuckervorräte des Körpers verbrannt sind, bedient sich der Körper an den Energiereserven. Während des Fastens empfiehlt es sich, alle zwei Tage abzuführen. Bei vielen weicht das Hungergefühl einem wohligen Grundempfinden (»Fasten-High«). Lediglich am dritten Fastentag erleben viele eine kleine Krise, fühlen sich müde oder haben Kopfschmerzen.

6. Tag: Fastenbrechen

Kräutertee mit Honig	zwei reife Äpfel, vier Nüsse	Kräutertee mit Honig und Zitrone	Kartoffelsuppe

Was im Körper passiert: Der Magen gibt das Signal weiter, dass wieder Nahrung ankommt.

7. Tag: erster Aufbautag

Kräutertee mit Honig, Getreidebrei, Apfelkompott, Backpflaume	Rohkost, Kartoffelpüree, Quark, Spinat	Obst, Kräutertee mit Honig und Zitrone	Salat oder Gemüsesaft oder Suppe, Reis und Gemüse

Was im Körper passiert: Die salzarme Schonkost gewöhnt den Körper wieder an die Nahrungsaufnahme. Am ersten Aufbautag nehmen Fastende 800 Kilokalorien zu sich. Magen und Darm müssen wieder Schritt für Schritt in Gang gesetzt werden. Nahrungsabstinenzler fühlen sich ausgeruht und frei im Kopf.

8. Tag: zweiter Aufbautag

Kräutertee mit Honig, Getreidebrei mit Obst, Backpflaume	Rohkost, Kräutertee mit Honig, Quark mit Leinöl, Gemüse	Obst oder Suppe, Kräutertee mit Honig und Zitrone	Salat oder Gemüsesaft, Pellkartoffeln

Was im Körper passiert: Die erlaubte Energiezufuhr beträgt heute 1000 Kilokalorien. Die Konzentration des Glückshormons Serotonin im Gehirn sinkt wieder auf Normalniveau, die Euphorie ebbt langsam ab.

9. Tag: dritter Aufbautag

Kräutertee mit Honig, Getreidebrei mit Obst, Backpflaume	Rohkost mit Nüssen oder Suppe, Omelett mit Gemüse	Obst, Kräutertee mit Honig und Zitrone	Salat, Gemüsesaft, Gemüsecurry

Was im Körper passiert: An diesem Tag sind 1200 Kilokalorien vorgesehen. Fastende spüren die wiederkehrende Wärme, die beim Verdauen der Nahrung entsteht. Appetit und Hungergefühl stellen sich wieder ein.

10. Tag: vierter Aufbautag mit leichter Kost

Kräutertee mit Honig, Getreidebrei mit Obst, Vollkornbrötchen	Rohkost mit Nüssen, Sonnenblumenöl, Gemüseteller mit Ei	Obst, Kräutertee mit Honig und Zitrone	Vollkornbrot mit Avocado oder Käse

Was im Körper passiert: Die Kalorienzufuhr liegt nun bei 1600 Kilokalorien. Viele Fastenbrecher essen nach Ende der Kur langsamer als vorher. Ihr Körper ist jetzt bereit, zur gewohnten Ernährungsweise zurückzukehren.

Ketogene Diät: Mehr Fett, mehr Fitness fürs Gehirn

Kaum Kohlenhydrate, viel Eiweiß und gaaanz viel Fett. Mit diesem Prinzip imitiert die ketogene Diät den Fastenstoffwechsel. Das soll sogar neurologische Krankheiten bessern.

Fasten hält das Gehirn jung. Der Verzicht auf feste Nahrung bessert die Stimmung ähnlich wie ein Antidepressivum, kurbelt die Neubildung von Hirnzellen an und fördert Recyclingprozesse in den Neuronen. Verantwortlich dafür sind Ketonkörper, also die Energiequelle, die die Leber nach einigen Tagen des Hungerns aus abgebautem Körperfett fabriziert. Dieser Zuckerersatz funktioniert nicht nur als Nerventreibstoff, er schützt das empfindliche Hirngewebe auch vor Angriffen durch freie Radikale (➜ Seite 56). Manche Experten glauben, dass Ketone sogar die Regeneration bereits geschädigter Nervenzellen fördern und damit neurologischen Erkrankungen wie der Alzheimer-Demenz vorbeugen.

Aus naheliegenden Gründen ist Fasten keine Dauerlösung. Das setzt dem Hirnschutz durch Ketonkörper Grenzen. Zum Glück jedoch lässt sich dieses hirnfreundliche Programm imitieren: durch eine Ernährung mit viel Fett und wenig Kohlenhydraten und Proteinen. No Carb statt Low Carb: Nimmt man mindestens 80 Prozent der Kalorien in Form von Fetten zu sich, stellt sich der Energiestoffwechsel auf die sogenannte Ketose um. Ausgelöst durch den Entzug der Kohlenhydrate produziert die Leber aus den Fettsäuren Ketone und gibt diese ans Blut ab. Das Gehirn nährt sich von dieser Zuckeralternative, als ob sein Besitzer seit Tagen hungere.

Bei Kindern mit Epilepsie verhindert sie die krampfenden Anfälle – das weiß die Medizin schon seit den 1920er-Jahren. Schlagen Medikamente bei den jungen Patienten nicht an, ist die ketogene Diät bis heute die Therapie der Wahl.

Auch bei neurologischen Erkrankungen wie Multipler Sklerose, Morbus Parkinson und Alzheimer-Demenz erhoffen sich Forscher einen positiven Einfluss auf den Krankheitsverlauf. Bei Demenzerkrankungen etwa ist die Verwertung von Glukose beeinträchtigt, es kommt zu einem Engpass in der Energieversorgung der grauen Zellen. Ketone, die als Zuckerersatz einspringen, gleichen das Energiedefizit aus.

Als effizienter Treibstoff verbrennen Ketone quasi »rückstandsfrei«, ihre Verwertung benötigt weniger Sauerstoff und sie schützen das Gehirn vor Entzündungen und freien Radikalen. Damit könnten sie gerade bei eingeschränkter Hirnfunktion wertvolle Dienste leisten.

Aber auch Menschen ohne neurologische Störungen profitieren von einer gelegentlichen Ketose, da sie die Hirnfunktion verbessert. In Labor- und Tierversuchen hemmte eine extrem fettreiche und kohlenhydratarme Kost überdies das Wachstum von Tumorzellen, die bevorzugt Zucker verwerten.

Leider haben diese Benefits ihren Preis. Ein Leben ohne Brot, Nudeln, Süßigkeiten und mit wenig Obst schmeckt nicht jedem. Den wenigsten fällt es leicht, sich überwiegend von fettem Fisch, Fleisch, Wurst, Eiern und stärkearmen Gemüse wie Brokkoli, Blumenkohl, Sellerie und Salaten zu ernähren. Neben Disziplin erfordert die Diät Einfallsreichtum, um lieb gewonnene Kohlenhydrate zu ersetzen. Überdies führt die Ernährungsumstellung anfangs häufig zu Müdigkeit, Mundgeruch durch die Ketose, Kopfschmerzen und anderen Befindlichkeitsstörungen.

Ketogene Diät: Der sanfte Weg mit Kokosöl

Es gibt noch einen sanfteren Weg, den Ketogehalt im Blut zu erhöhen: nämlich mithilfe von mittelkettigen Fettsäuren aus dem Kokosöl. Etwa 60 Prozent dieses Nahrungsfetts bestehen aus diesen MCT-Fetten. Sie werden schnell aus dem Darm aufgenommen, zur Leber transportiert und dort zu Ketonkörpern abgebaut. Mit dem Blut gelangt die hochwertige Alternativenergie ins Gehirn. Es lohnt sich also, öfter zu Kokosöl zu greifen!

Kokosfett: Gutes aus den Tropen

Fans der Keto-Küche, Anhänger von Low-Carb-Kost und der Clean-Eating-Philosophie haben natives Kokosöl seit einiger Zeit zu ihrem Lieblingsfett erkoren. Es bringt tropisches Flair in die Küche und eignet sich gut zum Braten von Gemüse und Fisch. Was das weiße Fett besonders hirnfreundlich macht, sind seine mittelkettigen Triglyzeride, die zur Familie der gesättigten Fettsäuren gehören. Kein anderes Pflanzenfett oder Öl enthält mehr von diesen MCT-Fetten, aus denen der Körper auch ohne Nahrungsknappheit die begehrten Ketonkörper gewinnt. Bereits wenige Stunden nach dem Verzehr von etwa 30–50 Gramm Kokosfett erhöht sich die Konzentration an Ketonkörpern im Blut deutlich.

Keto-Diät: Die strenge Form

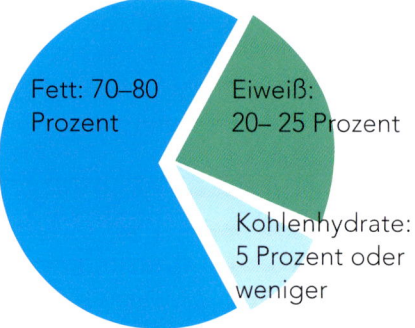

Fett: 70–80 Prozent

Eiweiß: 20– 25 Prozent

Kohlenhydrate: 5 Prozent oder weniger

Keto-Diät: Die mildere Form

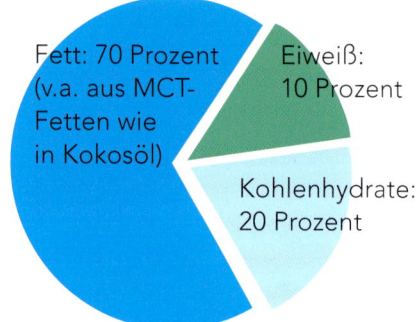

Fett: 70 Prozent (v.a. aus MCT-Fetten wie in Kokosöl)

Eiweiß: 10 Prozent

Kohlenhydrate: 20 Prozent

Diese Lebensmittel sind erlaubt bei der ketogenen Diät:

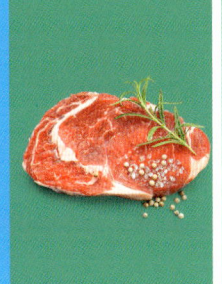 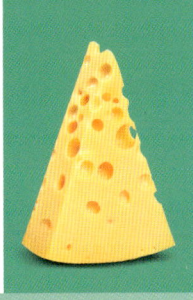 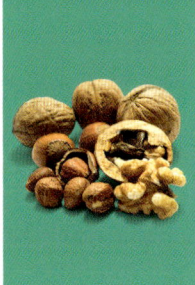 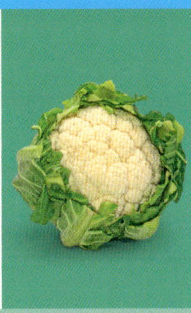 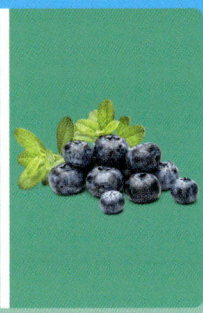

- Fleisch: rotes Fleisch, Steak, Schinken, Hühnchen, Wurst
- Fisch: Lachs, Forelle, Thunfisch, Makrele
- Milchprodukte: Käse, Butter, Sahne
- Eier
- Nüsse und Samen: Walnüsse, Mandeln, Kürbiskerne, Leinsamen, Chiasamen
- Gemüse: vor allem stärkearme Sorten wie Blumenkohl, Brokkoli, Sellerie, Zucchini, Salate, Tomaten, Avocado
- Beerenobst: kleine Portionen Blaubeeren, Himbeeren, Erdbeeren, Johannisbeeren
- Öle: natives Olivenöl, Kokosöl

Diese Lebensmittel sind tabu bei der ketogenen Diät:

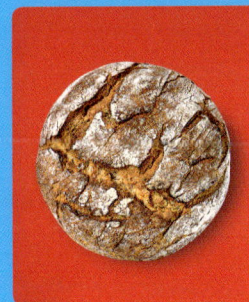 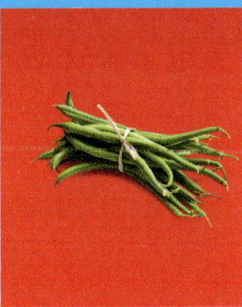 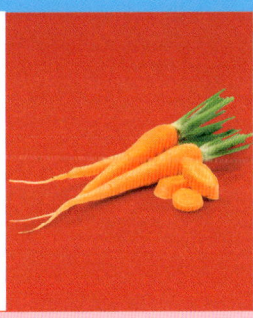 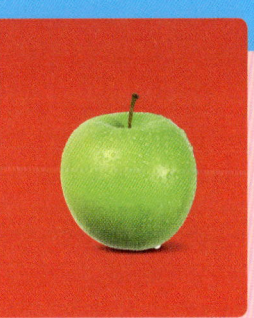

- Brot, Getreide, Nudeln, Reis, Kartoffeln
- Hülsenfrüchte: Erbsen, Bohnen, Linsen
- Knollen-, Wurzelgemüse: Karotten, Kartoffeln, Pastinaken
- Obst: alle Früchte mit Ausnahme von Beeren
- Zucker: Süßigkeiten, Softdrinks, Kuchen
- Alkohol
- Fertiggerichte: enthalten häufig Zucker

Wie gemeinsame Mahlzeiten die Seele kräftigen

Gemeinsam isst man weniger allein. Wer Mahlzeiten in netter Runde genießt, vertreibt das Gift der Einsamkeit aus dem Körper und hellt die Laune auf. Ein Plädoyer für ein soziales Ereignis, das in der Krise steckt.

Ort der Handlung: eine Altbauwohnung in einer bundesdeutschen Großstadt. Unter Stuckdecken und einem Kronleuchter vom Flohmarkt tafeln acht Erwachsene um einen ausgeklappten Esstisch. Die Gastgeberin serviert Erdnusshähnchen mit Mango und Ofengemüse. Dazu gibt es Hummus mit Kräuterzupfbrot und Birnen-Chicorée-Salat. Heiter fließt das Gespräch von einem Thema zum nächsten, obwohl sich die Gesellschaft bis zum Begrüßungsprosecco noch nie begegnet ist. Was die Teilnehmer zusammengebracht hat, ist der Wunsch, das Abendessen zusammen mit anderen Leuten einzunehmen: Knapp 50 Euro bezahlt jeder für Speisen und Getränke. Die Gastgeberin dieses »Supperclubs«, eine Hobbyköchin und Bildhauerin mit wechselndem Ausstellungsglück, finanziert durch die Events die Miete ihrer Dreizimmerwohnung. Dafür genießen die Gäste ein Erlebnis, das für viele Menschen Seltenheitswert erhalten hat: ein Dinner in fröhlich ungezwungener Gesellschaft, bei dem sich kulinarisches Vergnügen und Gemeinschaftsgefühl verbinden wie Olivenöl und Eigelb in der Aioli.

WIE WIR ESSEN, IST ENTSCHEIDEND

Wenn es um die Frage geht, welche Ernährung die Seele stärkt, zählt eben nicht nur das Was, sondern auch das Wie. Fröhliche Essgemeinschaft? Oder unfreiwilliges Dinner-for-one? Selbst wenn beide Male exakt dieselben Nährstoffe im Leib landen, liegt nahe, dass die Mahlzeiten unterschiedlich auf Psyche und Nervensystem wirken. Wer sich mit anderen Menschen am Tisch niederlässt, ruft Nähe und Wärme hervor. Die soziale Starre löst sich auf, toxischer Stress wird reduziert. Das Gift der Einsamkeit entweicht aus dem Körper. Über den Tellerrand wird das Gegenüber zum Kumpel, ein Wort, das sich von »Kumpane« ableitet und das wiederum von lateinisch *cum pane*, wörtlich: »der, mit dem ich das Brot teile«.

DIE BENEFITS GEMEINSAMER MAHLZEITEN

Auch die Gemeinschaft profitiert. Wo Gesellschaften zunehmend in Gruppen und Grüppchen zersplittern, bildet das gemeinsame Essen ein Lagerfeuer, an dem jeder seinen Platz findet. Es stiftet Einheit zwischen den Tischgenossen, erneuert Freundschaftsbande, wirkt als sozialer Kitt in Betriebskantinen und Biergärten. Der berühmte deutsche Soziologe Georg Simmel erkannte bereits vor mehr als 100 Jahren im »Sichzusammenfinden zur Mahlzeit« den kleinsten gemeinsamen Nenner über Klassen, Rassen und Nationen hinweg. »Daß wir essen müssen, ist eine (...) so primitiv und niedrig gelegene Tatsächlichkeit, daß sie jedem Individuum fraglos mit jedem gemein ist«, schrieb der Starintellektuelle des Wilhelminismus in seinem Aufsatz »Soziologie der Mahlzeit« von 1910.

Ernährungsstudien berichten allerdings, dass sich die Deutschen immer weniger Zeit für die Nahrungsaufnahme in Gesellschaft nehmen. Das hat mit der Zunahme der Singlehaushalte zu tun, betrifft aber auch die Familienzusammenkünfte. Gestiegene Mobilität, die Auflösung traditioneller Ernährungsriten und die breite Verfügbarkeit von To-go-Menüs haben dafür gesorgt, dass Eltern und Kinder immer seltener gemeinsam essen. Gerade Frühstück und Mittagessen haben sich aus den eigenen vier Wänden nach draußen verlagert. Damit geht ein wichtiger Lernort für den Nachwuchs verloren und ein verbindendes Ritual für Familien. Studien zeigen, dass Sprösslinge, die regelmäßig mit ihren Eltern speisen, einen größeren Wortschatz entwickeln, bessere Noten nach Hause bringen und später als Jugendliche weniger Drogen konsumieren.

Es lohnt sich also, das gemeinsame Essen als soziales Ereignis hochzuhalten. Dem würden auch die Teilnehmer unseres »Supperclubs« zustimmen, die gerade unter Prusten und Prosten die letzten Reste Pannacotta aus den Dessertgläsern löffeln. Ein fettig-süßer Nachtisch – der sich in fröhlicher Runde in einen Nährstoff für die Seele verwandelt.

Wo es die Dinner-Treffs gibt:

Privatrestaurants und Dinner-Communitys findet man überall im Netz. Die Anbieter und Plattformen wechseln öfter mal, aber wer nach Begriffen wie »Essen bei Fremden«, »Social Dinner« oder »Privatrestaurant« googelt, wird garantiert fündig. Manche Portale organisieren auch gemeinsames Brutzeln mit Migranten oder anderen Hobbyköchen.

Glücksfaktor Genuss: Mehr Achtsamkeit, bitte

Gaumenfreuden sind Seelenfreuden. Wer die Aromen und Texturen einer Mahlzeit aufmerksam wahrnimmt, besitzt ein wirksames Mittel gegen Stress und Burn-out.

Intensiv gelb leuchtet die Kürbissuppe aus dem Teller. Ihr süßlich-warmer Duft kitzelt die Nase. Im Mund liefert das nussige Aroma des Hokkaido den Grundakkord, über dem die leichte Schärfe des Ingwers und der Karamellgeschmack der gerösteten Kürbiskerne als Obertöne schweben. Zusammengehalten wird die Komposition durch das cremige Mundgefühl der Kokosmilch. Man schließt die Augen und denkt an: goldene Herbstsonne über bäuerlichen Hügellandschaften ... Zugegeben, derart fantasievoll genießt man normalerweise nur edle Weine oder Sternemenüs. Alltagsgerichte wie eine Kürbissuppe erhalten nicht diese konzentrierte Aufmerksamkeit. Hier heißt es meist nur: Schmeckt. Oder schmeckt nicht. Und das ist schade: Denn wer eine Mahlzeit mit allen Sinnen wahrnimmt, verwandelt das Gericht in eine Anti-Stress-Ernährung. Schon die Vorfreude setzt im Gehirn den Botenstoff Dopamin frei (→ Seite 17), der die geistige Kreativität beflügelt und das Langzeitgedächtnis stärkt. Beim Akt des Genießens breitet sich der Wellnessbotenstoff Serotonin (→ Seite 18, 123) im Oberstübchen aus. Das Hamsterrad des Alltags kommt zum Halt, die Uhr verliert den Minutenzeiger. Und das schlägt sich in körperlichen Reaktionen nieder. Der Blutdruck sinkt, Muskelverspannungen nehmen ab, das Nervensystem kommt wieder in Balance.

ACHTSAMKEIT STÄRKT DAS GEHIRN

Regelmäßig ausgeübt, kann das bewusste und achtsame Wahrnehmen sogar als Prophylaxe gegen Burn-out und Ängste dienen. Wie Studien zur Achtsamkeitsmeditation MBSR zeigen, verändern tägliche Wahrnehmungsübungen das Gehirn. Der präfrontale Cortex wird gestärkt – jene Region, die uns Kontrolle gibt über Fühlen, Denken und Handeln. Die neuronale Angstzentrale hingegen, die Amygdala, wird gedämpft. Doch selbst wer es nicht ganz so genau nimmt mit der Konzentration aufs Essen, profitiert: Momente des Genießens stellen den negativen Gefühlen positive entgegen und tragen so zur seelischen Balance bei.

Die sieben Regeln des Genießens

Der Berliner Verhaltenstherapeut Rainer Lutz entwickelte die »kleine Schule des Genießens«. Darin beschreibt er sieben Bedingungen, die den Genuss erst möglich machen *(www.genuss-tut-gut.de)*.

DIE ROSINE, DIE SINNE UND DER STRESS

Von Jon Kabat-Zinn, dem Erfinder des anerkannten Achtsamkeitstrainings MBSR (»Achtsamkeitsbasierte Stressreduktion«), stammt eine pfiffige Übung, die hilft, das Essen bewusst mit allen Sinnen wahrzunehmen und dabei Stress zu reduzieren. Einziges Requisit dieser Mini-Meditation: eine Rosine. Diese getrocknete Weinbeere wird erforscht, als sei sie ein unbekanntes Objekt, das einem zum allerersten Mal zwischen Finger und Lippen gerät. Achtsamkeitskurse nach dem MBSR-Programm bieten die fünfminütige Lektion gerne als Einstiegsübung an.

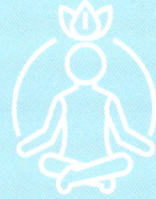

- **Tasten:** Nehmen Sie die Rosine in die Hand wie eine Neuentdeckung. Ertasten Sie die Oberfläche, erkunden Sie Farbe, Form und Temperatur. Versuchen Sie, Adjektive für diese Sinnesempfindung zu finden (z. B. klebrig, runzlig, prall, elastisch ...), ohne ein Werturteil zu fällen.
- **Riechen:** Welchen Duft nehmen Sie wahr? Mögliche Eindrücke sind: scharf, süß, modrig, fettig, säuerlich ... Bitte kein Werturteil. Wie lange hält sich der Duft in der Nase? Falls die Aufmerksamkeit von der Rosine wegwandert: Führen Sie den Geist freundlich-gelassen zu der Übung zurück.
- **Schmecken:** Nehmen Sie die Rosine zwischen die Lippen. Erkunden Sie die Oberfläche. Lassen Sie das Objekt in den Mund gleiten und setzen Sie die Zunge ein. Wie fühlt sich das an? Wie schmeckt die Rosine, wenn man vorsichtig draufbeißt? Ändert sich die Konsistenz? Der Geschmack?
- **Schlucken:** Kauen Sie die Rosine konzentriert bis zum letzten Bissen und beobachten Sie den Vorgang des Schluckens. Versuchen Sie, ihren Weg vom Mund in den Magen zu verfolgen, während die Beere hinabgleitet. Anschließend kommen Sie mit der Aufmerksamkeit wieder zurück in den Mund.

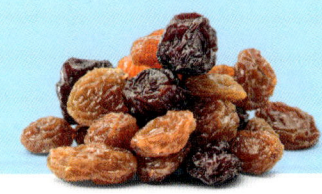

Gute Laune: Zum Glück gibt's was zu essen

Für das kleine High im Alltag sorgt nicht nur Schokolade. Wer Lebensmittel, die reich an dem Eiweißbaustein Tryptophan sind, mit Kohlenhydraten kombiniert, hebt die Stimmung im Handumdrehen.

Beim Essen zeigt sich Glück in vielen Formen. Etwa als Teller voll dampfender Spaghetti mit Hühnchen, die die Zutaten liefern, mit denen sich das Nervensystem seine Gute-Laune-Botenstoffe bastelt. Oder als fruchtig-süßer Apfelstrudel, der so schmeckt wie in Großmutters Küche. Oder als Austern, die begehrte Delikatesse aus dem Meer ... Kurzum: Auf vielfache Weise greift Essen in die Gehirnschaltkreise ein, in denen die guten Gefühle erzeugt werden – und das können wir gezielt nutzen.

WIE FUNKTIONIERT WOHLFÜHLEN?

Die Sinneswahrnehmung
Die komplexen Aromen eines gelungenen Mahls und der fein angerichtete Teller wecken den Appetit und aktivieren das Belohnungszentrum im Gehirn. Dessen Nervenzellen schütten einen Schwall Dopamin aus (➜ Seite 17), den Botenstoff der Vorfreude auf schöne Dinge. In Experimenten strömte besonders dann viel Dopamin, wenn die Teilnehmer vor ihrer Lieblingsspeise saßen.

Die Biochemie
Bestimmte Inhaltsstoffe aus den Lebensmitteln kurbeln die Stimmung an – sei es direkt oder auf Umwegen. Kohlenhydrate etwa machen den Weg frei für den Stoff Tryptophan, aus dem das Gehirn das Gute-Laune-Hormon Serotonin bastelt (siehe Kasten S. 123). Dunkle Schokolade mit einem hohen Kakaoanteil von mindestens 70 Prozent entfaltet ihre pharmakologische Wirkung sogar unmittelbar, dank der Kakaobestandteile Theobromin und Koffein. Studien zufolge genügen 50 Gramm des süßen Evergreens, um die Stimmung zu verbessern. Der Effekt tritt etwa eine Stunde nach dem Essen ein.

Die Sättigung
Den Körper mit Energie zu versorgen zählt zu den mächtigsten Bedürfnissen, die es gibt. Kein Wunder, dass allein die Befriedigung dieses physiologischen Triebs das emotionale Befinden bessert. Essen macht also per se schon mal glücklich! Dieser Effekt birgt allerdings auch ein Dickmacherpotenzial. Weil die Evolution uns darauf getrimmt hat, Kalorienreiches besonders angenehm zu finden, heben Rinderrouladen den Stimmungspegel höher an als Knäckebrot.

Die emotionale Bedeutung

Im Lauf des Lebens verschmelzen Biografie und Essen. Ein Schnitzel mit luftig-gewellter Panade weckt dann womöglich Erinnerungen an die Küche der geliebten Großtante in Wien. Und Schokolade schreibt sich als Trostspender im Gehirn ein oder als selbst verliehene kulinarische Tapferkeitsmedaille nach besonderer Anstrengung. Ist diese Koppelung tief genug verankert, springt bei neuerlichem Genuss wieder das Belohnungssystem an und spendiert gute Gefühle.

Der Alkohol

Wein, Bier und ähnliche Rauschmittel setzen im Belohnungssystem des Gehirns Endorphine frei, die eine anregende und euphorisierende Wirkung verströmen. Die Wirkung tritt ab etwa 0,2 Promille ein. Allerdings: Die Areale, in denen die Endorphinparty stattfindet, sind auch entscheidend für die Suchtentwicklung. Das setzt dem Gute-Laune-Effekt enge Grenzen.

SEROTONIN: Gute Laune auf dem Teller

Das Glückshormon Serotonin – streng genommen eher ein Zufriedenheitshormon – kann man auch essen. Das klappt allerdings nicht auf direktem Weg, weil das Serotonin aus der Nahrung nicht bis zu den grauen Zellen vordringt, es scheitert am Nadelöhr der Blut-Hirn-Schranke (→ Seite 15). Leichter tut sich in dieser Beziehung die Vorstufe von Serotonin, die Aminosäure Tryptophan (→ Seite 81). Allerdings muss auch das Tryptophan einen biologischen Kniff nutzen, um sich ins Gehirn zu mogeln. Es wird nämlich an der Blut-Hirn-Schranke normalerweise von konkurrierenden Aminosäuren verdrängt. Wenn man allerdings zusammen mit dem Gute-Laune-Lieferanten etwas Kohlenhydrathaltiges isst, dann hat das Tryptophan einen mächtigen Verbündeten an der Seite, der ihm die Schranke hochzieht. Das funktioniert folgendermaßen: Die Kohlenhydrate lassen den Blutzuckerspiegel steigen, daraufhin kommt es zu einem Insulinausstoß und dieses Hormon wiederum bindet die konkurrierenden Aminos und schickt sie in die Muskelzellen. Tryptophan hingegen wird vom Insulin nicht gebunden – es hat nun quasi freie Bahn ins Gehirn.

Tryptophan-Freunde:

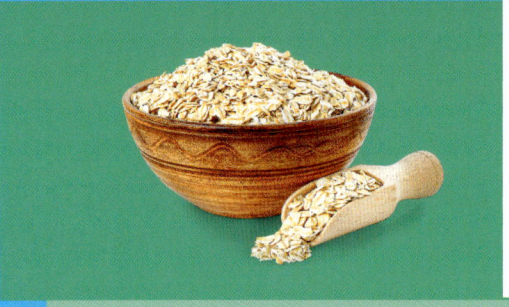 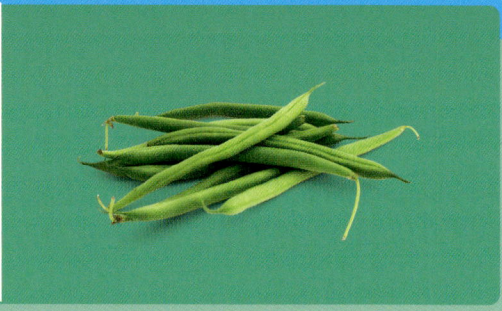

- Der gesündeste Weg zum Tryptophan, der Vorstufe des Happinesshormons Serotonin, führt über Lebensmittel, die eine Kombination von viel Tryptophan und zugleich komplexen Kohlenhydraten enthalten. Diese guten Carbs liefern auch – anders als der Zucker in Süßigkeiten – sättigende Ballaststoffe, Mineralstoffe und weitere Gesundheitshelfer.
- Einen guten Mix aus Kohlenhydraten und Tryptophan enthalten beispielsweise Bohnen, Linsen, Haferflocken, Weizenmehl und Naturreis (s. Tabelle S. 125).

Tryptophan-Hemmer:

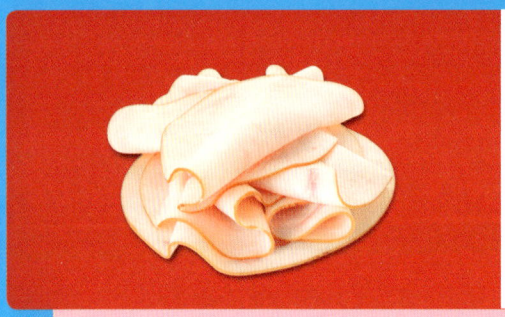 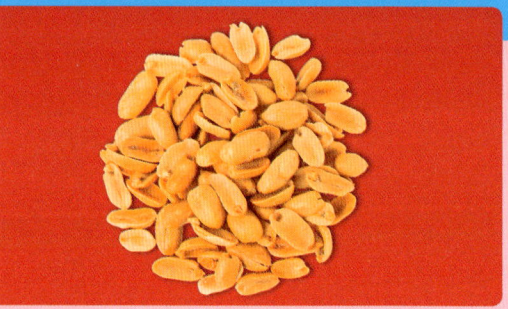

- Eiweißreiche Lebensmittel sind wertvoll und wichtig – aber wenn es um das Serotonin geht, stehen Fleisch und Milchprodukte dem Glück etwas im Weg. Sie enthalten nämlich neben Tryptophan noch viele andere Aminosäuren (➜ Seite 80), und diese bremsen ihren Konkurrenten unfein aus.
- Ab einem Eiweißanteil von mehr als 20 Prozent hat Tryptophan das Nachsehen. Über diesem Wert liegen z. B. Erdnüsse, Parmesan, mageres Rind oder Putenbrustaufschnitt.

Tryptophangehalt von Lebensmitteln:

Linsen, getrocknet	250 Milligramm Tryptophan pro 100 Gramm
Bohnen	230 Milligramm Tryptophan pro 100 Gramm
Haferflocken	190 Milligramm Tryptophan pro 100 Gramm
Weizenmehl	130 Milligramm Tryptophan pro 100 Gramm
Naturreis	90 Milligramm Tryptophan pro 100 Gramm

HAPPY FOOD: NOCH MEHR TRICKS UND TIPPS

Mit Lust experimentieren

»The Brain Loves Novelty«, heißt es unter Hirnforschern. Auf frische Reize reagiert das Gehirn mit einem kleinen Sturm der Begeisterung. Dieses Glücksrezept lässt sich beim Essen besser nutzen als irgendwo sonst – etwa indem man im Kochbuch andere Seiten aufschlägt, die gewohnten Küchentechniken variiert, bei der Außerhauskost experimentiert ...

Den Genuss dosieren

Damit die Lieblingsspeise für gute Laune sorgt, darf sie nicht jeden Tag auf dem Tisch stehen. Das gilt natürlich auch für saisonale Köstlichkeiten. Wer rund ums Jahr Importerdbeeren futtert, bringt sich um das Vergnügen, im Juni die ersten Früchte zu naschen.

Die Schärfe genießen

Lebensmittel wie Chili, Pfeffer, Ingwer, japanischer Wasabi oder einheimischer Meerrettich liefern Hochgefühle auf einen Biss. Um das Feuer im Mund zu löschen, reagiert das Gehirn nämlich mit der Ausschüttung von Endorphinen. Diese körpereigenen Opiate dämpfen den Schmerz und lösen zugleich eine leichte Euphorie aus, das sogenannte »Pepper-High«.

Für das schnelle Glück

Trockenfrüchte wie Datteln, Feigen oder Aprikosen sind kompakte Stimmungsmacher. Sie enthalten reichlich Tryptophan sowie viel Fruchtzucker, also das Taxi, das die Aminosäure braucht, um ins Gehirn zu gelangen. Die Wirkung des Zuckers verpufft zwar rasch wieder – aber manchmal braucht man einfach ein schnelles Hoch.

Geistig auf Zack: Die Kunst der Konzentration

Wer es schafft, seine ungeteilte Aufmerksamkeit auf ein Thema auszurichten, der besitzt den Schlüssel zum Gelingen. Komplexe Kohlenhydrate – und das richtige Timing beim Essen – liefern die Zutaten für mehr mentale Stärke.

Prima, wenn man einen genialen Kopf besitzt oder wenigstens herausragende Talente. Aber es geht auch ohne – solange man nur über die Fähigkeit verfügt, seine Energie ungeteilt einer Sache zu widmen. Wer am Computer arbeitet, sich auf eine Prüfung vorbereitet, ein Musikstück an der Klarinette einübt oder sonst eine Aufgabe meistern will, der wird nur Erfolg haben, wenn er die Fähigkeit zur Konzentration (von lat. *concentra*, zusammen zum Mittelpunkt) besitzt. Wie Forscher der Universität Washington in St. Louis (US-Bundesstaat Missouri) vor einigen Jahren bei Gedächtnistests herausfanden, beruht Intelligenz entscheidend auf der Gabe, störende Impulse im eigenen Gehirn in Zaum halten zu können. Selbst beim Autofahren, Kochen oder Lesen ist ein grauer Muskel gefragt, der sich den ständigen Ablenkungen widersetzt, die der Alltag bereithält. Die Ernährung kann dabei entscheidend helfen.

DIE WICHTIGSTEN ZUTATEN FÜR GEISTIGE HÖHENFLÜGE

Komplexe Kohlenhydrate

Zuckerarmes Obst und Gemüse sowie Vollkornbrot, Haferflocken, Naturreis oder Hülsenfrüchte stecken voller Smart Carbs. Diese Kohlenhydrate liefern den Gehirntreibstoff Glukose (➔ Seite 70) im Verbund mit Ballaststoffen, die die Aufnahme von Glukose ins Blut verzögern. So steigt der Blutzuckerspiegel nur langsam an, um über Stunden auf einem konstanten Level zu verharren. Die Folge: Die Denkzentrale – sie verbraucht ein Fünftel des täglichen Energiebedarfs des Körpers – wird gleichmäßig mit Zucker versorgt. Nach dem Genuss von Süßigkeiten oder Weißmehlbrötchen hingegen sinkt der Blutzuckerspiegel rasch wieder ab und die Konzentration geht flöten.

Wasser

Ideen sprudeln nur, wenn der Flüssigkeitshaushalt des Körpers ausgeglichen ist. Schüler, die 30 Minuten vor einem Leistungstest ihren Durst löschen, erzielen bessere Ergebnisse. Dürfen Studenten während der Vorlesung zwei große Gläser Wasser trinken, können sie sich mehr Stoff einprägen als Kommilitonen, die unversorgt bleiben. Etwa 2–2½ Liter Flüssigkeit (➔ Seite 104) empfehlen Experten am Tag.

Mikronährstoffe

Etliche Mineralstoffe, Spurenelemente und Vitamine sind wichtig für die Aufmerksamkeit und Konzentration. Das Multitalent Magnesium (→ Seite 93) etwa schützt das Nervensystem vor Stress und aktiviert die Freisetzung von Adenosintriphospat (ATP), dem Zellbrennstoff. Fehlt dem Körper Magnesium, leidet die Hirnaktivität. Auch ein Mangel an B-Vitaminen (→ Seite 92) schlägt sich in Konzentrationsschwäche nieder. Eisen wiederum ist unentbehrlich für den Sauerstofftransport und das Gedächtnis.

Extratipp Kaugummi

Die geistige Fitness lässt nach? Dann kann es helfen, sich einen Kaugummi einzuwerfen. Die Kieferbewegung sorgt dafür, dass mehr Blut und Sauerstoff ins Gehirn gelangen. Vor allem der Frontallappen profitiert, also der Bereich, der für Aufmerksamkeit, Problemlösung und komplexe Handlungsplanung von Bedeutung ist. Der Erlanger Intelligenzforscher Siegfried Lehrl glaubt, dass Personen, die beim Lernen Kaugummi kauen, ein Drittel mehr Informationen behalten.

DER TAGESPLAN FÜR OPTIMALE KONZENTRATION

Frühstück

Nach der nächtlichen Fastenphase gilt es, die leeren Kohlenhydratspeicher des Körpers aufzufüllen. Ein Vollkornmüsli mit frischem Obst und Milch oder ein belegtes Vollkornbrot mit Tomaten und Gurke füllen die Akkus und liefern dem Gehirn die Energie für geistige Langstreckenflüge. Wer zum Frühstück Vollkornprodukte isst, bleibt selbst am Nachmittag konzentrierter und macht weniger Fehler, fand die Ernährungswissenschaftlerin Anne Nilson von der schwedischen Universität Lund vor einigen Jahren heraus. Bis zu zehn Stunden lang verweilt der Zuckerspiegel im Blut auf stabilem Niveau.

Vormittagssnack

Zwischenmahlzeiten sind kein Muss. Ein halb leerer Magen fördert sogar das Denken, weil die Verdauung dem Gehirn kein Blut abzieht – und keinen Sauerstoff. Wird der kleine Hunger aber zu groß, am besten zu einem fettarmen Joghurt, Nüssen oder Obst greifen.

Lunch

Ein Salat- oder Gemüseteller mit Fisch, Geflügel oder magerem Fleisch versorgt die grauen Zellen mit den nötigen Powernährstoffen, um die Leistungskurve oben zu halten. Obst oder fettarme Milchprodukte bilden eine ideale Nachspeise. Paniertes Schnitzel, Spaghetti oder Braten hingegen verstärken das biologische Leistungstief, das die meisten Zeitgenossen gegen 14 Uhr verspüren. Der Körper wendet seine Energie dann für die Verdauung auf statt fürs Gehirn.

Abendessen

Wer nach dem Abendessen keinen Denksport mehr betreibt, ist mit Nudel- oder Reisgerichten gut bedient. Ihre Kohlenhydrate fördern die Produktion von schlafförderndem Serotonin (→ Seite 18, 123) und stellen die Weichen für eine gute Nachtruhe. Eiweißreiches wie ein Pilzomelett oder ein kleines Steak hingegen machen eher munter und aktiv. In jedem Fall wichtig: Keine zu großen Portionen wählen. Sonst leidet die Schlafqualität – und man büßt am nächsten Tag Konzentration ein.

Lunch lieber allein

Wer am Nachmittag vor einer kniffligen Aufgabe steht, die Exaktheit und volle Aufmerksamkeit erfordert, der isst mittags besser allein statt im Kreis der Kollegen. Das fand Werner Sommer heraus, Psychologe an der Humboldt-Universität in Berlin. Der Grundlagenforscher wollte wissen: Wie wirkt sich ein gemeinsamer Lunch auf Stimmung und kognitive Leistungsfähigkeit aus? Dazu bat er 32 Probandinnen, ihre gewohnte Mahlzeit entweder allein im Büro einzunehmen oder zusammen mit einer Freundin beim Italiener ums Eck. Im Anschluss an das Essen absolvierten die Teilnehmerinnen im Unilabor einige Tests, unter anderem auf ihre Konzentrationsfähigkeit. Das Ergebnis: Wer in Gesellschaft getafelt hatte, fühlte sich entspannter – auf Kosten des Konzentrationsvermögens. Die kognitiven Fähigkeiten verschlechterten sich, ebenso die Eignung, Fehler zu entdecken.

Die Top-3-Lebensmittel für mehr Konzentration

Walnüsse

Die Schalenfrüchte sind pure Nervennahrung. Zu ihren Inhaltsstoffen, die das Denken beflügeln, zählen neben B-Vitaminen, Magnesium und den ungesättigten Fettsäuren vor allem ihr Lecithin. Als Bestandteil der Zellmembranen stärkt dieser fettähnliche Stoff Gehirn- und Nervenzellen. Außerdem wird Lecithin zu Acetylcholin umgewandelt, einem der wichtigsten Botenstoffe im Nervensystem. Acetylcholin erhöht die Aufmerksamkeit und erleichtert das Abspeichern von neuen Informationen im Hippocampus, dem Tor zum Gedächtnis. Experten empfehlen, täglich 20 Gramm Walnüsse zu essen. Das entspricht einer kleinen Handvoll.

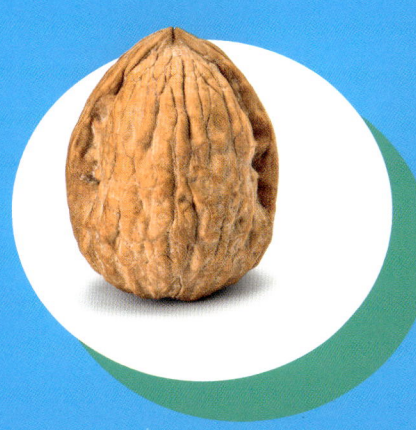

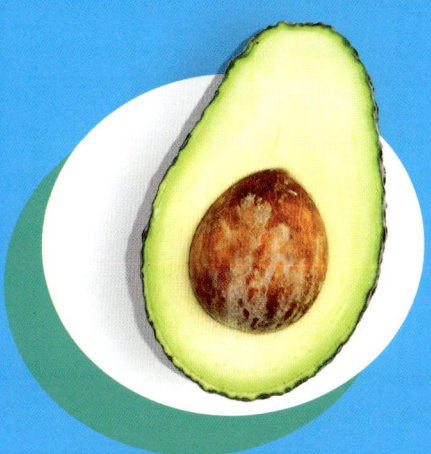

Avocado

Prall gefüllt mit gesunden Fetten, Provitamin A sowie B-Vitaminen, enthält die birnenförmige Südfrucht überdies einen gehirnfreundlichen Inhaltsstoff, den man höchst selten in Lebensmitteln findet: eine besondere Art von Kohlenhydraten namens Mannoheptulose. Dieser Einfachzucker versorgt Gehirn- und Nervenzellen mit Energie, ohne dabei den Blutzuckerspiegel zu erhöhen – das hält den Geist rege. Nicht zuletzt punkten Avocados mit nervenstärkendem Lecithin.

Kaffee

Kein anderes Lebensmittel verhilft so rasch aus dem geistigen Tief wie der stimulierende Bohnentrunk. Schon eine geringe Dosis vertreibt die Müdigkeit. Nachdem das Koffein die Blut-Hirn-Schranke beinahe ungehindert passiert hat, blockiert es im Nervensystem den Botenstoff Adenosin, der die Zellen vor Überanstrengung schützt und müde macht. Ohne die dämpfende Wirkung von Adenosin verspürt man für kurze Zeit mehr Energie. Für die positive Wirkung sind in der Regel mindestens 75 Milligramm Koffein nötig. Das entspricht etwa einer Tasse Filterkaffee oder einem doppelten Espresso. Gesunde Menschen können – über den Tag verteilt – bis zu 400 Milligramm zu sich nehmen, so die *European Food Safety Authority (EFSA)*.

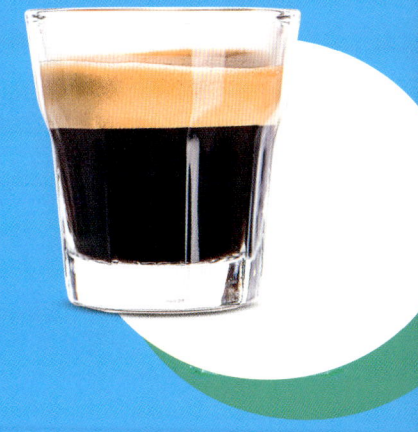

Stress: Essen für mehr Brainpower

Die richtige Dosis Druck spornt an, zu viel Druck macht krank. Die Stresshormone lassen uns zum falschen Essen greifen und leeren die Vitalstoffdepots des Körpers.

Keine Zeit für den Lunch, der Chef wartet genervt auf die Exceltabelle mit den Quartalszahlen. Also wird rasch eine Käsestange am Schreibtisch verdrückt. Später gibt's für die Nerven eine Handvoll Gummibärchen. Und abends eine Fertigpizza, weil die Energie fehlt, um sich an den Herd zu stellen ...

URSACHEN UND SYMPTOME

Selbst wer sich im Normalfall gesund ernährt, gibt bei psychischer Anspannung rasch die guten Vorsätze auf. Das liegt nicht zuletzt an dem Stresshormon Cortisol. Der Botenstoff aus der Nebennierenrinde regt tüchtig den Appetit an – leider nicht auf Brokkoli, sondern auf Lebensmittel mit viel Fett und Zucker. Neben der erhöhten Kalorienaufnahme stimuliert Cortisol bei chronischem Stress auch die Einlagerung von Körperfett, speziell von viszeralem Bauchfett. Die Pölsterchen rund um den Nabel bilden ein ausgelagertes Energiedepot für die Nervenzellen, die unter Druck mehr Treibstoff benötigen als im Normalbetrieb. Ein dicker Bauch bei dünnen Armen und Beinen verrät, dass jemand viele Jahre Stress hinter sich hat.

Anhaltende psychische Belastungen – etwa durch eine Scheidung, den drohenden Jobverlust oder die Pflege des erkrankten Partners – setzen dem Organismus an allen Ecken und Enden zu. Sie schwächen das Immunsystem und verschlimmern chronisch-entzündliche Erkrankungen wie Asthma oder Arthritis. Der Schlaf flieht, die Verdauung leidet, das Risiko für Burn-out und Depressionen steigt. Umso wichtiger ist es, rechtzeitig gegenzusteuern.

WAS HILFT?

Leider gelingt es nicht immer, an der Stressursache anzusetzen. In diesen Fällen gilt es umso mehr, die seelischen Ressourcen zu stärken und sich vor den negativen Körperreaktionen zu schützen. Dabei hilft ein individueller Mix aus Sport, Entspannungstechniken wie Yoga oder Meditation, eine enge Bindung zu Freunden und Familie, eine gute Nachtruhe – und die richtige Ernährung. Nur wenn der Körper gut mit den passenden Nährstoffen versorgt ist, kann er die erhöhten Anforderungen in Krisenzeiten bewältigen.

DIESE NÄHRSTOFFE BRAUCHT IHR KÖRPER BEI STRESS BESONDERS DRINGEND:

VITAMINE: Geistige und körperliche Überbeanspruchungen erhöhen den Vitaminverbrauch. Das betrifft vor allem Vitamin C, das an der Herstellung des Stresshormons Adrenalin beteiligt ist und eine wichtige Rolle für die Körperabwehr spielt. Um in längeren Stressphasen gesund zu bleiben, darf eine tägliche Portion Orangen, Kiwi, Paprika, Erdbeeren oder Kohlgemüse nicht fehlen. Ebenfalls wichtig: B-Vitamine. Diese erhöhen die nervliche Belastbarkeit und Konzentrationsfähigkeit. Gleichzeitig senken sie stressbedingte Angstzustände und Stimmungstiefs. Die wichtigsten Lieferanten: Feldsalat, Huhn, Sesamsamen, Linsen, Grünkohl, Sonnenblumenkerne, Spinat, Avocado, Rosenkohl.

MAGNESIUM: Dieses Mineral ist entscheidend für eine angemessene Reaktion auf Stress, wird aber verstärkt ausgeschieden, wenn Stresshormone die Regie im Körper führen. Wenn wir unter Magnesiummangel leiden, trifft uns Stress also doppelt. Was sich in Form von Schlafstörungen, Konzentrationsschwäche und Nervosität bemerkbar macht. Gute Quellen sind frisches Gemüse, Obst, Vollkornprodukte, Nüsse.

EIWEISS: Bei chronischer Anspannung verbraucht der Körper vermehrt Eiweiß, vor allem um sich daraus Alarmhormone zu basteln und zusätzliche Stressenergie zu mobilisieren. Fehlt es an diesem wichtigen Baustoff des Lebens, zeigt sich das z. B. an häufigen Infekten, Müdigkeit, brüchigen Nägeln oder Haarausfall. Wer sein Eiweißkonto gezielt füllen möchte, greift zu Lebensmitteln wie Fisch, magerem Fleisch, Ei, Milchprodukten, Hülsenfrüchten und Nüssen.

Vier gesunde Alternativen zu Gummibärchen

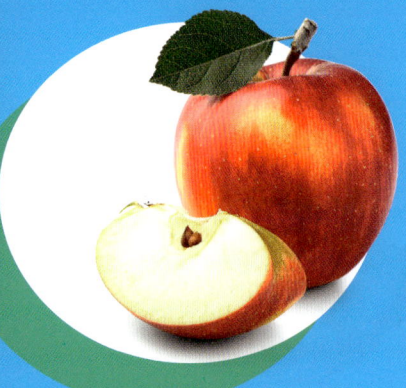

ÄPFEL: Das Kernobst stillt die Lust auf Süßes auf gesunde Art. Seine Anti-Stress-Mikronährstoffe wie Vitamin C, E, B$_1$, B$_6$, Selen und Folsäure unterstützen Körper und Geist bei seelischen Anspannungen. Das österreichische Institut für Ernährung und Stoffwechselerkrankungen in Laßnitzhöhe bei Graz ernannte die Rotbäckchen nach der Analyse von rund 200 Studien zum perfekten Anti-Stress-Snack.

DUNKLE SCHOKOLADE: Auch Schoki mit einem Kakaoanteil von mehr als 70 Prozent hat sich in Studien als Mood Food bewährt. Nervenberuhigend wirkt ein spezieller Kakaococktail an Inhaltsstoffen, zu dem das koffeinähnliche Theobromin ebenso zählt wie das mit Cannabis verwandte Anandamid und weitere Substanzen aus der Gruppe der Flavonoide.

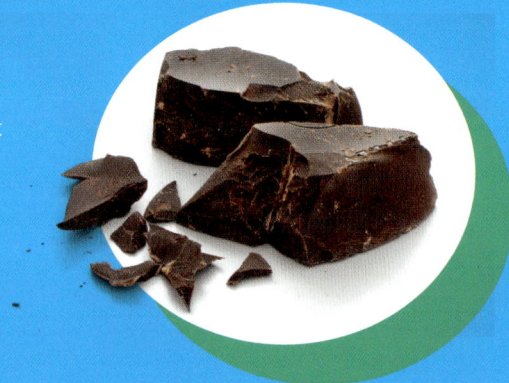

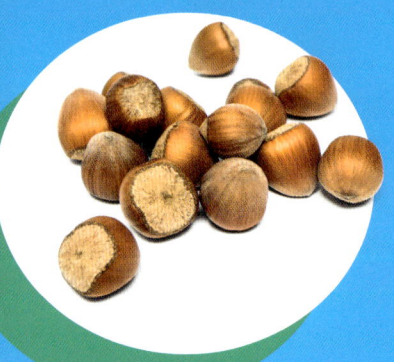

NÜSSE: Ein hoher Anteil von B-Vitaminen, Magnesium und Kalium machen die Schalenfrüchte zur klassischen Nervennahrung. Speziell Erdnüsse, Haselnüsse und Mandeln punkten überdies mit Tryptophan. Diese essenzielle Aminosäure ist wichtig für die Synthese unseres Glückshormons Serotonin (→ Seite 18, 123).

BANANEN: Vor Prüfungen oder einem Geschäftstermin liefert das gelbe Obst schnell verfügbare Brainpower, ohne den Magen zu belasten. Als Topmagnesiumquelle entschärfen Bananen überdies Stress.

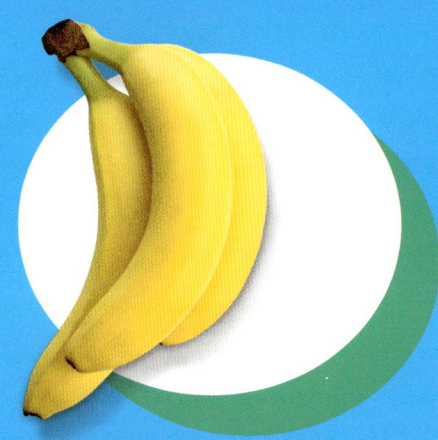

So wird Fast Food zum Fit Food für die Nerven

Wenn die Zeit drängt, die Arbeit stresst und alle Welt an einem zerrt, bleibt kaum Muße, sich gesund zu ernähren. Statt selbst zu kochen, wird zum schnellen Essen gegriffen. Dummerweise jedoch enthalten Fertigpizza oder Käse-Schinken-Sandwich Zutaten, die den Körper eher daran hindern, den Stress zu bewältigen – nämlich ein Übermaß an Kalorien, gesättigten Fetten und Zucker. Dringend benötigte Nervenschützer wie B-Vitamine, Magnesium oder Vitamine hingegen sind Mangelware. Der Ausweg aus dem Dilemma? Greifen Sie im Döner- oder Burgerladen gezielt zu den gesunden Alternativen. Und peppen Sie die Mahlzeiten mit gesunden Zutaten auf. Hier der Fast-Food-Guide für hektische Wochen:

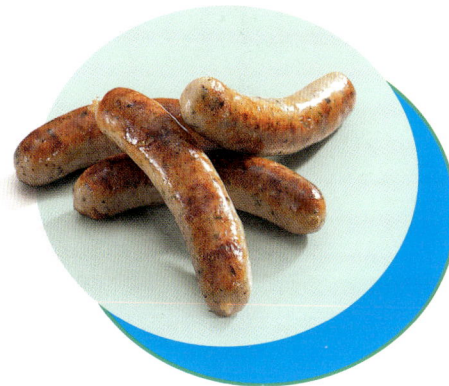

Bratwurst

Nährwerte pro Portion: 494 Kilokalorien, 44 Gramm Fett, 0 Gramm Kohlenhydrate, 25 Gramm Eiweiß.
Der Check: Diese Wurstspezies strotzt von gesättigten Fetten, bietet keine Ballaststoffe und kaum Mineralstoffe. Damit beschwert sie in Stresszeiten die Nerven eher, als sie zu stärken. Das wiegt auch der Senf nicht auf, dessen Scharfmachersubstanzen immerhin die Verdauung ankurbeln.
Die gesunde Variante: Gibt es nicht. Betrachten Sie die Bratwurst als Genussmittel auf dem Weihnachtsmarkt, aber nicht als Mahlzeit.

Döner im Fladenbrot

Nährwerte pro Portion: 515 Kilokalorien, 21 Gramm Fett, 43 Gramm Kohlenhydrate, 37 Gramm Eiweiß.
Der Check: Die Mayonnaise in der Joghurtsauce, das Weißmehlbrot und der hohe Fettgehalt im Lammfleisch verwandeln viele Orientburger in Kalorienbomben. Rot- und Weißkohl sowie grüner Salat gleichen diesen Nachteil etwas aus. Deshalb schneidet Döner besser ab als Burger oder Currywurst.
Die gesunde Variante: Bitten Sie den Verkäufer, Geflügelfleisch in die Brottasche zu packen und extraviel knackigen Rot- und Weißkohl, Tomaten und Gurken. Bei der Sauce zur scharfen Variante greifen, die ist mayo-frei.

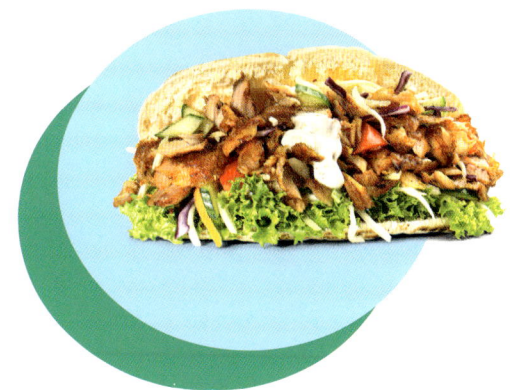

Fast Food im Vital-Check

Hamburger (mittelgroß)

Nährwerte pro Portion: 395 Kilokalorien, 18 Gramm Fett, 25 Gramm Kohlenhydrate, 32 Gramm Eiweiß.

Der Check: Mit den leeren Kohlenhydraten im Brötchen, dem Alibi-Salatblättchen und den gesättigten Fetten im Rinderhack belastet der Burger das Fett-und-Kalorien-Konto, ohne dies mit besonderen Benefits auszugleichen.

Die gesunde Variante: Wählen Sie den kleinsten Burger. Wer ihn im Menü bestellt, wählt ihn am besten mit Salat und Apfelschorle statt mit Pommes und Cola. Das spart Kalorien und peppt die Mahlzeit mit Vitaminen, Mineralien und Ballaststoffen auf.

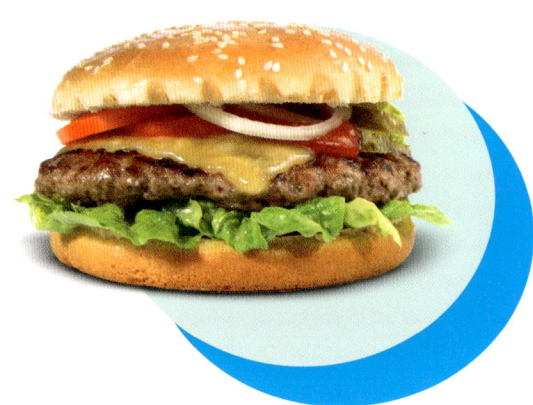

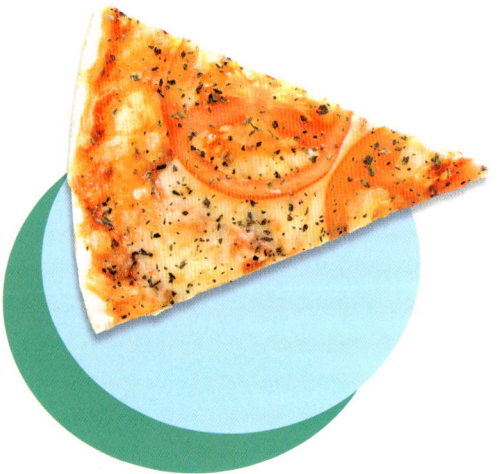

Fertigpizza mit Salami

Nährwerte pro Portion: 847 Kilokalorien, 34 Gramm Fett, 96 Gramm Kohlenhydrate, 28 Gramm Eiweiß.

Der Check: Die klassische TK-Pizza besteht vor allem aus hellem Weizenmehl, fettreicher Salami und viel Salz – meist mehr als 5 Gramm, was bereits das Tageskonto füllt. Nervenstärkendes Gemüse fehlt, weil es den Teig aufweicht. Dazu kommt: Die Fertigpizza aus dem Supermarkt ist für zwei Esser gedacht, wird aber meist von einer Person verdrückt.

Die gesunde Variante: Bei der TK-Pizza die simple Margarita-Variante kaufen und reichlich mit gesundem Brainfood aufpeppen – etwa Zwiebelringen, Tomaten, Paprika, Thunfisch oder angebratener Hühnchenbrust.

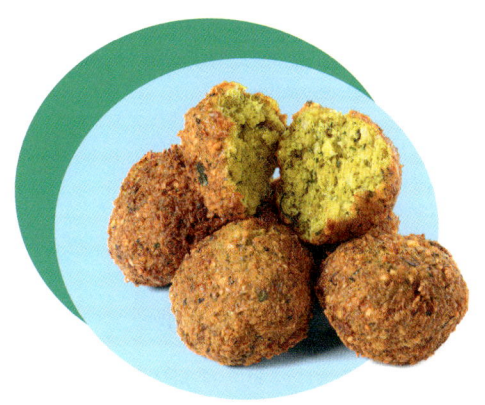

Falafel im Fladenbrot

Nährwerte pro Portion: 612 Kilokalorien, 16 Gramm Fett, 86 Gramm Kohlenhydrate, 60 Gramm Eiweiß.

Der Check: Falafel sind frittierte Bällchen aus pürierten Kichererbsen, Kräutern und Gewürzen. Abgesehen vom Frittierfett ein gesunder Stresskiller. Eine Portion der Hülsenfrüchte deckt den halben Tagesbedarf an Ballaststoffen und sogar 70 Prozent des Folsäurebedarfs. Folsäure ist ein Vertreter aus der Riege der B-Vitamine, die bei psychischer Anspannung besonders gefragt sind. Salat und Tomatenscheiben liefern zusätzliche Vitamine.

Halbes Hähnchen mit Pommes

Nährwerte pro Portion: 900 Kilokalorien, 52 Gramm Fett, 39 Gramm Kohlenhydrate, 70 Gramm Eiweiß.

Der Check: Die Fett- und Kalorienmenge eines halben Broilers reicht locker für zwei Esser. Vollgesaugt mit heißem Öl verwandeln sich die dazu gereichten frittierten Kartoffelstangen in pures Junkfood.

Die gesunde Variante: Ersetzen Sie die Fritten durch Salat und befreien Sie das arme Huhn von der überwürzten und übersalzenen Haut. Dann erhalten Sie einen gesunden Mix aus magerem Eiweiß, B-Vitaminen, Zink und Magnesium – also pure Anti-Stress-Kost.

Tortilla-Wrap

Nährwerte pro Portion: 590 Kilokalorien, 24 Gramm Fett, 47 Gramm Kohlenhydrate, 41 Gramm Eiweiß.

Der Check: Der Fitfaktor der Wickelfladen bemisst sich nach der Füllung: Enthält der Snack viel Sauce und Mayonnaise, kostet das Punkteabzug. Ansonsten jedoch gilt: Mit viel Salat, Gemüse und gebratenem Hühnchen ist das zur Rolle gewickelte Fladenbrot eine ideale (Zwischen-)Mahlzeit, wenn der Stress groß ist.

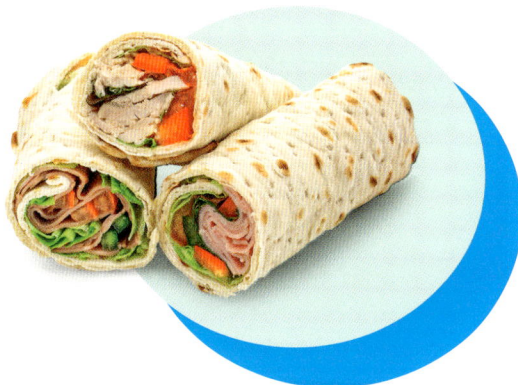

Schlafstörungen: Na dann mal gute Nacht!

Die Ernährung nimmt großen Einfluss auf die Schlafqualität. Wer sich die richtigen Lebensmittel auf den Teller holt und die falschen aus dem Napf verbannt, der fördert die nächtliche Erholung enorm.

Die Nachtruhe ist ein kostenloser Jungbrunnen für Gesundheit und Fitness. Im Schlaf werden die Abwehrkräfte gestärkt, Körperzellen erneuern sich und das Gedächtnis speichert, was es tags zuvor gelernt hat. Wie wichtig der Schlummer ist, zeigt sich, wenn er mal fehlt. Statt morgens voller Tatendrang zu erwachen, schleppt man sich kraftlos und gereizt durch den Tag. Etwa jedem fünften Deutschen passiert das gelegentlich oder regelmäßig. Auf Dauer führt die fehlende Erholung dazu, dass das Risiko für Infekte, Unfälle, aber auch Herz-Kreislauf-Erkrankungen steigt.

URSACHEN

Manchmal stecken Krankheiten hinter den Schlafstörungen oder auch Nebenwirkungen von Medikamenten. Meistens aber liegt es daran, dass sich das Gedankenkarussell nachts weiterdreht und verhindert, dass Körper und Geist zur Ruhe finden. Der Griff zu Tabletten oder einem alkoholischen Schlummertrunk liegt dann oft nahe. Dabei hilft es in solchen Fällen oft schon, sich gezielt müde zu essen. Es gibt etliche Inhaltsstoffe in der Ernährung, die das Sandmännchen locken. Die Schlüsselsubstanz dafür nennt sich Melatonin.

Der Schlaftrunk: Heiße Milch mit Honig

Die große Tasse Honigmilch vorm Zubettgehen macht muntere Menschen müde. Und das funktioniert tatsächlich! Die Milch enthält Tryptophan, also die Vorstufe für das Schlafhormon Melatonin. Der Zucker aus dem Honig verhilft dem Tryptophan (→ Seite 81) durch die Blut-Hirn-Schranke (→ Seite 15), so kann das Gehirn daraus sein Schlafhormon fabrizieren. Wertvoll sind auch die Wärme und Süße des Trunks, die beruhigende Signale an das Nervensystem vermitteln. Und nicht zuletzt funktioniert die regelmäßige Einverleibung als Ritual, das auf das Traumland einstimmt. Pharmakologische und psychologische Effekte ergänzen sich also perfekt.

Melatonin: Das Schlafhormon zum Essen

Wenn abends das Bett lockt, liegt das nicht zuletzt an dem Botenstoff Melatonin. Der Körper produziert dieses sanfte Schlafmittel in der Zirbeldrüse, sobald gedämpftes Licht auf die Netzhaut des Auges fällt. In Arzneimitteln hilft Melatonin Menschen, deren Schlaf-Wach-Rhythmus beispielsweise durch einen Jetlag gestört ist.

Melatoninquellen

Das Gute-Nacht-Hormon steckt aber nicht nur in Pillen, sondern auch in Pilzen. Pfifferlinge, Zuchtchampignons und Steinpilze enthalten nennenswerte Mengen, desgleichen Cranberrys, getrocknete Tomaten und Paprika. Eine indirekte Melatoninquelle bilden Lebensmittel, die die Aminosäure Tryptophan (➜ Seite 81) enthalten. Aus diesem Eiweißbaustein bastelt sich der Körper in mehreren Stufen das begehrte Sandmännchenhormon. Zu den schlaffördernden Proteinquellen zählen Käsesorten wie Emmentaler und Parmesan, aber auch Hähnchen, Eier, Naturreis, Linsen und Cashewkerne und Walnüsse.

Eiweiß und Zucker: Die perfekte Kombi

Damit Tryptophan den Geist beruhigt, braucht es allerdings noch etwas Kohlenhydrate in Form von Nudeln, Kartoffeln oder Vollkornbrot. Erst die Zuckermoleküle ebnen der Aminosäure den Weg ins Gehirn, wo sie in Melatonin umgewandelt wird. Bonuseffekt: Auch das Zufriedenheitshormon Serotonin entsteht aus Tryptophan plus Kohlenhydraten. Wer sich diese Kombi zum Abendessen auf den Teller holt, isst sich nicht nur müde, sondern auch ausgeglichen-entspannt.

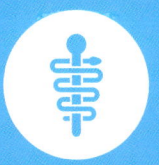

Wann zum Arzt?

Wer länger als einen Monat mindestens dreimal pro Woche schlecht schläft, der sollte mit seinem Hausarzt über eine mögliche Schlafstörung (das Fachwort lautet Insomnie) reden. Bringen Entspannungstechniken und verbesserte Schlafhygiene keine Besserung, kann der Behandler eine kognitive Verhaltenstherapie empfehlen. Dabei lernen unfreiwillige Nachteulen, ihre Schlaf-Wach-Phasen zu strukturieren, sich bewusst zu entspannen und nächtliches Grübeln zu stoppen. Als Übergangslösung bei einer akuten Schlafstörung kann der Arzt sogenannte Z-Drugs (z. B. Zolpidem, Zopiclon) verschreiben. Sie führen im Gehirn zu einer verstärkten Ausschüttung von Gamma-Aminobuttersäure (GABA), einem Neurotransmitter mit dämpfender Wirkung. Wegen ihres Abhängigkeitspotenzials sollten diese Hypnotika nicht länger als drei Wochen eingenommen werden.

Sieben Essregeln für ruhige Nächte

- Wer das Abendessen zu einem genüsslichen Ritual macht, stimmt das Gehirn auf einen entspannten Tagesausklang ein. Ein schön gedeckter Tisch, Kerzenlicht und viel Zeit – all das lässt den Stress des Tages verfliegen, den Schlafräuber Nummer eins.
- Zwischen Abendbrot und Zubettgehen sollten mindestens zwei Stunden liegen, besser noch mehr. Fette Braten, Sahnesaucen, aber auch größere Portionen Rohkost können das Verdauungssystem belasten und die angenehme Nachtruhe gefährden.
- Ein Abendessen beispielsweise mit Gemüse, Salat, fettarmem Fleisch und etwas Vollkornbrot oder -reis versorgt den Körper mit gesunden und schlaffördernden Zutaten. Prima sind auch Joghurt oder Quark mit einer Handvoll Haferflocken. Die Portionen lieber etwas kleiner wählen und die Energiespeicher stattdessen am Morgen auffüllen.
- Als Bewältigungsstrategie nach einem miesen Tag wirken Trostmahlzeiten wie Milchreis mit Zimt und Zucker oder eine cremige Lasagne manchmal Wunder. Wärme und samtiger Geschmack verwandeln diese Gerichte in sogenanntes Comfort Food, also Essen, das Geborgenheit vermittelt und Gefühle von Anspannung und Einsamkeit vertreibt. Auf Dauer braucht es natürlich gesündere Lösungen, um vor dem Zubettgehen die Nerven zu beruhigen.
- Auf scharfe Gewürze abends besser verzichten. Sie erhöhen die Körpertemperatur und bereiten Probleme beim Einschlafen. Das fanden australische Biochemiker heraus, als sie Versuchspersonen Senf oder Tabasco ins Abendessen mixten. Menschen mit Einschlafschwierigkeiten sollten fünf Stunden vor dem Zubettgehen nichts Scharfes mehr essen. Auch allzu Saures oder Salziges aktiviert den Kreislauf.
- Wer sensibel auf die anregende Wirkung von Koffein reagiert, hält sich nach dem Mittagessen mit Kaffee, Schwarztee und Cola besser zurück. Die durchschnittliche Halbwertszeit von Koffein beträgt etwa vier Stunden, schwankt aber von Mensch zu Mensch.
- Ein Glas Bier oder Wein macht schläfrig. Zugleich behindert Alkohol jedoch das Durchschlafen und reduziert die Erholungseffekte der Nachtruhe.

GUT IM BETT: BALDRIAN, HOPFEN & CO.

Die Naturapotheke kennt einige Wirkstoffe, die helfen, wieder besser zu schlummern. Anders als bei Schlafmitteln, die der Arzt verschreibt, baut sich ihre Wirkung erst nach und nach über ein, zwei Wochen auf. Das Warten lohnt sich: Die Pflanzenarzneien erhalten die natürliche Architektur des Schlafs, sie verursachen keinen Hangover am nächsten Morgen und können nicht abhängig machen.

BALDRIAN: Diese Heilpflanze bremst das Gedankenkarussell im Bett – der Apotheker spricht von nervös bedingten Einschlafstörungen. Als Schlafbereiter wirken vor allem ätherische Öle, Valerensäuren und Lignane, also Pflanzenhormone. Ihr Zusammenspiel fördert im Gehirn den Botenstoff Gamma-Aminobuttersäure (GABA), der eine beruhigende Wirkung ausübt. Drogerien und Apotheken bieten Baldrian (Valeriana officinalis) in Form von Tropfen, Dragees und Tee an. Damit sich der Schlaf einstellt, sollten die Präparate mindestens 500 Milligramm Trockenextrakt enthalten. Kombipräparate – etwa mit Hopfenzapfen – wirken auch in niedrigerer Dosierung.

MELISSE: Dieses Schlaf-gut-Kraut steckt oft als ergänzender Bestandteil in pflanzlichen Kombipräparaten. Ihre Stärke entfaltet sie ähnlich wie Baldrian bei nervös bedingten Einschlafstörungen. Weil die Zitronenmelisse (Melissa officinalis) überdies so gut schmeckt, wird sie auch gerne als Tee getrunken. Dazu 1 Teelöffel Melissenblätter (aus der Apotheke) mit 150 Milliliter heißem Wasser übergießen, 10 Minuten ziehen lassen und abseihen.

HOPFEN: Auch die weiblichen Blüten der Hopfenpflanze (Humulus lupulus) sind als Müdemacher bekannt. Ähnlich wie beim Baldrian beruht der Sandmänncheneffekt auf dem Zusammenspiel verschiedener Ingredienzen wie beispielsweise den Hopfenbitterstoffen Humulon und Lupulon sowie den ätherischen Ölen. Als Schlafmittel wird Hopfen meist mit anderen Heilpflanzen kombiniert, vor allem mit Baldrian. Studien zeigen, dass sich die beiden Heilpflanzen in ihrer Wirkung gegenseitig verstärken. Für einen Hopfentee (aus der Apotheke) 1 EL getrocknete Blüten mit 150 Milliliter heißem Wasser übergießen, 5 Minuten ziehen lassen, abseihen und eine halbe Stunde vor dem Zubettgehen trinken.

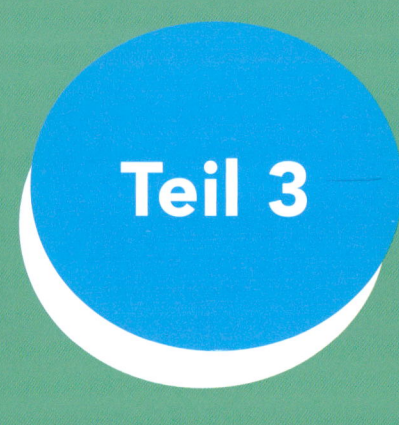

Teil 3

GESUND UND LECKER ESSEN

Herd an für köstliches Brainfood! Mit unseren 30 Rezepten ist es ganz einfach, Gehirn und Nerven gesund zu erhalten und unsere Seele zu streicheln. Stellen Sie sich ohne großen Aufwand jeden Tag ein schmackhaftes Menü mit vielen hirngesunden Zutaten zusammen.

Avocado-Sandwich mit Ei und Kräutern

Wer regelmäßig Olivenöl in der Küche verwendet, nimmt reichlich einfach unge-sättigte Ölsäure und Polyphenole (sekundäre Pflanzenstoffe) zu sich. Diese wirken gerinnungshemmend und cholesterinsenkend. Das schützt die Gefäße und beugt einem Schlaganfall vor – der größten Gefahr für unser Gehirn.

1	Ei
1	kleine Avocado
1 TL	Zitronensaft
½ Beet	Kresse
⅓ Bund	Schnittlauch
2	Scheiben Dinkeltoastbrot
	Salz, Pfeffer
1 EL	Olivenöl

 1 Portion

 20 Minuten

- Ei in kochendem Wasser ca. 8 Min. hart kochen. Abgießen, abschrecken und abkühlen lassen.

- Avocado längs halbieren und den Stein entfernen. Fruchtfleisch im Ganzen aus der Schale lösen und in Scheiben schneiden. Avocadoscheiben mit Zitronen-saft beträufeln.

- Kresse vom Beet schneiden. Schnittlauch waschen, trocken tupfen und in Röllchen schneiden. Toast im Toaster kurz rösten. Das Ei pellen und in Scheiben schneiden.

- Toastscheiben mit Avocadoscheiben belegen. Mit Salz und Pfeffer würzen und mit der Hälfte des Öls beträufeln. Eischeiben auf der Avocado verteilen, mit Salz und Pfeffer würzen und mit Olivenöl beträu-feln. Kresse und Schnittlauch darauf verteilen.

Tipp:

Das Sandwich können Sie auch prima variieren. Einfach ½ TL mittelscharfen Senf und 1 TL Salatmayonnaise verrühren und auf das Toastbrot streichen, bevor Sie es belegen.

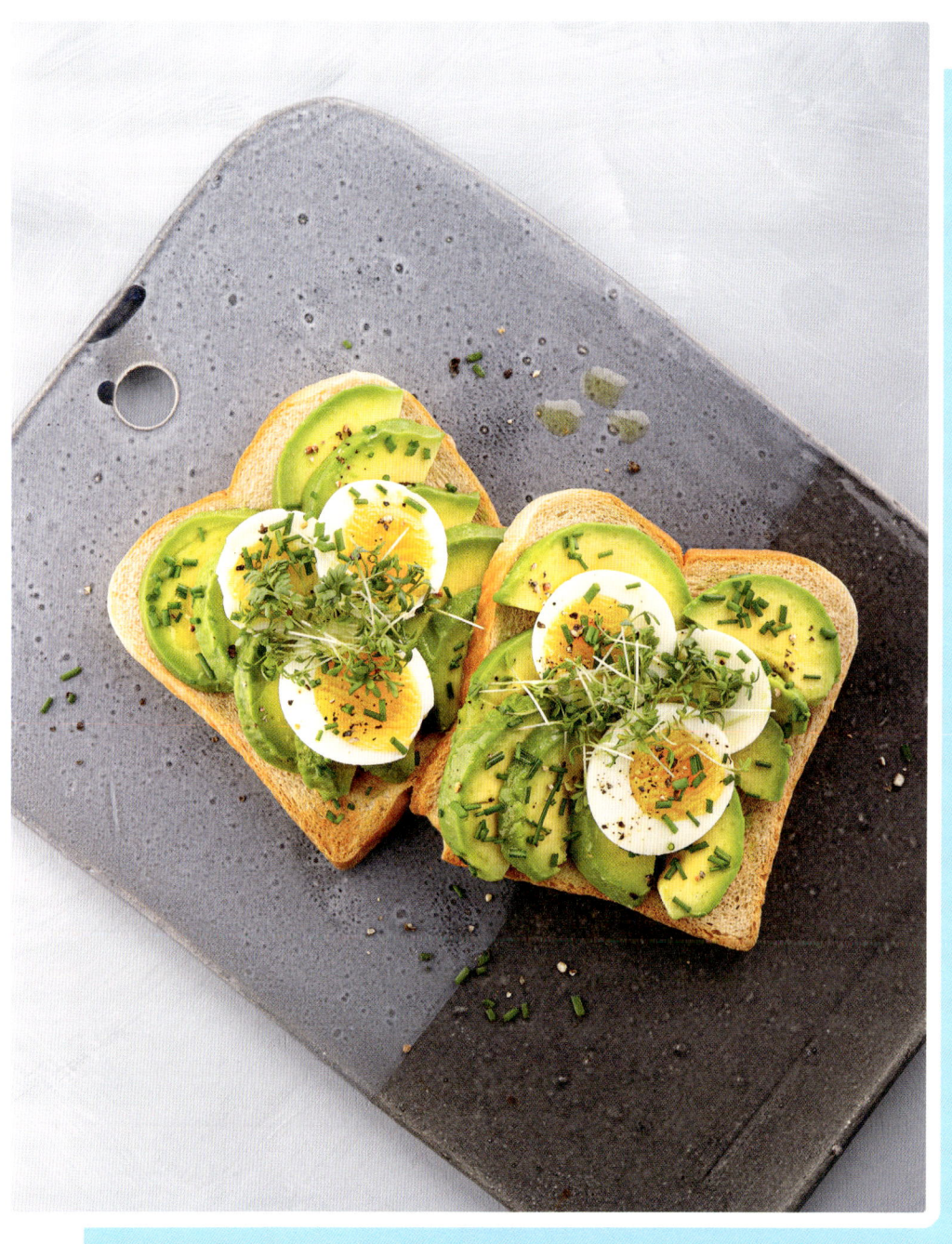

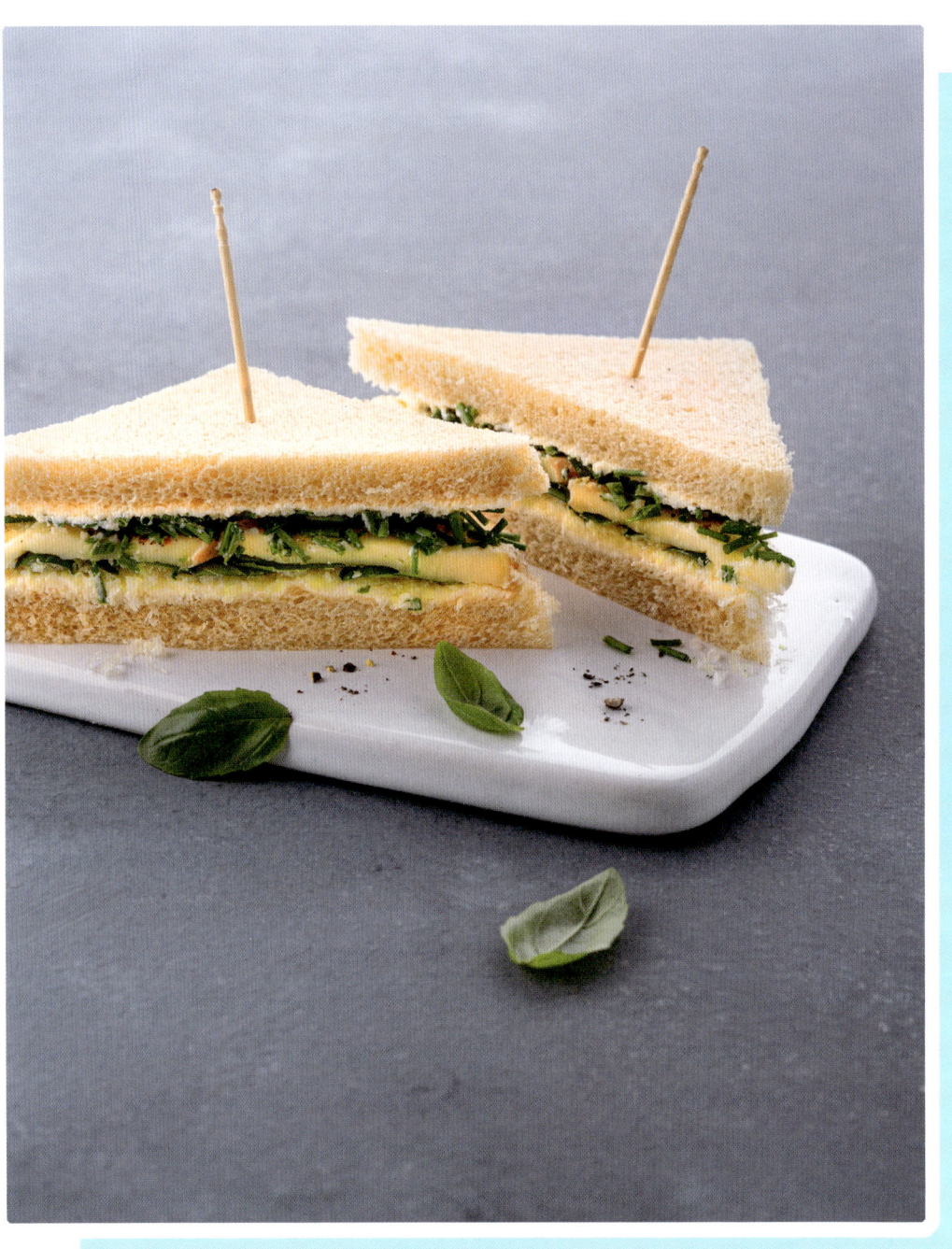

Käse-Tramezzini »grüner Garten«

Die Schärfe des schwarzen Pfeffers macht froh dank des Pepper-High-Effekts. Unser Gehirn deutet die brennende Empfindung beim Genuss von Pfeffer, Chili und Co. als Schmerz. Deshalb schüttet es glücklich machende Endorphine aus, um mit diesen morphinähnlichen Stoffen die Pein zu lindern.

- Toastbrot entrinden. Parmesan reiben. Toastbrotscheiben mit Frischkäse bestreichen.

- Eine Scheibe mit Parmesan bestreuen und mit Olivenöl beträufeln. Basilikum waschen und trocken tupfen. Blättchen abzupfen und auf dem Parmesan verteilen.

- Taleggio in dünne Scheiben schneiden und auf dem Basilikum verteilen. Mit reichlich Pfeffer würzen.

- Schnittlauch waschen, trocken tupfen und in Röllchen schneiden. Schnittlauch auf dem Käse verteilen, die zweite Toastscheibe – mit dem Frischkäse nach unten – daraufsetzen und vorsichtig andrücken. Tramezzini diagonal halbieren und die Hälften mit Spießchen fixieren.

2	Scheiben Dinkeltoastbrot
20 g	Parmesan
1 EL	Frischkäse
1 TL	Olivenöl
1 Stängel	Basilikum
30 g	Taleggio (ital. Weichkäse), ersatzweise Munsterkäse oder Reblochon
	schwarzer Pfeffer
⅓ Bund	Schnittlauch

👤 1 Portion

🕐 15 Minuten

Tipp:

Taleggio ist ein Rohmilchkäse und kann vom Geschmack recht kräftig sein. Wer es etwas milder mag, verwendet jungen Gouda oder seinen Lieblingskäse.

Mozzarella-Baguette mit Spinat und Basilikum

Mozzarella, Kefir, Joghurt und Sauerkraut gehören zu den probiotischen Lebensmitteln. Diese liefern nützliche Mitbewohner für unser Mikrobiom – das ist die Gesamtheit unserer Darmbewohner. Ein gesundes Mikrobiom kommuniziert über die Darm-Hirn-Achse mit unserer Denkzentrale und kann Ängstlichkeit und depressives Verhalten reduzieren.

1	Baguettebrötchen (glutenfrei)
25 g	Baby-Spinat
2 Stängel	Basilikum
1 geh. EL	Parmesan, frisch gerieben
1 EL	Olivenöl
	Salz, Pfeffer
2	getrocknete Tomaten (in Öl)
125 g	Mozzarella

👤 1 Portion

🕐 15 Minuten

- Baguettebrötchen längs halbieren und die Schnittflächen toasten. Spinat putzen, waschen und trocken schleudern. Basilikumblättchen abzupfen und die Hälfte zu dem Spinat geben. Spinat-Basilikum-Mischung hacken und mit Parmesan und Olivenöl vermengen. Mit Salz und Pfeffer würzen.

- Tomaten abtropfen lassen und das Öl auffangen. Tomaten in feine Streifen schneiden. Baguettebrötchen mit Tomatenöl beträufeln und mit der Spinatmischung belegen.

- Mozzarella abtropfen lassen und in möglichst dünne Scheiben schneiden. Mozzarella auf dem Spinat verteilen und mit den Tomatenstreifen bestreuen. Mit übrigen Basilikumblättchen belegen.

Tipp:

Kleine Mengen Baby-Spinat kauft man am besten frisch auf dem Markt. Im Supermarkt wird er aber auch gekühlt in 100-g-Beuteln oder -Schalen angeboten. Wenn etwas übrig ist: Bei der Kichererbsen-Bowl (→ Seite 69) und beim französischen Artischockensalat (→ Seite 166) wird auch Baby-Spinat verwendet.

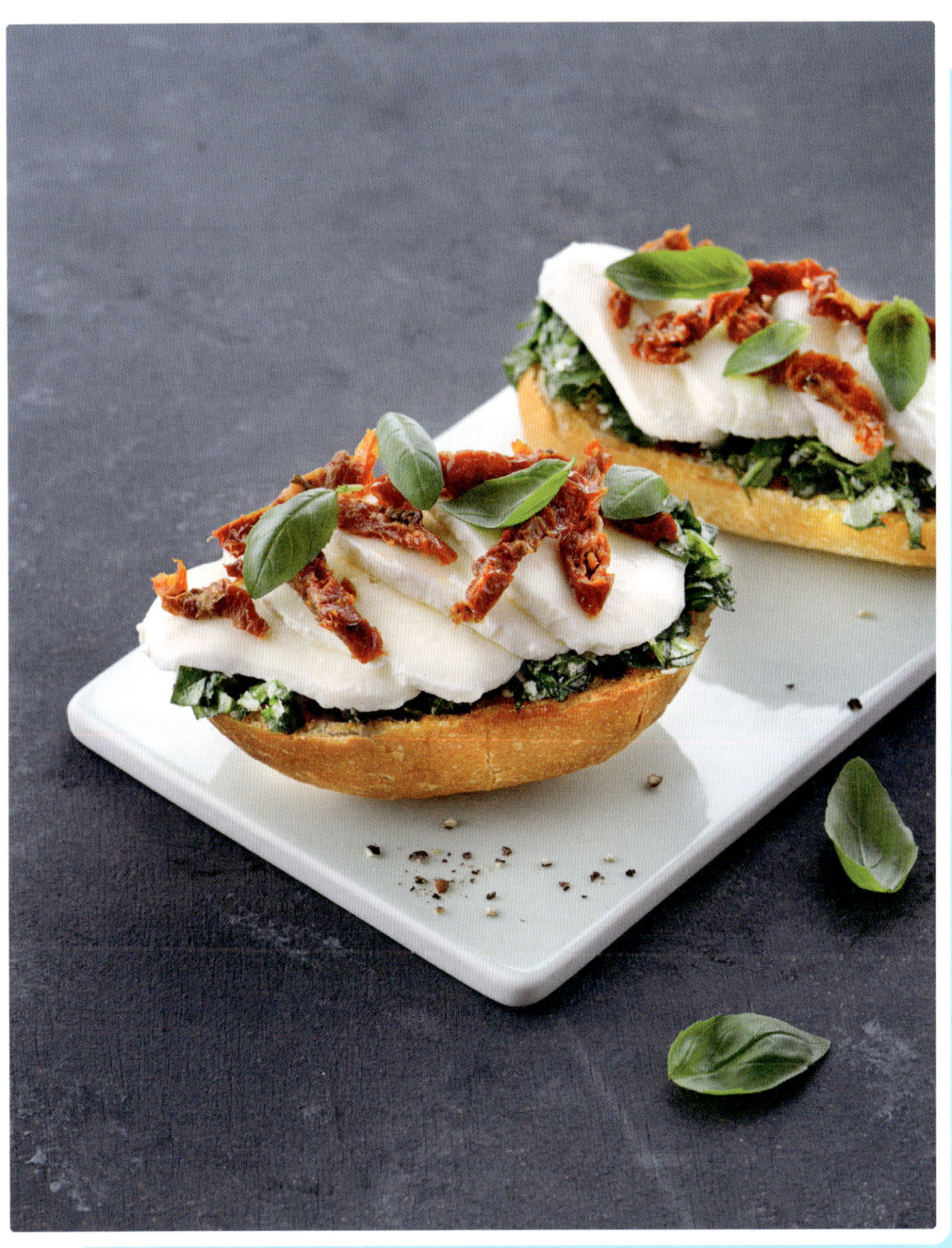

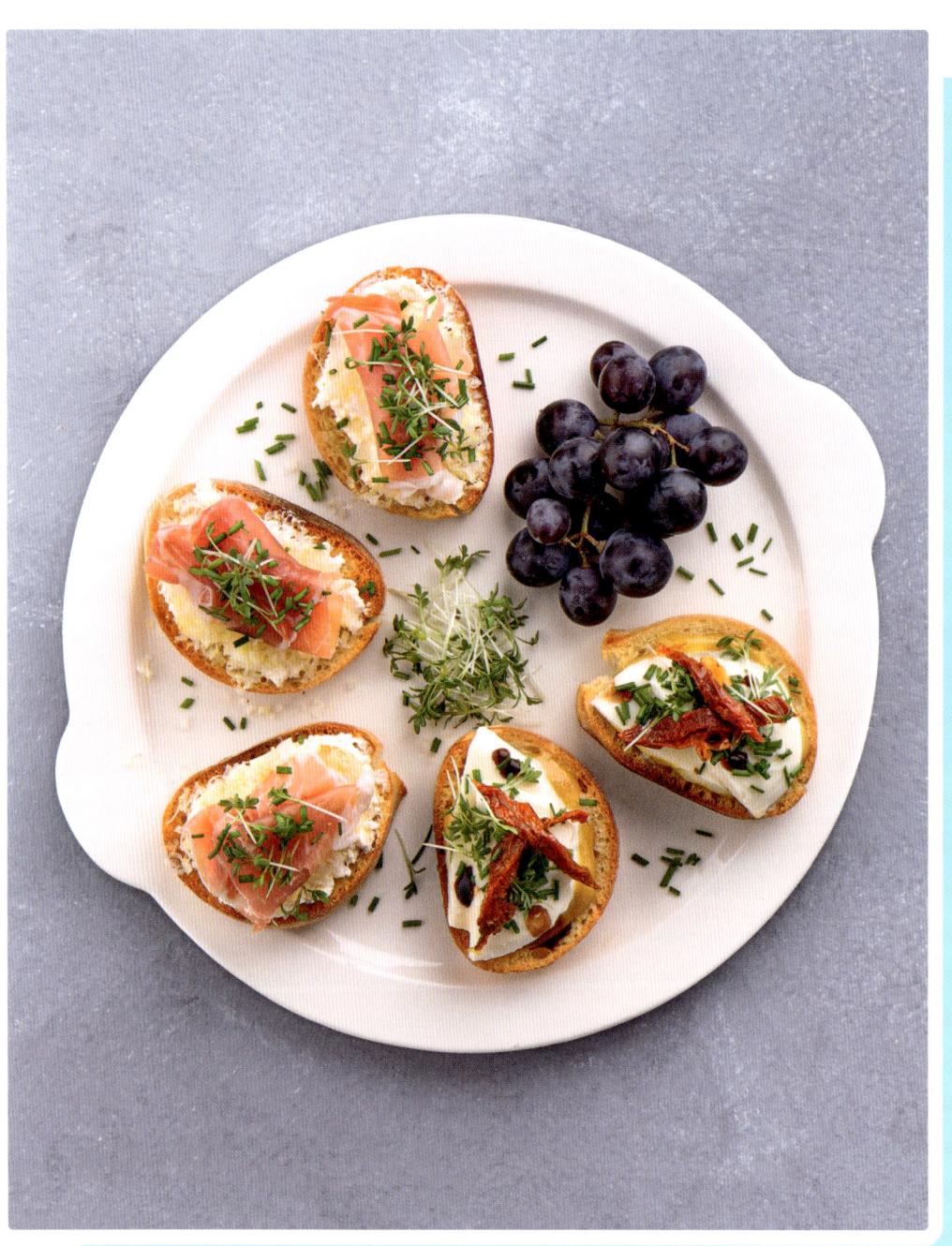

Herzhafte Frühstücks-Crostini

Diese leckeren Frühstücksbrote punkten durch den Verzicht auf Gluten. Bei emp-
findlichen Menschen kann das Klebereiweiß im Getreide Probleme mit Gedächtnis,
Konzentration und Aufmerksamkeit verursachen – den sogenannten Brain Fog.
Weizen, Roggen, Dinkel oder Gerste zählen zu den glutenhaltigen Getreidesorten
und finden in Gebäck, Brot oder Nudeln Verwendung.

- Ciabattabrote goldbraun rösten und mit Olivenöl beträufeln. Drei Brote mit Frischkäse bestreichen.

- Kresse vom Beet schneiden. Schnittlauch waschen, trocken tupfen und in Röllchen schneiden.

- Die Frischkäsebrote mit Parmesan bestreuen, mit Schinken belegen und mit der Hälfte der Kresse und des Schnittlauchs bestreuen.

- Mozzarella abgießen und in Scheiben schneiden. Die übrigen Brote mit Feigensenf bestreichen und mit Mozzarella belegen. Mit übrigen Kräutern bestreuen und mit Balsamicoessig beträufeln. Getrocknete Tomaten abtropfen lassen, in Streifen schneiden und auf die Mozzarella-Crostini legen. Crostini mit Trauben anrichten.

5	Scheiben Ciabattabrot (glutenfrei)
2 EL	Olivenöl
2 EL	Frischkäse
½ Beet	Kresse
½ Bund	Schnittlauch
1 EL	Parmesan, frisch gerieben
3	Scheiben Parmaschinken
125 g	Mozzarella
1 TL	Feigensenf
1 TL	Balsamicoessig
2	getrocknete Tomaten (in Öl)
75 g	blaue Trauben (kernlos)

👤 *1 Portion*

🕐 *20 Minuten*

Griechischer Joghurt mit Trauben und Walnüssen

Nüsse sind wahre Wachmacher. Sie liefern das Anti-Stress-Mineral Magnesium und beugen so geistiger Müdigkeit vor. Auch die in Walnuss und Co. enthaltenen ungesättigten Fettsäuren und B-Vitamine wirken positiv auf die Nervenzellen im Gehirn. So ist das Vitamin B_3 (Niacin) an der Bildung von Botenstoffen im Gehirn beteiligt. Deshalb rät die Deutsche Gesellschaft für Ernährung, jeden Tag eine Handvoll Nüsse zu verzehren.

30 g	Walnusskerne
250 g	griechischer Joghurt (10 % Fett)
2 EL	blütenzarte Haferflocken
100 g	blaue Trauben (kernlos)
1 EL	flüssiger Honig

👤 1 Portion

🕐 15 Minuten

- Walnusskerne grob hacken und in einer Pfanne ohne Fett goldbraun rösten. Kerne aus der Pfanne nehmen und auskühlen lassen.

- Joghurt und Haferflocken verrühren und ca. 10 Min. quellen lassen. Trauben waschen und halbieren.

- Joghurt noch mal durchrühren und mit Honig beträufeln. Mit Trauben und Nüssen anrichten.

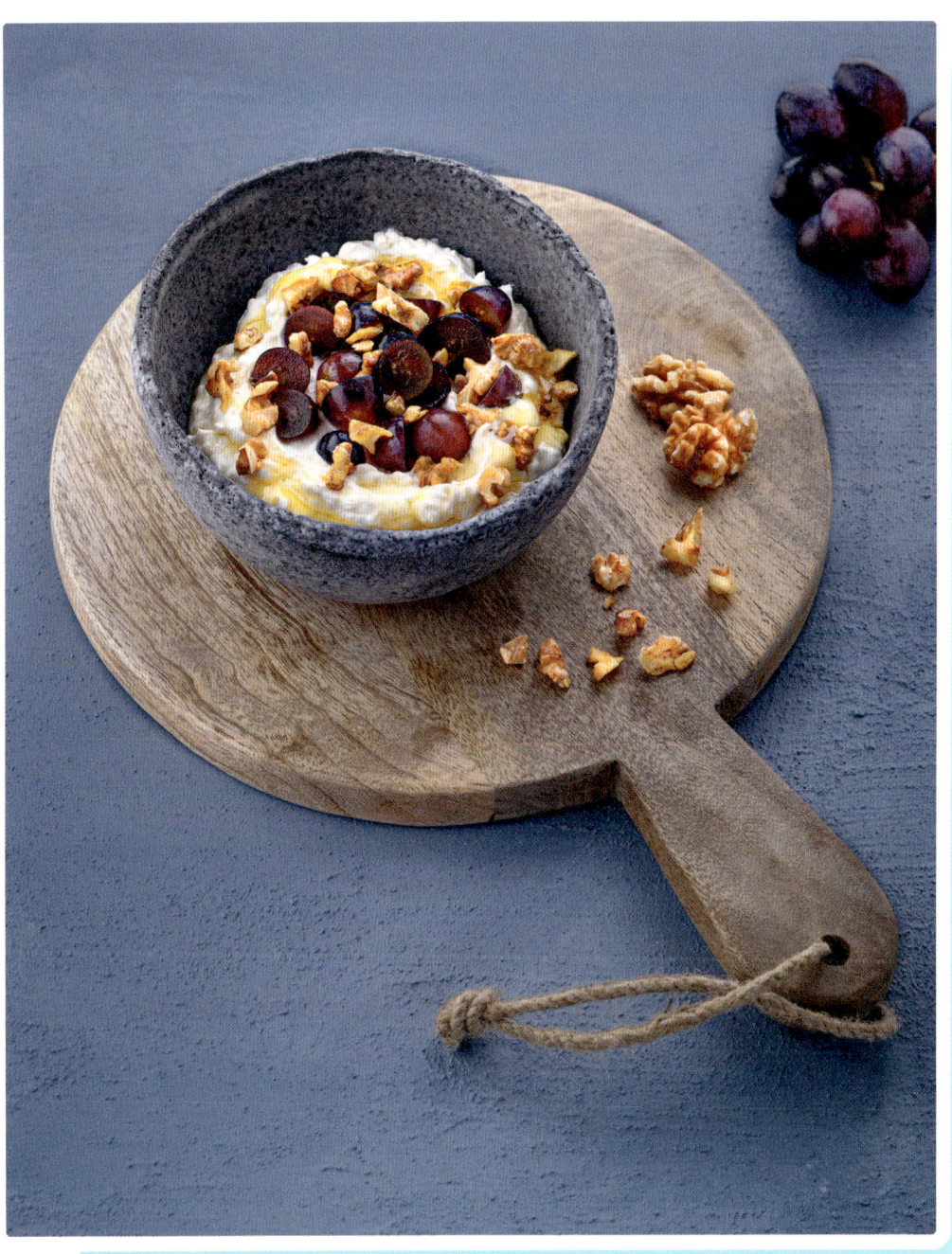

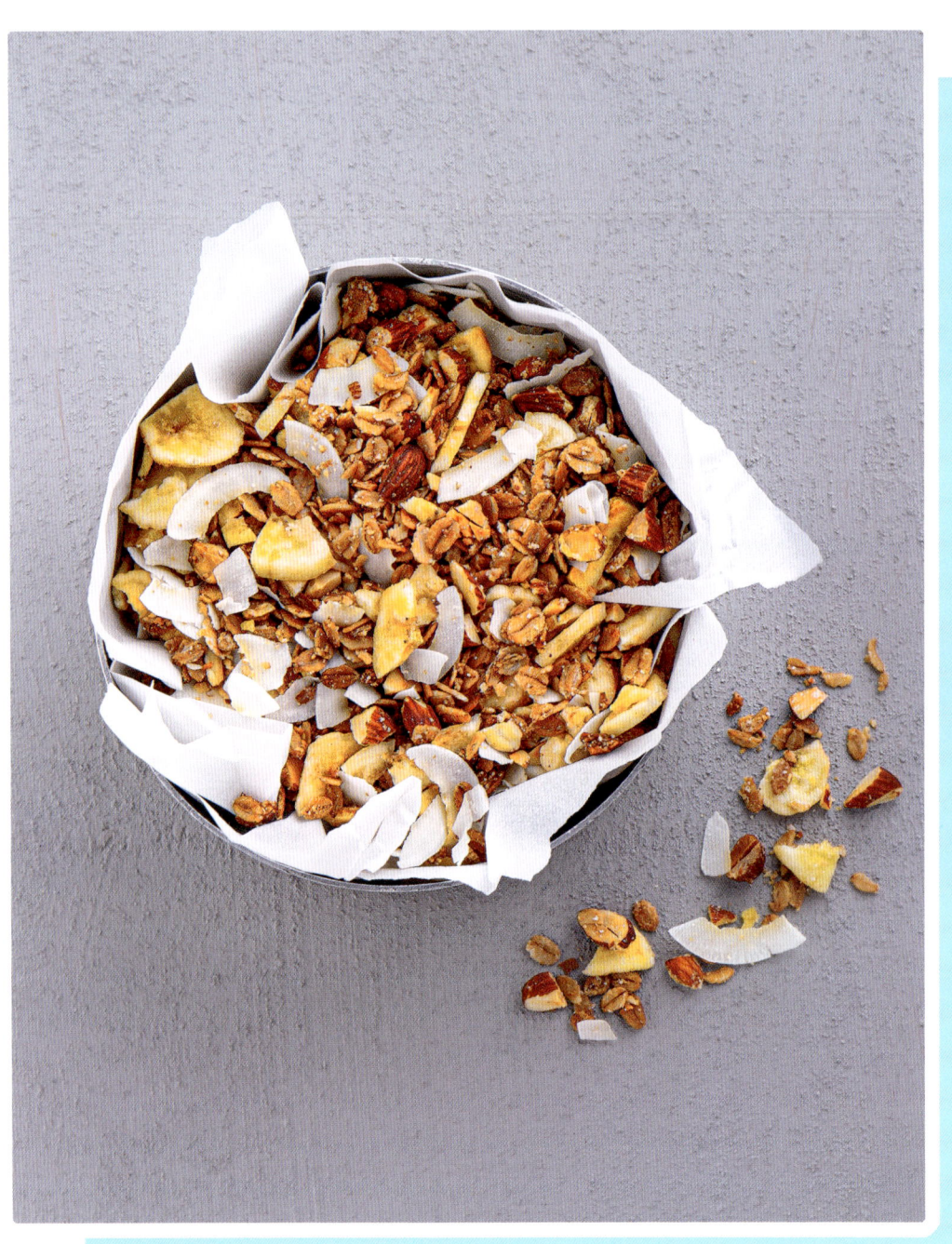

Kokos-Bananen-Granola aus dem Ofen

Bei Kohlenhydraten lautet neuerdings die Devise: Weniger ist mehr! Dabei kommt es in Wirklichkeit auf die Art der Kohlenhydrate, die wir zu uns nehmen, an. Komplexe Kohlenhydrate, wie sie in Vollkornprodukten stecken, versorgen das Gehirn mit wertvoller Langzeitenergie.

- Backofen auf 200° vorheizen. Mandeln grob hacken. Alle Zutaten, bis auf die Bananen- und Kokoschips, in eine Schüssel geben und sorgfältig vermengen.

- Müsli auf einem mit Backpapier ausgelegten Backblech verteilen und im heißen Ofen ca. 8 Min. backen. Müsli wenden und weitere 5 Min. backen.

- Müsli aus dem Ofen nehmen und abkühlen lassen. Bananenchips grob hacken. Zusammen mit den Kokoschips unterheben.

100 g	Mandeln (mit Haut)
100 g	Buchweizenflocken
150 g	Dinkelflocken
5 EL	Sonnenblumenöl
3 EL	Ahornsirup
75 g	Bananenchips
5 EL	Kokoschips

 1 Portion

 20 Minuten

Kefir-Gazpacho mit Himbeeren

Die Süße in diesem Rezept stammt aus Galaktose. Diese Zuckerart kann das Gehirn in manchen Fällen (z.B. bei Diabetikern) besser verwerten als normalen Zucker. Bei Menschen mit leichter Demenz kann so die Gedächtnisleistung verbessert werden. Galaktose bekommt man in der Apotheke oder bei Anbietern im Internet.

125 g	Himbeeren
1 Msp.	abgeriebene Bio-Zitronenschale
1 EL	Zucker oder Galaktose
200 ml	Kefir
2 EL	Schlagsahne
3	Vollkorn-Dinkel-plätzchen
1 TL	Pistazienkerne (ungesalzen)

 1 Portion

🕐 30 Minuten (und 20 Minuten Kühlzeit)

- Beeren verlesen und mit Zitronenschale und Zucker in einem kleinen Topf leicht erwärmen, zur Seite stellen und auskühlen lassen.

- Kefir und Schlagsahne mit den Schneebesen des Handrührgerätes 1 Min. kräftig verrühren und in einen tiefen Teller geben. Himbeeren einrühren und die Gazpacho im Kühlschrank 20 Min. kalt stellen. Plätzchen grob zerbröseln, Pistazien grob hacken.

- Vor dem Servieren die Gazpacho mit zerbröselten Plätzchen und Pistazien bestreuen.

Tipp:

Kefir wird auch beim Chicoréesalat (➜ Seite 165) und beim Bohnen-Kartoffel-Topf (➜ Seite 185) verwendet.

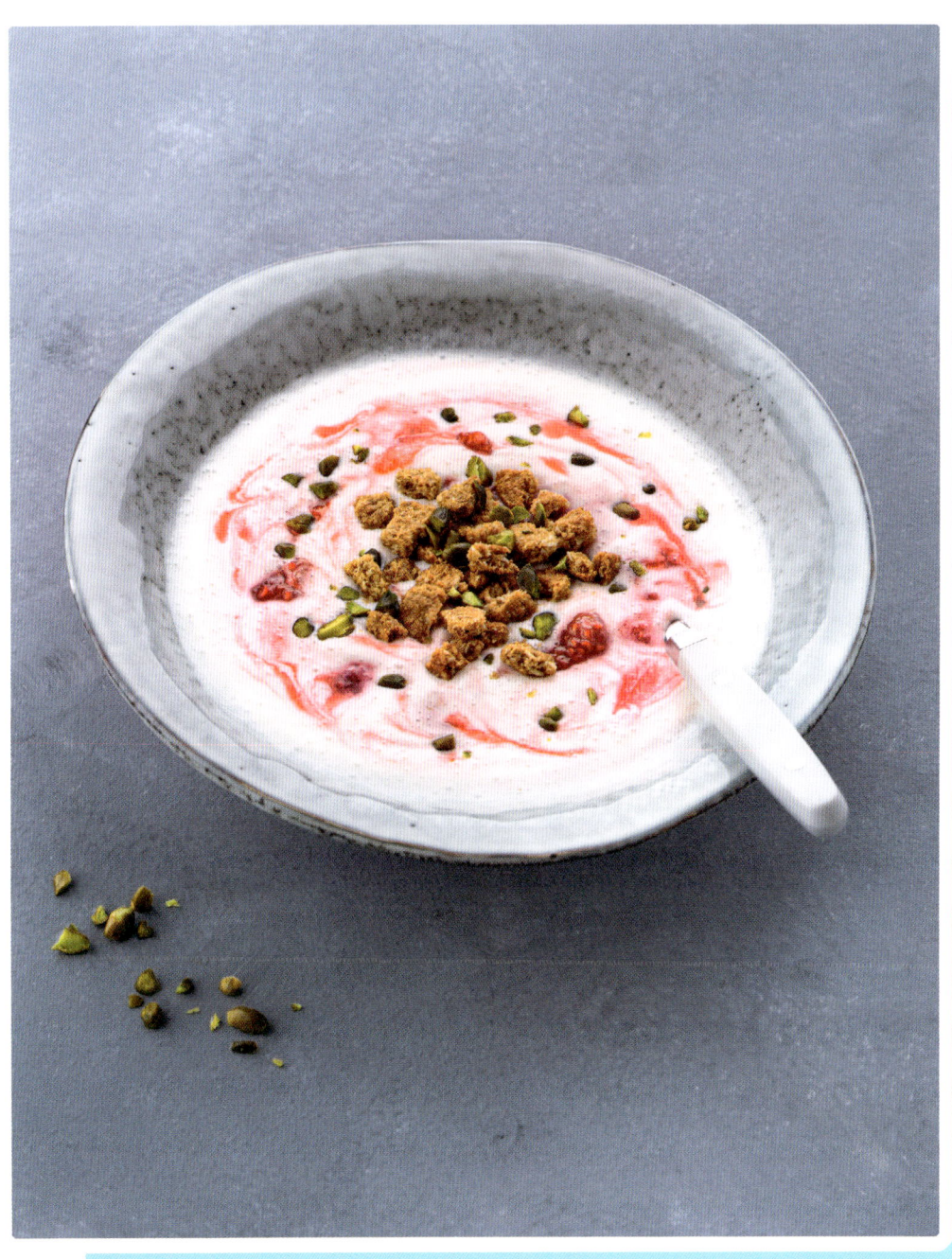

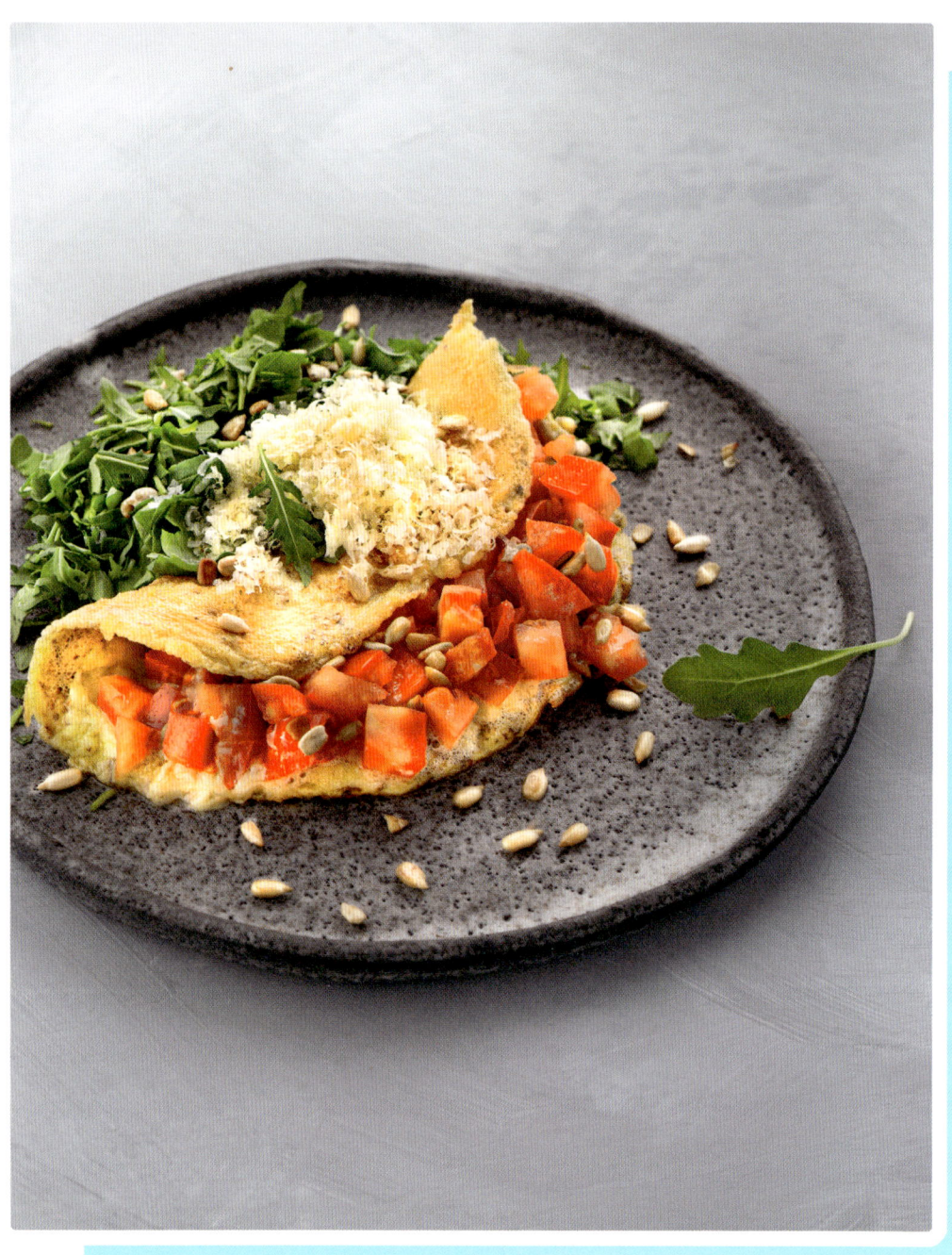

Italienisches Omelett

Rucola stärkt mit seinem hohen Vitamin-K-Gehalt speziell das verbale Kurzzeitge-dächtnis bei Älteren, so eine kanadische Langzeitstudie. Bereits 26 Gramm des beliebten Salates decken den Tagesbedarf an Vitamin K. Auch der Genuss von Tomaten wirkt sich positiv auf das Gehirn aus. Als Bestandteil der mediterranen Diät senken die roten Früchte das Depressionsrisiko.

1 EL	Sonnenblumenkerne
1	große Tomate
30 g	Rucola
40 g	Parmesan
2	Eier
	Salz, Pfeffer
1 gestr. TL	getrockneter Oregano
1 EL	Olivenöl

👤 1 Portion

🕐 25 Minuten

- Sonnenblumenkerne in einer heißen Pfanne ohne Fett so lange rösten, bis sie duften. Aus der Pfanne nehmen und auskühlen lassen.

- Tomate waschen, putzen und in kleine Würfel schneiden. Rucola putzen, waschen, trocken tupfen und grob hacken. Parmesan grob reiben.

- Eier verquirlen und mit Salz, Pfeffer und Oregano würzen.

- Öl in einer kleinen beschichteten Pfanne erhitzen. Eier hineingeben und bei schwacher Hitze bei ge-schlossenem Deckel stocken lassen.

- Hälfte des Parmesans und der Tomatenwürfel auf der einen Hälfte des Omeletts verteilen und mit Salz und Pfeffer würzen. Omelett vorsichtig umklappen und noch kurz in der heißen Pfanne lassen. Gefülltes Omelett auf einen Teller gleiten lassen. Mit Rucola, dem Rest des Parmesans und den Sonnenblumen-kernen anrichten.

Variante:

Kleine Mengen Rucola kann man am besten frisch auf dem Markt kaufen. Im Supermarkt wird er aber auch gekühlt in 100-g-Beuteln oder -Schalen angeboten.

Buchweizen-Porridge »Zimt-Apfel«

Verwenden Sie ab und zu Kokosöl statt Butter oder Olivenöl zum Kochen. Der Gesundheitswert des Tropenexports liegt in den enthaltenen mittelkettigen Fettsäuren, die in Ketone umgewandelt werden. Forscher haben herausgefunden, dass Ketone unser Gehirn bei einer Demenz besser mit Energie beliefern als andere Energiequellen.

1	kleiner, rotschaliger Apfel
1 EL	Kokosöl
1 EL	gehackte Mandeln
4 EL	Buchweizenflocken
1 Msp.	gemahlener Zimt
225 ml	Milch oder Pflanzendrink
1 EL	Rosinen
evtl. 1 TL	Ahornsirup

 1 Portion

 15 Minuten

- Apfel waschen, vierteln und entkernen. Fruchtfleisch in kleine Würfel schneiden.

- Kokosöl in einem kleinen Topf erhitzen. Mandeln zugeben und kurz anbraten. Apfelstücke und Buchweizenflocken zugeben und kurz mitbraten. Mit Zimt würzen.

- Unter Rühren mit Milch ablöschen. Rosinen unterheben und alles unter Rühren ca. 3 Min. bei schwacher Hitze köcheln lassen.

- Vom Herd nehmen und kurz quellen lassen. Vor dem Servieren nochmals kräftig durchrühren. Anrichten und evtl. mit Ahornsirup beträufeln.

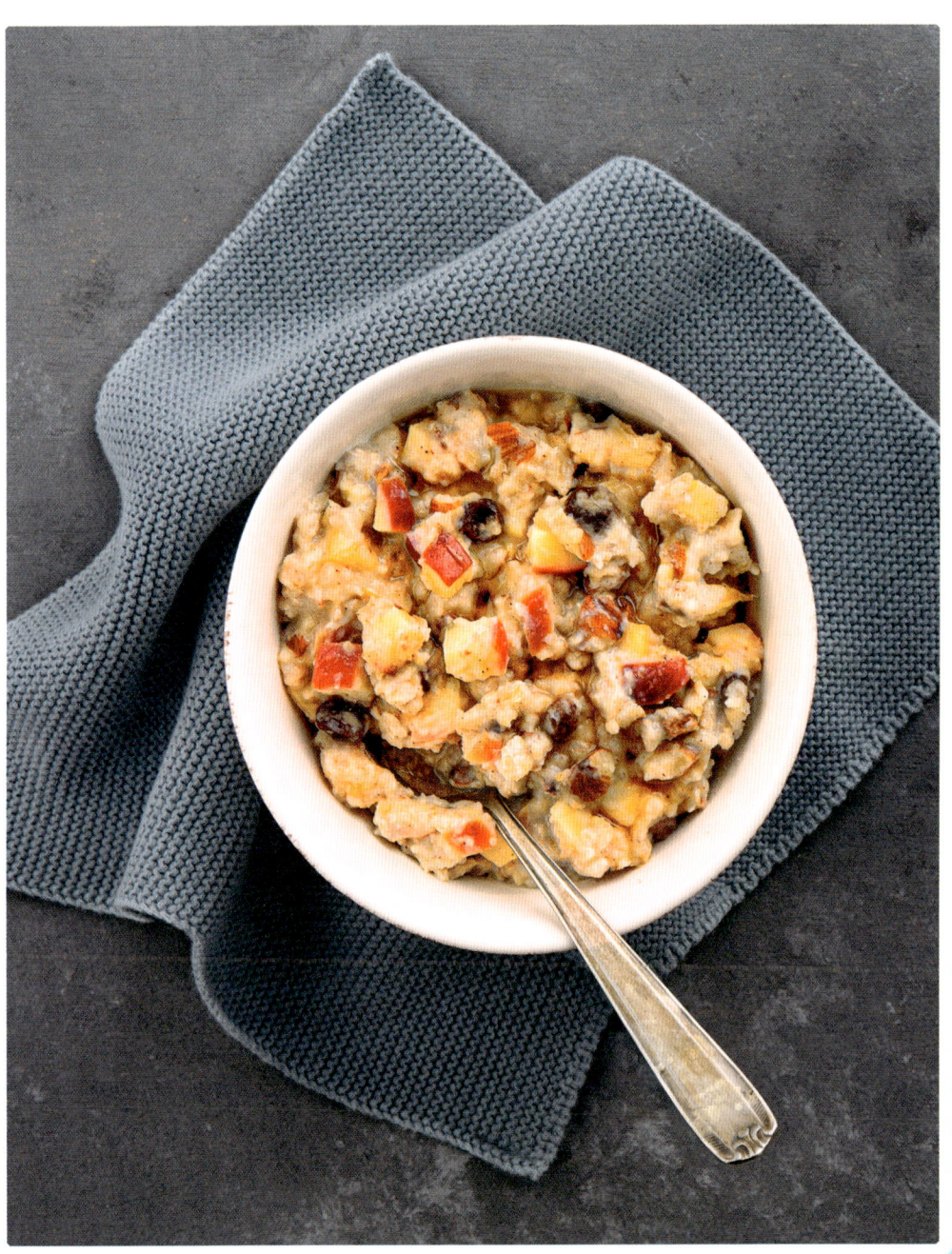

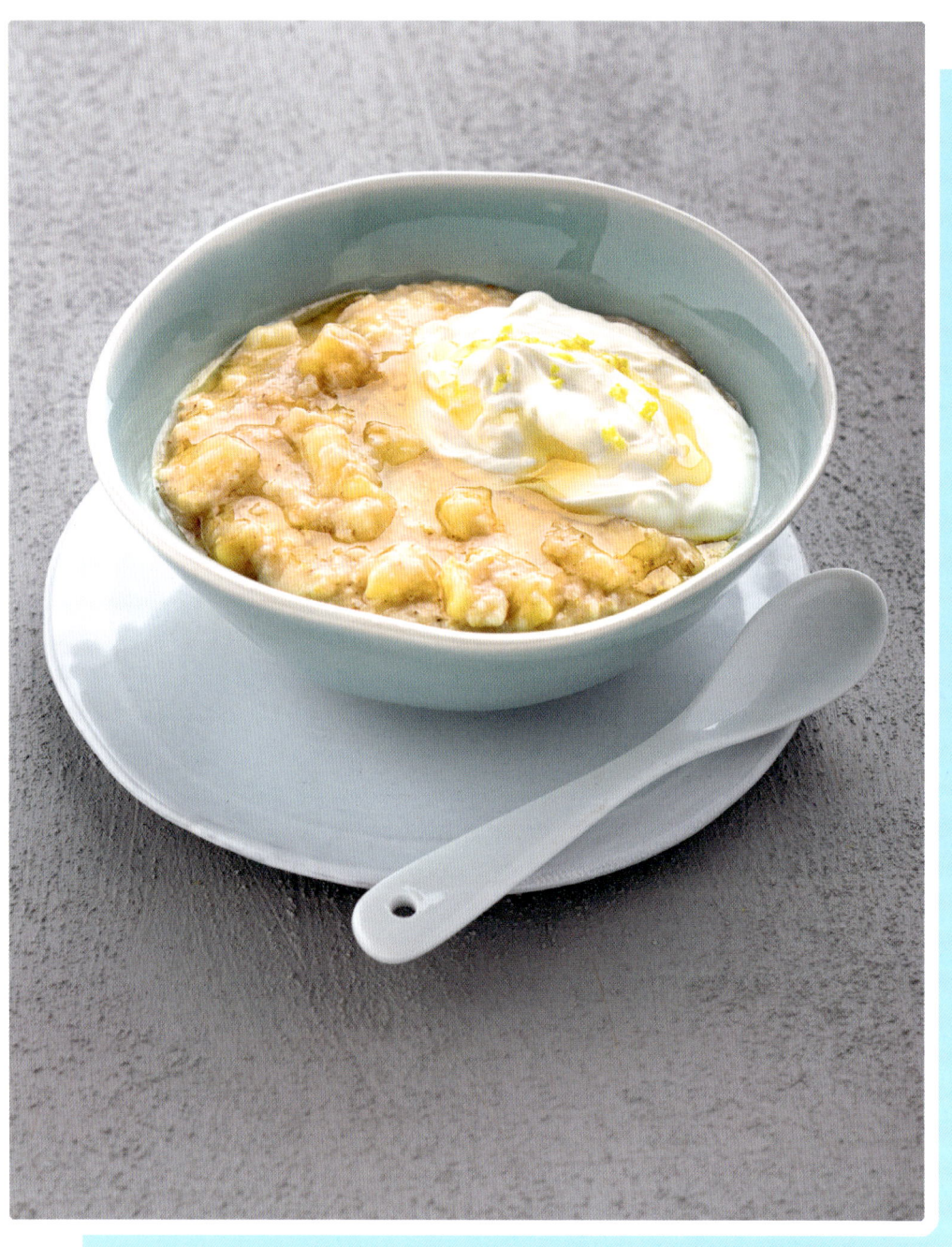

Hafergrütze mit Banane und Ingwerjoghurt und Honig

Bananen verhindern mit ihrem Anti-Stress-Mineral Magnesium, dass unsere Nervenzellen bei Stress und Anspannung auf Dauerfeuer schalten. Magnesium dämpft die Erregungsweiterleitung und wirkt so gegen eine erhöhte Reizbarkeit.

- Banane schälen, in kleine Würfel schneiden und mit Zitronensaft beträufeln.

- In einem kleinen Topf 200 ml Wasser, Haferflocken und Salz aufkochen. Bananenwürfel unterheben. Vom Herd nehmen und die Grütze quellen lassen. Dabei ab und zu umrühren.

- Joghurt cremig rühren. Ingwer schälen, zum Joghurt reiben und unterrühren. Grütze nochmals kräftig durchrühren und mit dem Ingwer-Joghurt anrichten. Mit Honig beträufeln.

1	kleine, reife Banane
1 TL	Zitronensaft
4 EL	blütenzarte Haferflocken (glutenfrei)
1 Prise	Salz
100 g	griechischer Joghurt
1	haselnussgroßes Stück Ingwer
1 EL	flüssiger Honig

👤 1 Portion

🕐 10 Minuten

Tipp:

Statt mit Joghurt können Sie die Grütze auch mit 1 EL Schmand oder Crème fraîche verfeinern.

Sauerkrautsalat mit Lauch und Granatapfelkernen

Die knackigen Kerne des Granatapfels gibt es mittlerweile im Gemüsehandel oder Supermarkt fertig zu kaufen. Sie schmecken köstlich zu Joghurt, im Müsli oder als Knabberei zwischendurch. Neben wichtigen Vitaminen und Mineralstoffen enthalten sie auch sogenannte Flavonoide, die als Antioxidantien zellverjüngend wirken. Rohes Sauerkraut gehört zu den probiotischen Lebensmitteln (→ Seite 146). Beim Kauf von Sauerkraut greifen Sie am besten zu frischen, nicht erhitzten Produkten – hier sind die Gesundheitseffekte größer.

1	dünne Stange Lauch
2 EL	Sonnenblumenöl
	Salz, Pfeffer
100 ml	Gemüsebrühe
3 Stängel	glatte Petersilie
1 TL	Essig
1 TL	Senf
1 TL	flüssiger Honig
300 g	frisches Sauerkraut
	(z.B. Reformhaus)
evtl. 2 EL	Granatapfelkerne

 1 Portion

 20 Minuten

• Lauch putzen, waschen und in dünne Ringe schneiden. Öl in einem kleinen Topf erhitzen und den Lauch darin bei mittlerer Hitze andünsten. Mit Salz und Pfeffer würzen und mit Brühe ablöschen. Lauch offen ca. 3 Min. garen. Petersilie waschen, trocken tupfen und die Blättchen hacken.

• Lauch vom Herd nehmen. Essig, Senf und Honig glatt verrühren und unter den Lauch rühren. Lauch abkühlen lassen. Sauerkraut unterheben. Salat mit Salz und Pfeffer abschmecken und mit Petersilie anrichten. Evtl. mit Granatapfelkernen bestreuen.

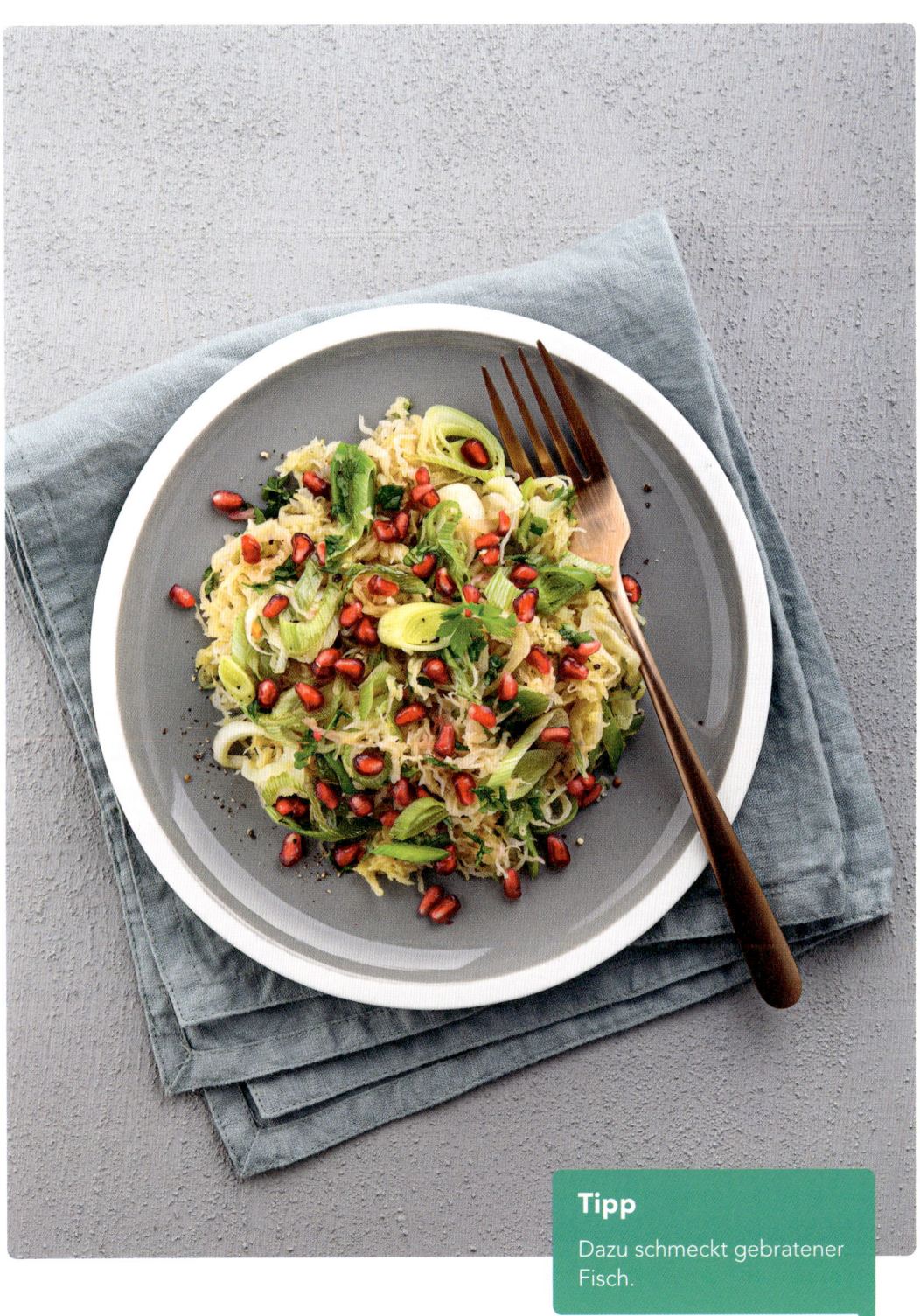

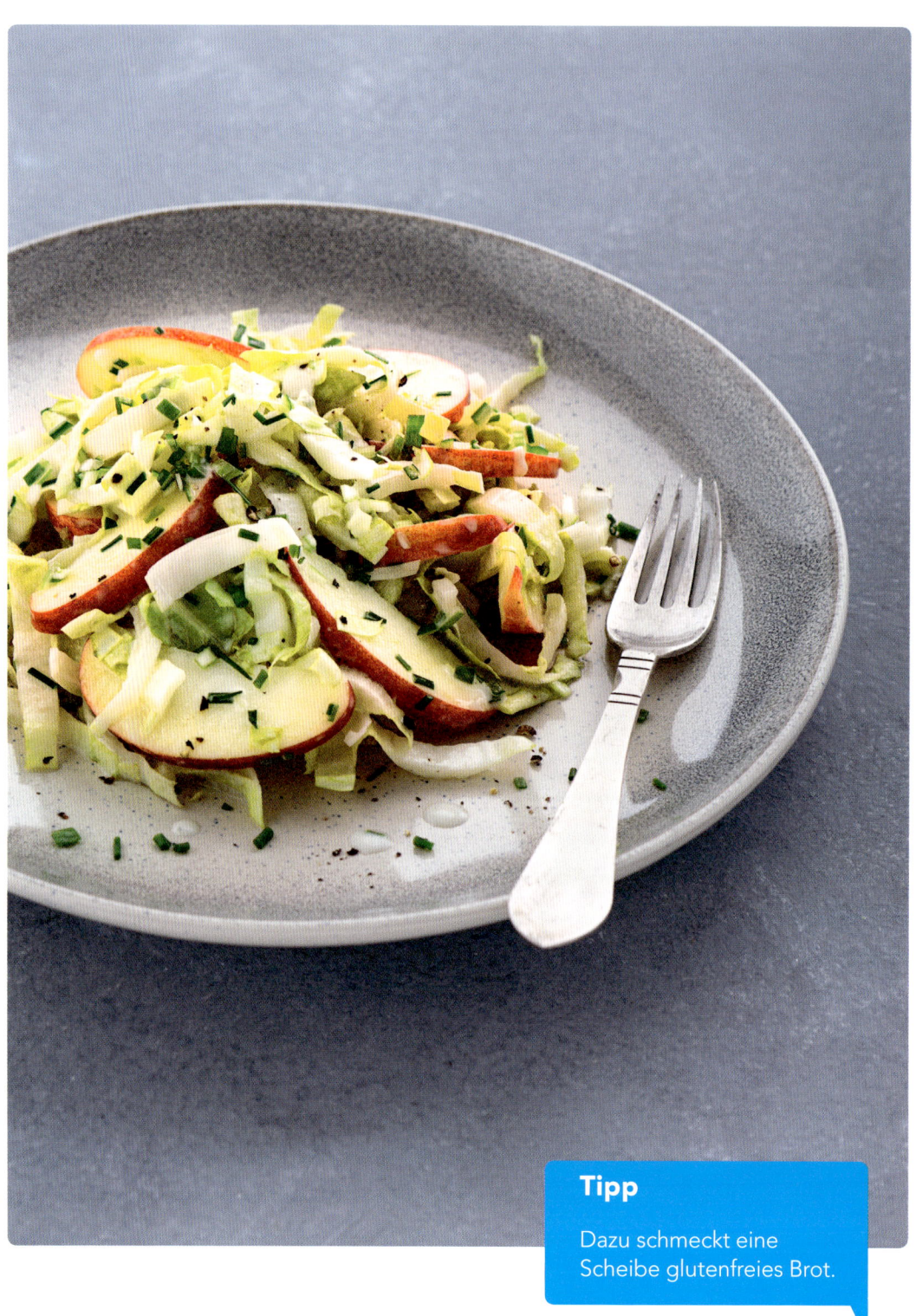

Tipp

Dazu schmeckt eine
Scheibe glutenfreies Brot.

Chicoréesalat mit Apfel in Kefir-Schnittlauch-Dressing

Chicorée gehört zu den präbiotischen Lebensmitteln. Diese liefern mit ihren Bal-laststoffen Futter für die guten Darmbakterien. Die Mikroben im Verdauungstrakt wirken über die Darm-Hirn-Achse auf die Psyche und fördern Stimmung und Wohl-befinden.

- Chicorée waschen, trocken tupfen, halbieren und den Strunk keilförmig herausschneiden. Chicorée in Streifen schneiden. Apfel waschen, vierteln und ent-kernen. Apfelviertel in dünne Spalten schneiden und mit Zitronensaft beträufeln. Frühlingszwiebel putzen, waschen und fein hacken.

- Kefir, Mayonnaise und Brühe verrühren. Dressing mit Salz und Pfeffer würzen. Schnittlauch waschen und trocken tupfen. In Röllchen schneiden und in das Dressing rühren. Honig unterrühren.

- Chicorée, Apfel, Frühlingszwiebel und Dressing ver-mengen. Mit Salz und Pfeffer abschmecken.

1	großer Chicorée
1	kleiner, rotschaliger Apfel (z.B. Elstar)
1 TL	Zitronensaft
1	Frühlingszwiebel
5 EL	Kefir
1 geh. TL	Salatmayonnaise
2 EL	warme Gemüsebrühe
	Salz, Pfeffer
⅓ Bund	Schnittlauch
½ TL	flüssiger Honig

 1 Portion

🕐 15 Minuten

Französischer Artischockensalat mit Ei und Thunfisch

Die grünen Blättchen des Spinats sind nicht nur ausgesprochen lecker, sie sind auch Brainfood vom Feinsten. Denn sie enthalten die wertvollen Karotinoide Lutein und Zeaxanthin. Diese Antioxidantien schützen die Wände der Hirnarterien vor Gefäßschäden und sorgen so dafür, dass unser Gehirn langsamer altert.

1	Ei
1 Dose	Thunfisch (130 g
	Abtropfgewicht; in Öl)
3	eingelegte
	Artischockenherzen
	(in Wasser)
1	Frühlingszwiebel
1 TL	Essig
1 TL	Senf
	Salz, Pfeffer
2 EL	Olivenöl
50 g	Baby-Spinat

 1 Portion

 20 Minuten

- Ei in Wasser ca. 8 Min. hart kochen. Abgießen, abschrecken und auskühlen lassen. Thunfisch abgießen und abtropfen lassen. Artischockenherzen je nach Größe halbieren oder vierteln. Frühlingszwiebel putzen, waschen und fein hacken.

- Essig, Senf und 2 EL heißes Wasser verrühren. Mit Salz und Pfeffer würzen. Öl unterschlagen. Baby-Spinat putzen, waschen und grob hacken. Ei pellen und grob hacken.

- Spinat und Artischocken mit der Senfvinaigrette vermengen und anrichten. Mit Thunfisch, Ei und Frühlingszwiebeln belegen und mit Pfeffer würzen.

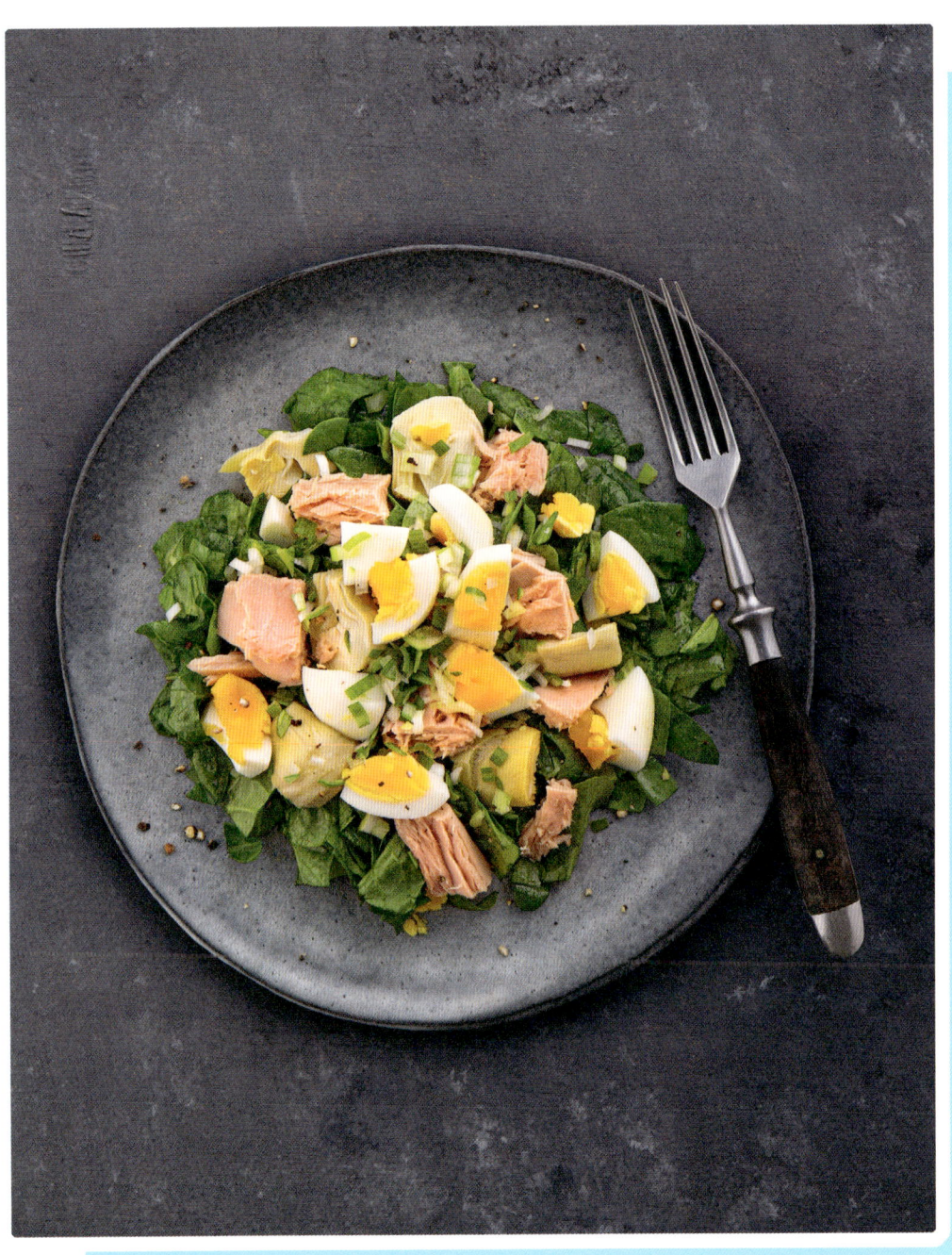

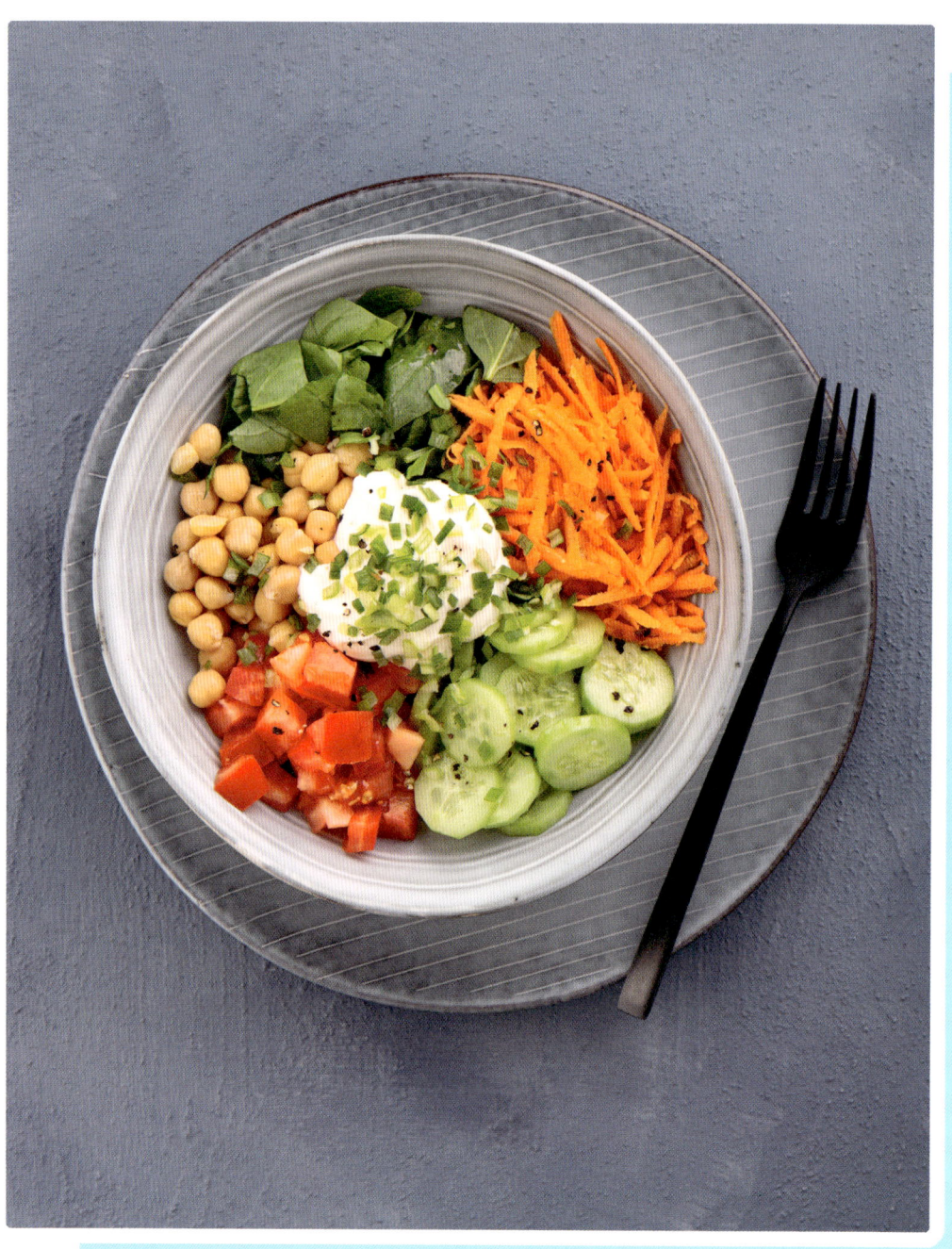

Kichererbsen-Bowl mit Spinat

Nicht nur ihr Name sorgt für gute Laune: Kichererbsen sind richtig lecker und sehr gesund. Wie alle Hülsenfrüchte – Erbsen, Linsen und Bohnen zählen auch dazu – halten sie unseren Blutzuckerspiegel lange Zeit konstant und garantieren dadurch eine gleichmäßige Energieversorgung des Gehirns.

- Spinat putzen, waschen, trocken schleudern und grob hacken. Kichererbsen abtropfen lassen. Möhre putzen, schälen und grob raspeln. Tomate waschen, putzen und in kleine Stücke schneiden. Gurke schälen und in Scheiben schneiden. Frühlingszwiebel putzen, waschen und hacken.

- Essig, 2 EL heißes Wasser, Salz und Pfeffer verrühren. Öl unterrühren. Spinat, Möhre, Tomate, Gurke und Kichererbsen in einer kleinen Schüssel anrichten. Vinaigrette darüberträufeln. Sour Cream daraufgeben und mit Frühlingszwiebeln bestreuen.

30 g	Baby-Spinat
1 kl. Dose	Kichererbsen (Abtropfgewicht 65 g)
1	Möhre
1	mittelgroße Tomate
1	Mini-Salatgurke
1	Frühlingszwiebel
1 TL	Essig
	Salz, Pfeffer
1 EL	Olivenöl
2 EL	Sour Cream (Kühlregal)

1 Portion

20 Minuten

Tipp:

Wenn etwas übrig bleibt: Beim Mozzarella-Baguette (➜ Seite 146) und beim französischen Artischockensalat (➜ Seite 166) wird auch Baby-Spinat verwendet.

Poke-Bowl mit Lachs und Meerrettich

Auch die Sinne essen mit: Aromatische Gewürze wie Kreuzkümmel, Curry oder Zimt enthalten wohltuende ätherische Öle. Ihr Duft kann unsere Stimmung positiv beeinflussen und Konzentration und Merkfähigkeit steigern. So bleiben unsere grauen Zellen länger jung und fit.

50 g	Dinkelbulgur (z.B. Reformhaus)
	Salz
1 Msp.	gemahlener Kreuzkümmel
125 g	Lachsfilet
1	Mini-Römersalat (ca. 150 g)
1	Frühlingszwiebel
1 gestr. TL	Meerrettich (Glas)
1 geh. TL	Salatmayonnaise
3 EL	Vollmilchjoghurt
1 EL	Sonnenblumenöl
1 TL	Zitronensaft
½ Beet	Kresse

👤 1 Portion

🕐 25 Minuten

- Dinkelbulgur mit 1 Prise Salz und Kreuzkümmel vermengen und mit 150 ml Wasser aufkochen. Ca. 3 Min. köcheln lassen. Vom Herd nehmen und ca. 15 Min. quellen lassen.

- Lachs waschen und gut trocken tupfen. Salat putzen, waschen und trocken schleudern. Frühlingszwiebel putzen, waschen und hacken. Meerrettich, Salatmayonnaise und Joghurt verrühren. Mit Salz würzen.

- Öl in einer beschichteten Pfanne erhitzen und den Lachs darin bei mittlerer Hitze ca. 3 Min. pro Seite braten. Mit Salz würzen und aus der Pfanne nehmen.

- Bulgur mit einer Gabel auflockern. Salat in feine Streifen schneiden. Bulgur und Salat in einer Schüssel anrichten. Mit Zitronensaft beträufeln. Kresse vom Beet schneiden. Lachs auf Bulgur und Salat setzen. Meerrettichdip, Kresse und klein geschnittene Frühlingszwiebeln darauf anrichten.

Tipp:

Sie können auch rohen Lachs verwenden, wie es bei Poke typisch ist, falls Sie rohen Fisch mögen und ihn in Ihrer Nähe in guter Qualität bekommen.

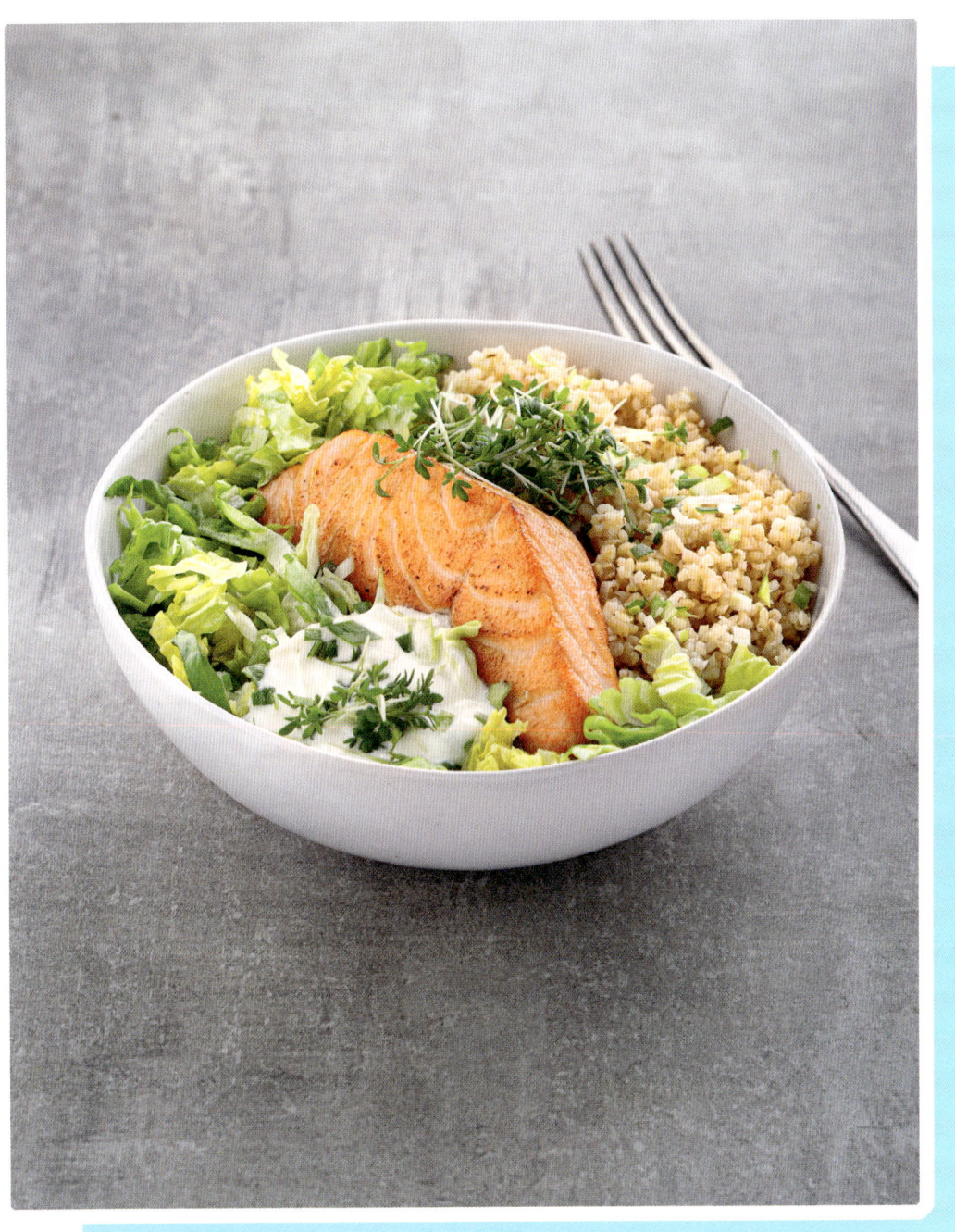

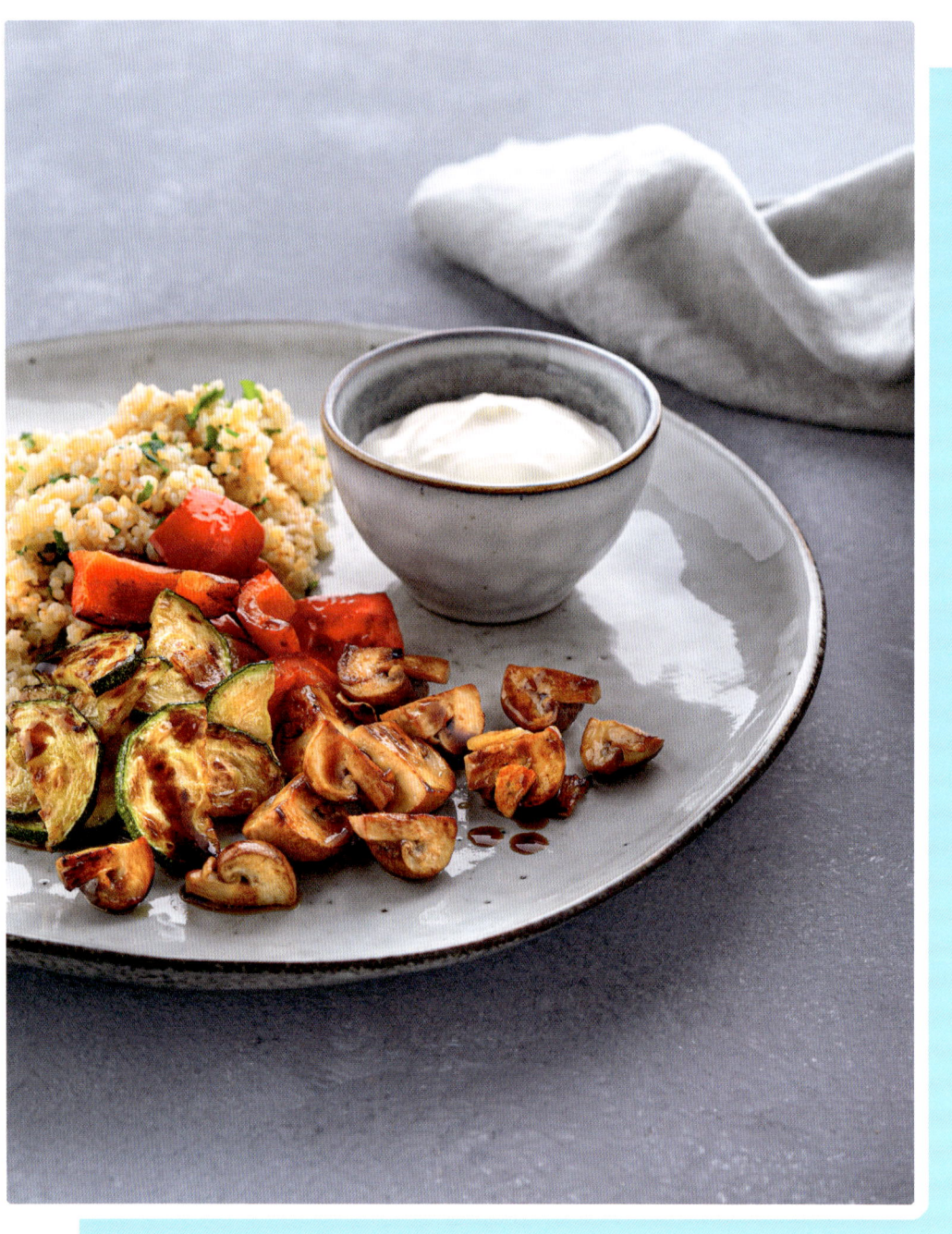

Tabouleh mit Grillgemüse

Wer viel mit frischen Kräutern kocht, tut etwas für seine Gesundheit. Das aromatische Kräuteraroma hilft dabei, die Salzmenge zu reduzieren – und das ist wichtig, denn Salz schadet unserem Gehirn. Der durch salzreiche Ernährung ausgeschüttete Botenstoff Interleukin-17 steht im Verdacht, die Durchblutung des Gehirns zu hemmen.

- Dinkel-Bulgur mit 1 Prise Salz vermengen, in 150 ml Wasser aufkochen und ca. 3 Min. köcheln lassen. Vom Herd nehmen und ca. 15 Min. quellen lassen.

- Zucchino putzen, waschen, längs halbieren und in dünne Scheiben schneiden. Pilze putzen und vierteln. Paprika waschen, halbieren und entkernen. Fruchtfleisch in Stücke schneiden.

- Knoblauch schälen und in dünne Scheiben schneiden. Paprika, Pilze und Zucchino getrennt in 2 EL heißem Öl goldbraun braten. Je 1/3 Knoblauch zugeben und mitbraten. Mit Salz und Pfeffer würzen und auf einer Platte anrichten.

- Essig und Honig verrühren und über das heiße Gemüse träufeln. Gemüse kurz abkühlen lassen.

- Petersilie waschen, trocken tupfen und die Blättchen abzupfen. Blättchen hacken. Bulgur mit einer Gabel auflockern und die Petersilie unterheben. Dinkel-Tabouleh und Grillgemüse anrichten. Sour Cream dazu servieren.

50 g	Dinkelbulgur (Reformhaus)
	Salz
1	kleiner Zucchino
100 g	Champignons
1	kleine, rote Paprika
1	Knoblauchzehe
2 EL	Olivenöl
	Pfeffer
2 TL	Balsamicoessig
2 TL	flüssiger Honig
3 Stängel	glatte Petersilie
2 EL	Sour Cream (Kühlregal)

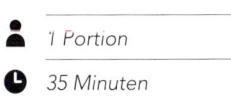

1 Portion

35 Minuten

Italienischer Brotsalat

Ein ausgewogenes Verhältnis von Kohlenhydraten zu Gemüse ist das A und O einer gesunden Ernährung. Achten Sie deshalb bei der Zutatengewichtung Ihrer Mahlzeiten auf einen deutlich höheren Anteil an Gemüse, Kräutern, Nüssen und magerem Fleisch und Fisch. Kohlenhydrate wie beispielsweise Kartoffeln, Nudeln, Reis und Brot sollten nur Beilage sein.

1 kleines	Dinkelbrötchen
1	Knoblauchzehe
2 EL	Olivenöl
	Salz, Pfeffer
50 g	Rucola
2	große Tomaten
30 g	Parmesan
⅓ Bund	Schnittlauch
1 TL	Balsamicoessig

👤 1 Portion

🕐 25 Minuten

- Brötchen in Stücke zupfen. Knoblauch schälen und fein hacken. 1 EL Öl und Knoblauch verrühren und mit den Brötchenstücken vermengen.

- Brötchenstücke in einer beschichteten Pfanne unter Wenden bei mittlerer Hitze goldbraun braten. Mit Salz und Pfeffer würzen, aus der Pfanne nehmen und auskühlen lassen.

- Rucola putzen, waschen und trocken tupfen. Rucola grob zerzupfen. Tomaten waschen, putzen und klein schneiden. Parmesan grob hobeln. Schnittlauch waschen und trocken tupfen. Schnittlauch in Röllchen schneiden.

- Essig, 1 EL heißes Wasser und 1 EL Öl verrühren. Rucola, Tomaten und Schnittlauch mit der Essigmischung vermengen und mit Salz und Pfeffer würzen. Mit den Brötchenstücken und dem Parmesan vermischen, kurz durchziehen lassen.

Tipp:

Wenn etwas übrig ist: Beim italienischen Omelett (→ Seite 157) wird auch Rucola verwendet. Auch einfache Käse- oder Schinkenbrote machen einige Blättchen Rucola zu einer feinen Sache.

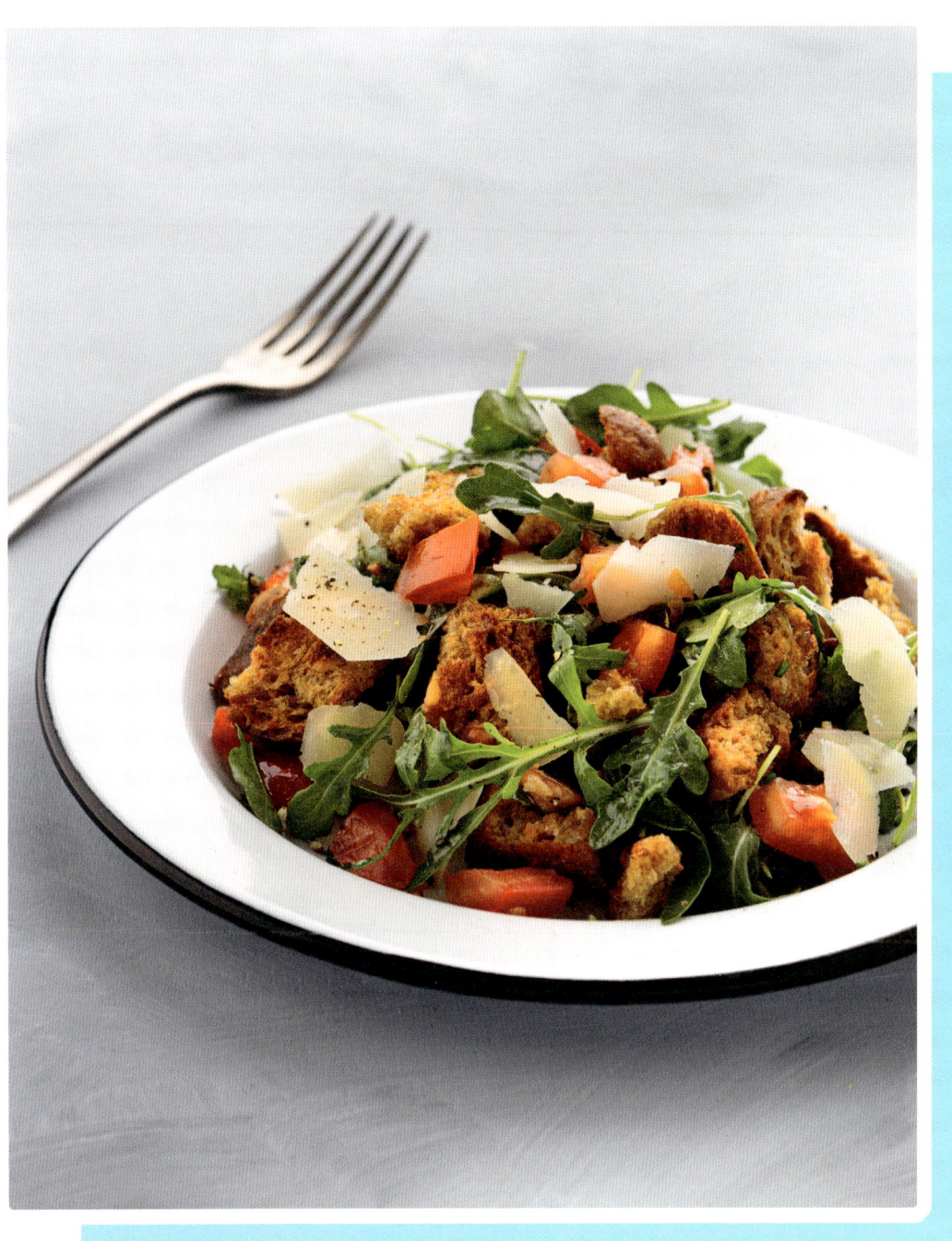

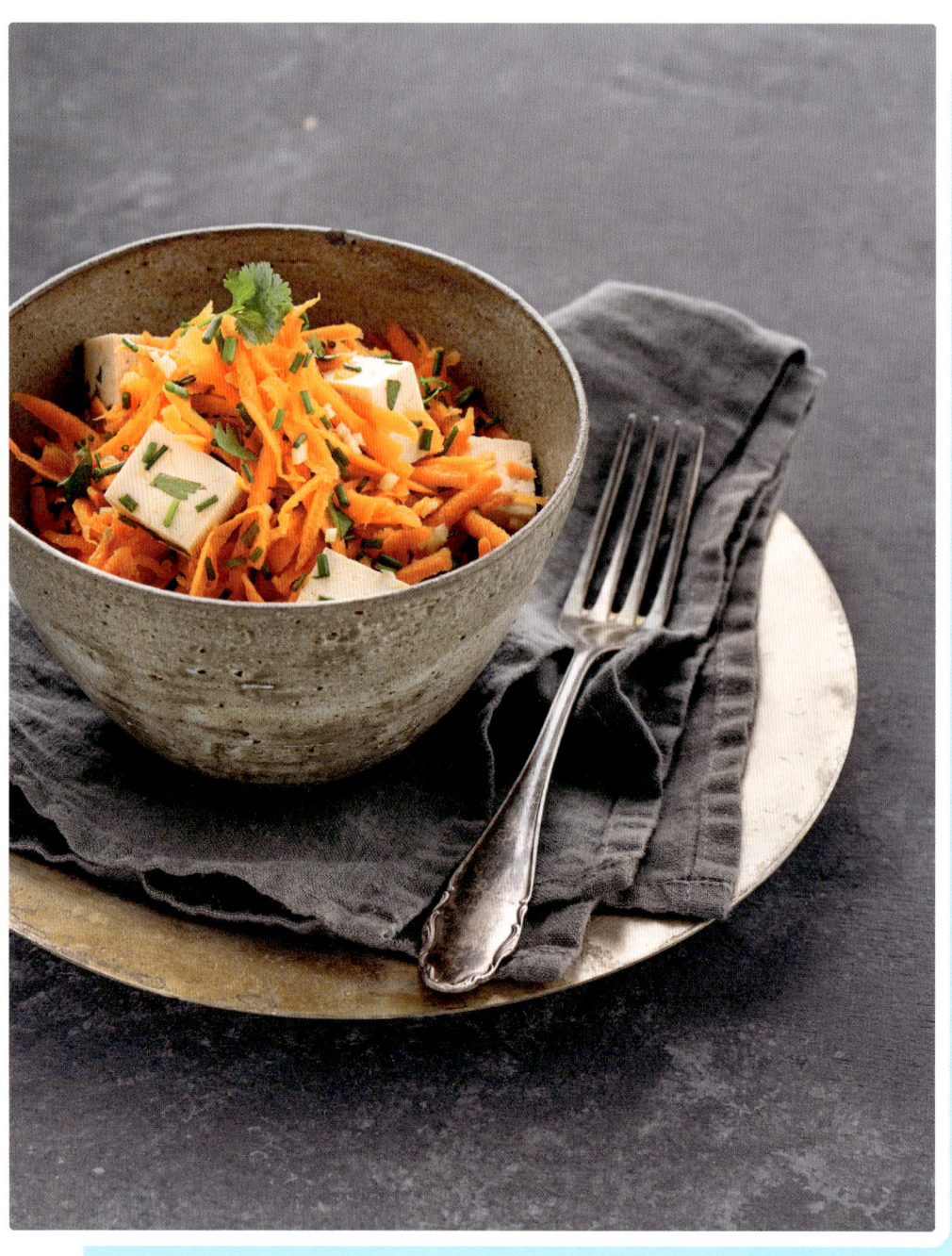

Möhren-Tofu-Salat mit Koriander

Der asiatische »Sojaquark« Tofu ist ein gesundes und nahrhaftes Lebensmittel, denn Soja enthält die Aminosäure Cholin, einen Baustoff für den Nervenbotenstoff Acetylcholin. Dieser ist der wichtigste Neurotransmitter in der Reizübertragung in unserem Gehirn und damit entscheidend für Wachheit, Gedächtnis und Wahrnehmung.

- Möhren putzen, schälen und grob raspeln. Knoblauch schälen und fein hacken. Knoblauch, Essig, Ahornsirup, 2 EL heißes Wasser, Cayennepfeffer und ½ TL Salz verrühren. Möhren und Vinaigrette gut vermischen.

- Koriander waschen und trocken schleudern. Blättchen abzupfen und hacken. Schnittlauch waschen und trocken tupfen. Schnittlauch in Röllchen schneiden. Kräuter zu den Möhren geben, unterheben und kurz durchziehen lassen.

- Tofu in Würfel schneiden und unterheben. Salat mit Salz abschmecken und servieren.

3	mittelgroße Möhren (ca. 250 g)
1	Knoblauchzehe
1 EL	Essig
1 TL	Ahornsirup
1 Msp.	Cayennepfeffer
	Salz
5 Stängel	Koriander
½ Bund	Schnittlauch
125 g	Tofu (Natur)

👤 1 Portion

 25 Minuten

Tipp:

Koriander ist nicht jedermanns Sache und kann hier auch durch Basilikum oder Petersilie ersetzt werden. Der Salat schmeckt aber auch nur mit Schnittlauch gewürzt sehr lecker.

Minestrone mit weißen Bohnen und Parmesan

Fenchel ist ein aromatisches Gemüse, das über reichlich unverdauliche Pflanzenfasern verfügt. Über dieses Futter freuen sich unsere guten Darmbakterien. Sie stellen daraus Buttersäure her, die unserem zentralen Nervensystem guttut. Das senkt das Risiko für verschiedene Nervenerkrankungen.

1	kleiner Fenchel
150 g	Möhren
1	Knoblauchzehe
2 EL	Olivenöl
1 EL	Tomatenmark
	Salz, Pfeffer
1	Lorbeerblatt
1 TL	getrockneter Thymian
1 TL	getrocknetes Bohnen-kraut
½ TL	Paprikapulver (edelsüß)
600 ml	Gemüsefond
25 g	Parmesan
1 Glas	weiße Bohnen (Abtropfgewicht 130 g)

👤 2 Portionen

🕐 25 Minuten

- Fenchel putzen, waschen und längs halbieren. Keilförmig den Strunk herausschneiden und den Fenchel in feine Streifen schneiden. Möhren putzen, schälen und in dünne Scheiben schneiden. Knoblauch schälen und hacken.

- Öl in einem Topf erhitzen. Knoblauch darin andünsten. Tomatenmark zugeben und ca. 3 Min. anbraten. Fenchel und Möhren in den Topf geben und mit dem Tomatenmark gut vermengen. Salz, Pfeffer, Lorbeer, Thymian, Bohnenkraut und Paprika zugeben und kurz anbraten. Mit Fond ablöschen und aufkochen, 12–15 Min. köcheln lassen.

- Parmesan reiben. Suppe mit Salz und Pfeffer abschmecken. Bohnen zugeben und in der heißen Suppe erhitzen. Hälfte der Suppe anrichten und Hälfte Parmesan bestreuen. Übrige Suppe auskühlen lassen und bis zu 2 Tage zugedeckt kalt stellen oder Suppe einfrieren.

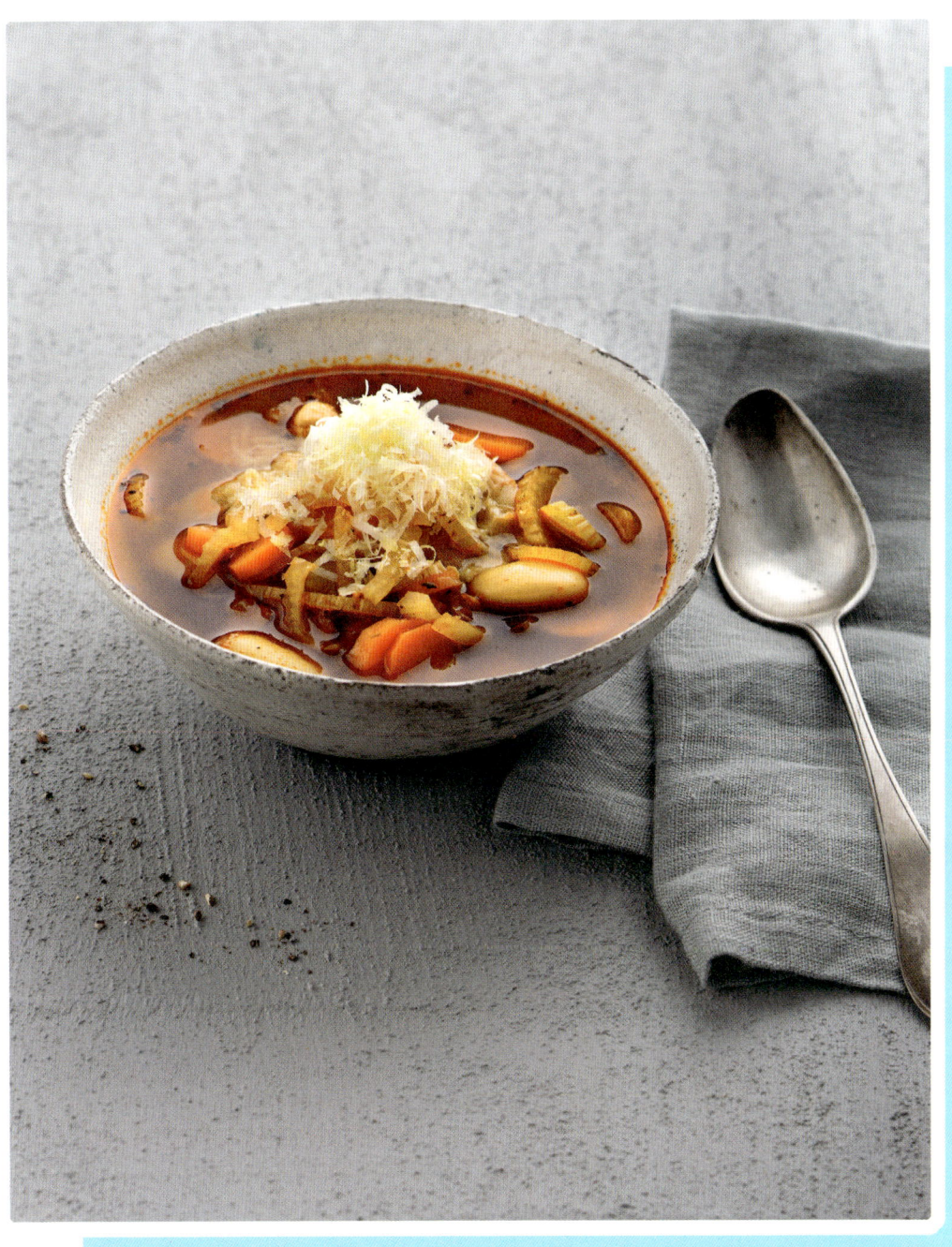

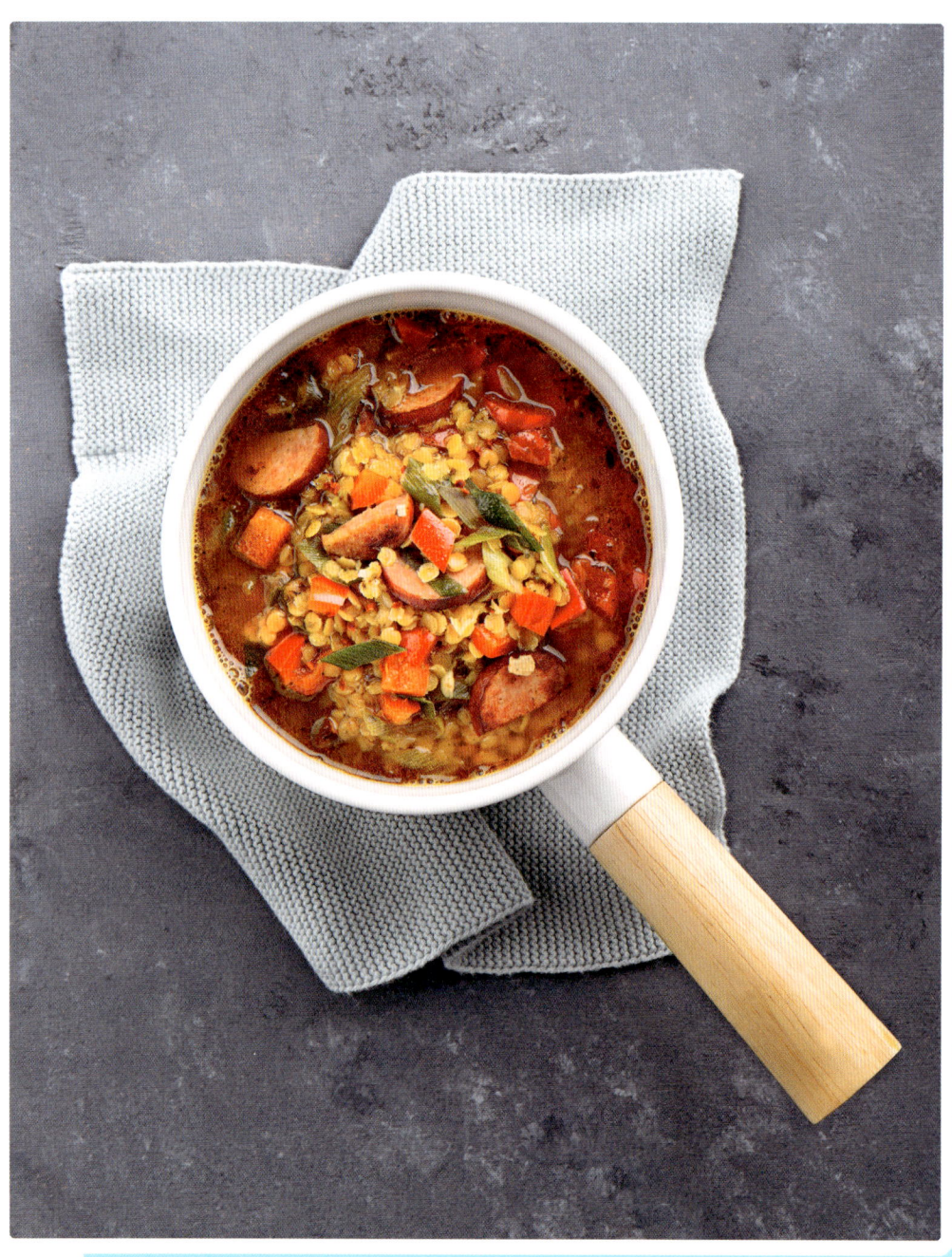

Scharfe Linsensuppe mit Paprika

Die Zwiebel wird auch als die »Königin des Gemüses« bezeichnet. Denn die kleinen Aromageber enthalten viele wertvolle Stoffe. Besonders der sekundäre Pflanzenstoff Quercetin, ein Farbstoff mit hellgelber Färbung, hat eine überaus positive Wirkung: Bei Testpersonen, die eine Extragabe Quercetin erhielten, verbesserte sich bereits nach einer Woche die maximale Sauerstoffaufnahme des Blutes um knapp 4 Prozent. Dieser Effekt wirkt auf unser Gehirn wie eine Frischluftkur.

- Paprika waschen, halbieren und das Kerngehäuse entfernen. Fruchtfleisch in kleine Würfel schneiden. Kabanossi längs halbieren und in dünne Scheiben schneiden. Frühlingszwiebeln putzen, waschen und in schräge Stücke schneiden. Knoblauch schälen und fein hacken.

- Öl in einem Topf erhitzen und Kabanossi, Frühlingszwiebeln und Knoblauch darin kurz anbraten. Paprika zugeben und kurz mitbraten. Mit Salz, Chiliflocken, Kreuzkümmel und Oregano würzen. Linsen zugeben und mit dem Fond ablöschen. Aufkochen und ca. 10 Min. köcheln lassen.

- Suppe mit Salz und Zitronensaft abschmecken und anrichten. Hälfte der Suppe anrichten. Übrige Suppe auskühlen lassen und bis zu 2 Tage zugedeckt kalt stellen oder Suppe einfrieren.

1	rote Paprika
75 g	Kabanossi
2	Frühlingszwiebeln
1	Knoblauchzehe
2 EL	Olivenöl
	Salz
1 Msp.	Chiliflocken
1 TL	gemahlener Kreuzkümmel
1 TL	getrockneter Oregano
100 g	rote Linsen
700 ml	Gemüsefond
1 TL	Zitronensaft

 2 Portionen

🕐 25 Minuten

Fischsuppe mit Fenchel und Safran

Fetter Seefisch wie Lachs oder Thunfisch ist eine Topquelle für Omega-3-Fettsäuren. Damit tun wir auch unserem Gehirn viel Gutes, denn diese gesunden Fette sind ein wichtiger Baustein der Nervenzellen dort. In einer Studie der Berliner Charité zeigte sich, dass Omega-3-Fettsäuren das Gedächtnis und die Konzentrationsleistung verbessern.

1	kleine Zwiebel
1	Knoblauchzehe
1	große Tomate
1	mittelgroße Möhre
2 EL	Olivenöl
1 kl. Dose	Safranfäden (0,1 g)
½ TL	Fenchelsamen
350 ml	Fischfond
1	Lorbeerblatt
200 g	Fischfilet (Thunfisch, Lachs oder Zander)
1 Stängel	glatte Petersilie
	Salz, Pfeffer

👤 1 Portion

🕐 25 Minuten

- Zwiebel und Knoblauch schälen und fein würfeln. Tomate waschen, vierteln und entkernen. Fruchtfleisch in Würfel schneiden. Möhre putzen, schälen und längs halbieren. Die Hälften in feine Scheiben schneiden.

- Öl erhitzen und Zwiebel, Knoblauch und Möhre darin anbraten. Tomatenwürfel, Safran und Fenchel zugeben und kurz mitdünsten.

- Fischfond zugießen und Lorbeerblatt zugeben. Bei mittlerer Hitze ca. 8 Min. köcheln lassen.

- Fisch waschen, trocken tupfen und in große Würfel schneiden. Petersilie waschen und trocken tupfen. Petersilienblättchen abzupfen und hacken.

- Fischwürfel in die heiße Suppe legen und bei schwacher Hitze darin ca. 5 Min. gar ziehen lassen. Suppe mit Salz und Pfeffer würzen und anrichten.

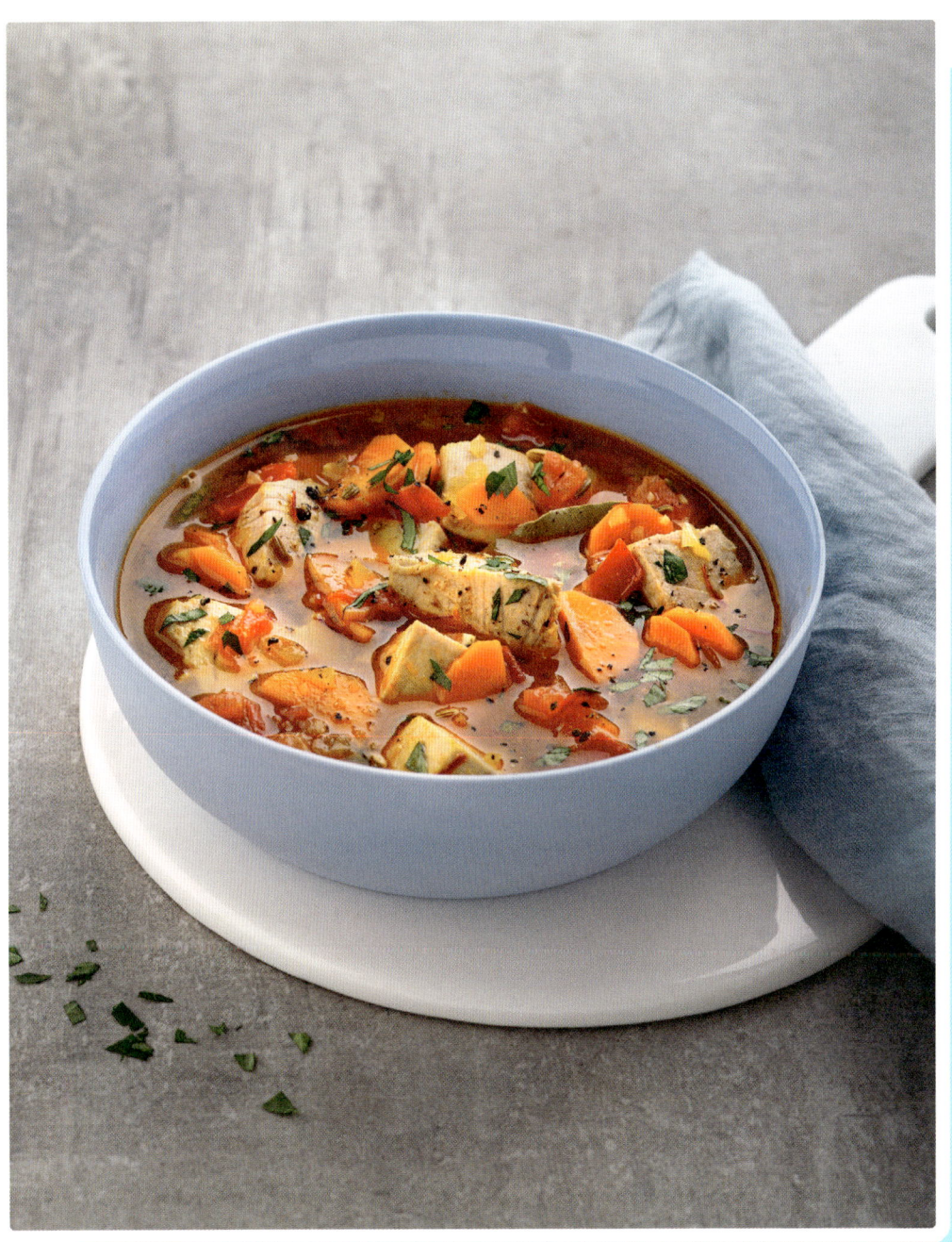

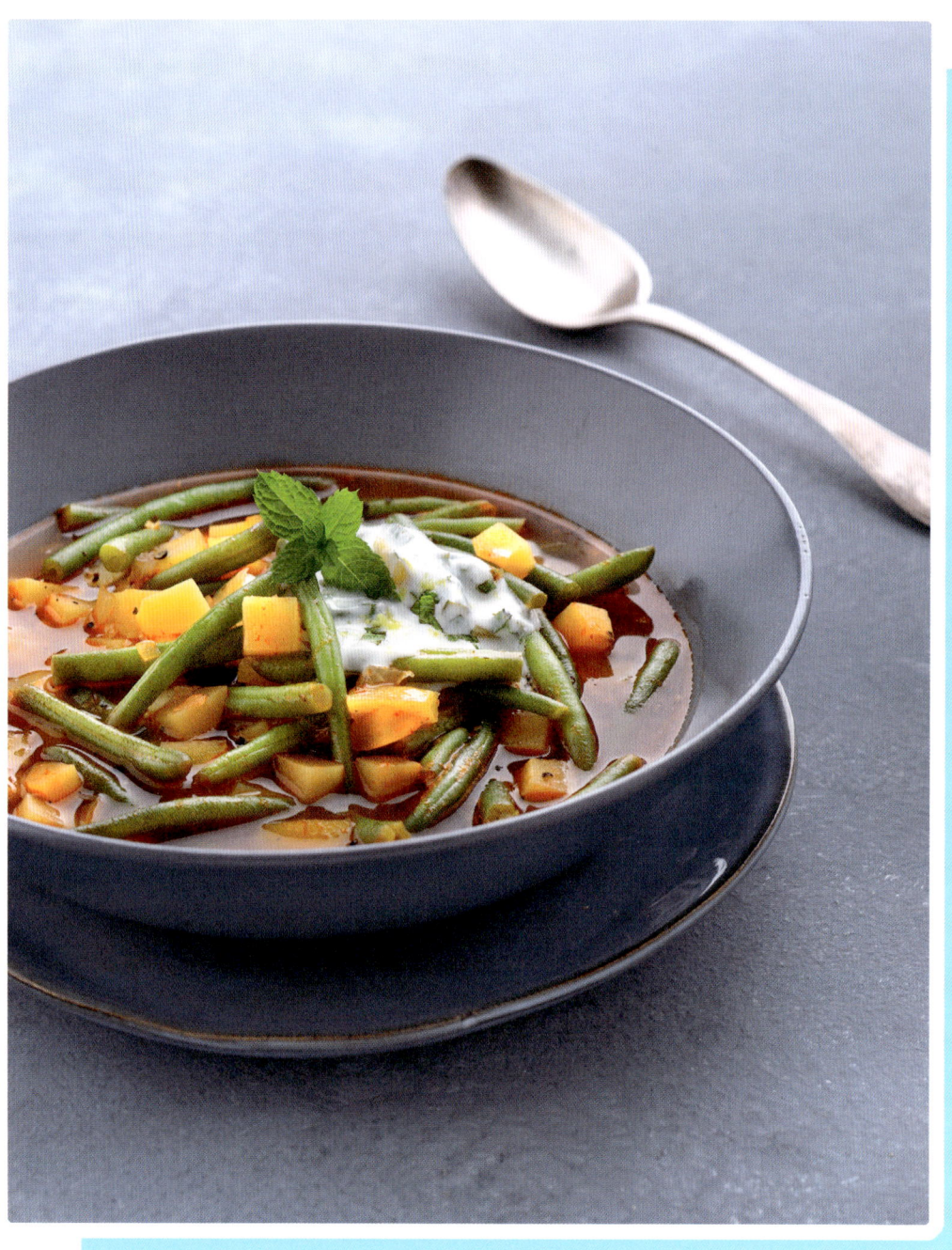

Bohnen-Kartoffel-Topf mit Kefir-Minz-Dip

Kartoffeln liefern wertvolle komplexe Kohlenhydrate, die nur langsam verdaut werden können. So kann der Blutzuckerspiegel lange konstant gehalten werden, was wiederum für eine gleichbleibende Hirnleistung sorgt. Da unser Gehirn seine gesamte Energie aus Kohlenhydraten zieht, sollten diese regelmäßig auf dem Speiseplan stehen. Und die Zwiebeln wirken auf unser Gehirn wie eine Frischluft-kur (➜ Seite 181).

- Zwiebel und Knoblauch schälen und fein würfeln. Kartoffeln schälen, waschen und in kleine Würfel schneiden.

- Öl in einem Topf erhitzen und Zwiebel und Knoblauch darin andünsten. Tomatenmark zugeben und ca. 3 Min. mitdünsten. Kartoffeln und Bohnen zugeben und mit Salz, Pfeffer und Bohnenkraut würzen. Mit Gemüsefond ablöschen, aufkochen und 15–18 Min. köcheln lassen.

- Kefir und Joghurt verrühren und mit Salz, Pfeffer und Zitronenschale würzen. Minze waschen, trocken tupfen und die Blättchen abzupfen. Minze fein hacken und unter die Kefir-Joghurt-Mischung rühren.

- Bohnen-Kartoffel-Topf mit Salz und Pfeffer würzen und mit dem Kefir-Minz-Dip anrichten. Die Hälfte des Eintopfs und des Dips gleich verzehren – die zweite Hälfte kann abgedeckt im Kühlschrank 1–2 Tage aufbewahrt werden.

1 kleine	Zwiebel
1	Knoblauchzehe
400 g	Kartoffeln
2 EL	Olivenöl
1 EL	Tomatenmark
200 g	TK-Grüne-Bohnen
	Salz, Pfeffer
1 TL	getrocknetes Bohnen-kraut
700 ml	Gemüsefond
100 ml	Kefir
100 g	Vollmilchjoghurt
1 Msp.	abgeriebene Bio-Zitronenschale
3 Stiele	Minze

👤 2 Portionen

🕐 35 Minuten

Fisch in Orangen-Safran-Soße zu Buchweizenspaghetti

Der Farbstoff Crocin der wertvollen orangeroten Safranfäden schützt Nervenzellen und Synapsen des Gehirns. In Studien wirkte hoch dosierter Safranextrakt ähnlich wie das Antidepressivum Prozac. Weil Safran so intensiv im Geschmack ist, genügen beim Würzen geringe Dosen. Und die Buchweizennudeln können wir unbesorgt genießen, da sie frei von Gluten sind. Das kann bei empfindlichen Menschen einen »Brain Fog« verursachen (→ Seite 149).

1	Bio-Orange
1	Schalotte
1	Knoblauchzehe
2 EL	Butter
½ TL	Kartoffelstärke
50 ml	trockener Weißwein
1 kl. Dose	Safranfäden (0,1 g)
	Salz, Pfeffer
1 Prise	Zucker
75 g	Buchweizenspaghetti
200 g	Zanderfilet
1 EL	Sonnenblumenöl

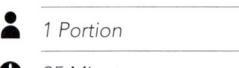 1 Portion

🕐 35 Minuten

- Orange waschen, trocken reiben und die Schale fein abreiben. Frucht halbieren und auspressen (es sollen sich ca. 100 ml Saft ergeben). Schalotte und Knoblauch schälen und fein hacken.

- Butter in einem Topf erhitzen und Schalotte und Knoblauch darin andünsten. Mit Stärke bestäuben und unter Rühren mit Wein und Orangensaft ablöschen. Aufkochen und Safran und Orangenschale zugeben. Soße mit Salz, Pfeffer und Zucker abschmecken und ca. 3 Min. offen köcheln lassen.

- Spaghetti in kochendem Salzwasser nach Packungsanweisung garen. Fisch waschen und trocken tupfen. Im heißen Öl pro Seite ca. 4 Min. braten. Mit Salz und Pfeffer würzen. Nudeln abgießen und abtropfen lassen. Alles anrichten.

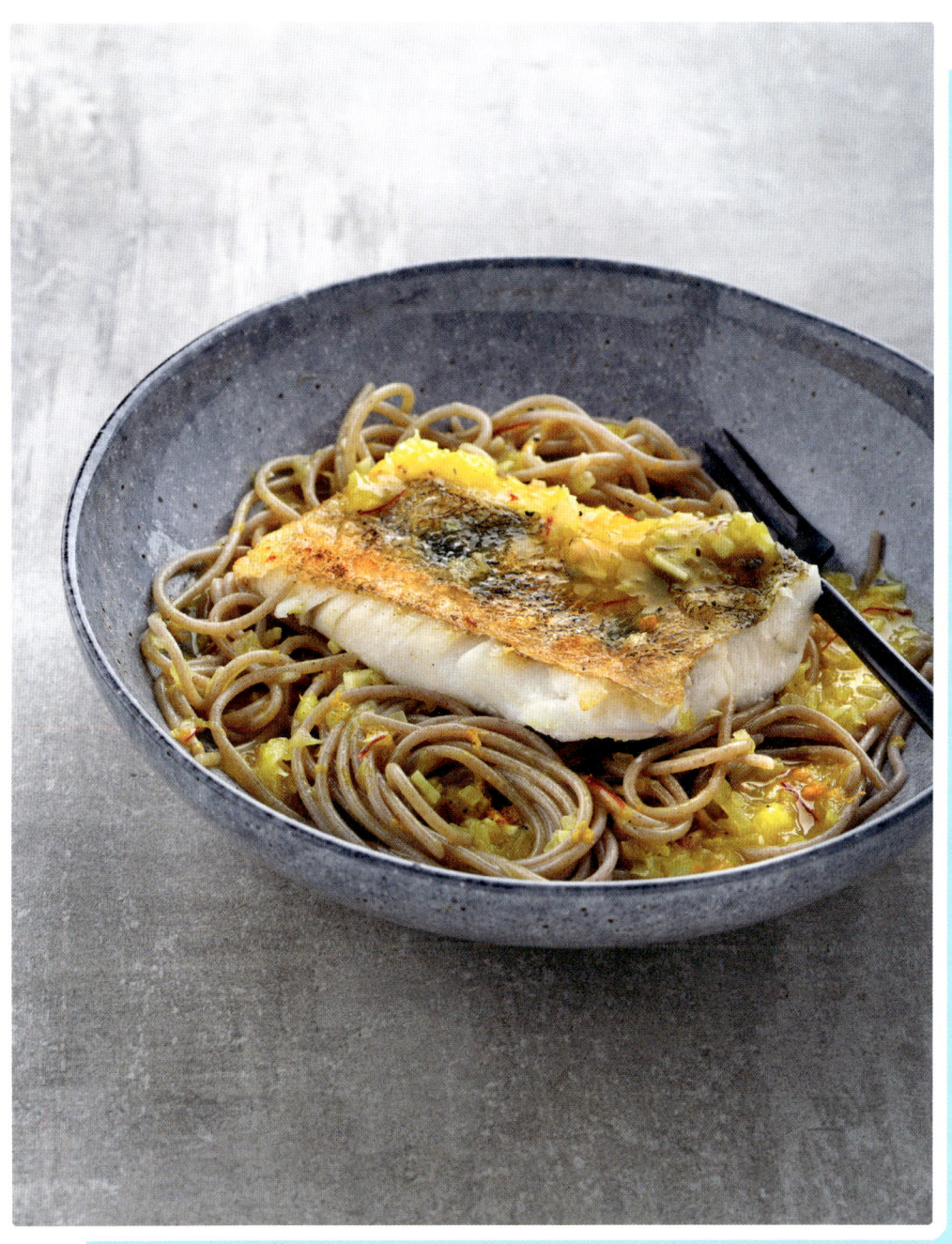

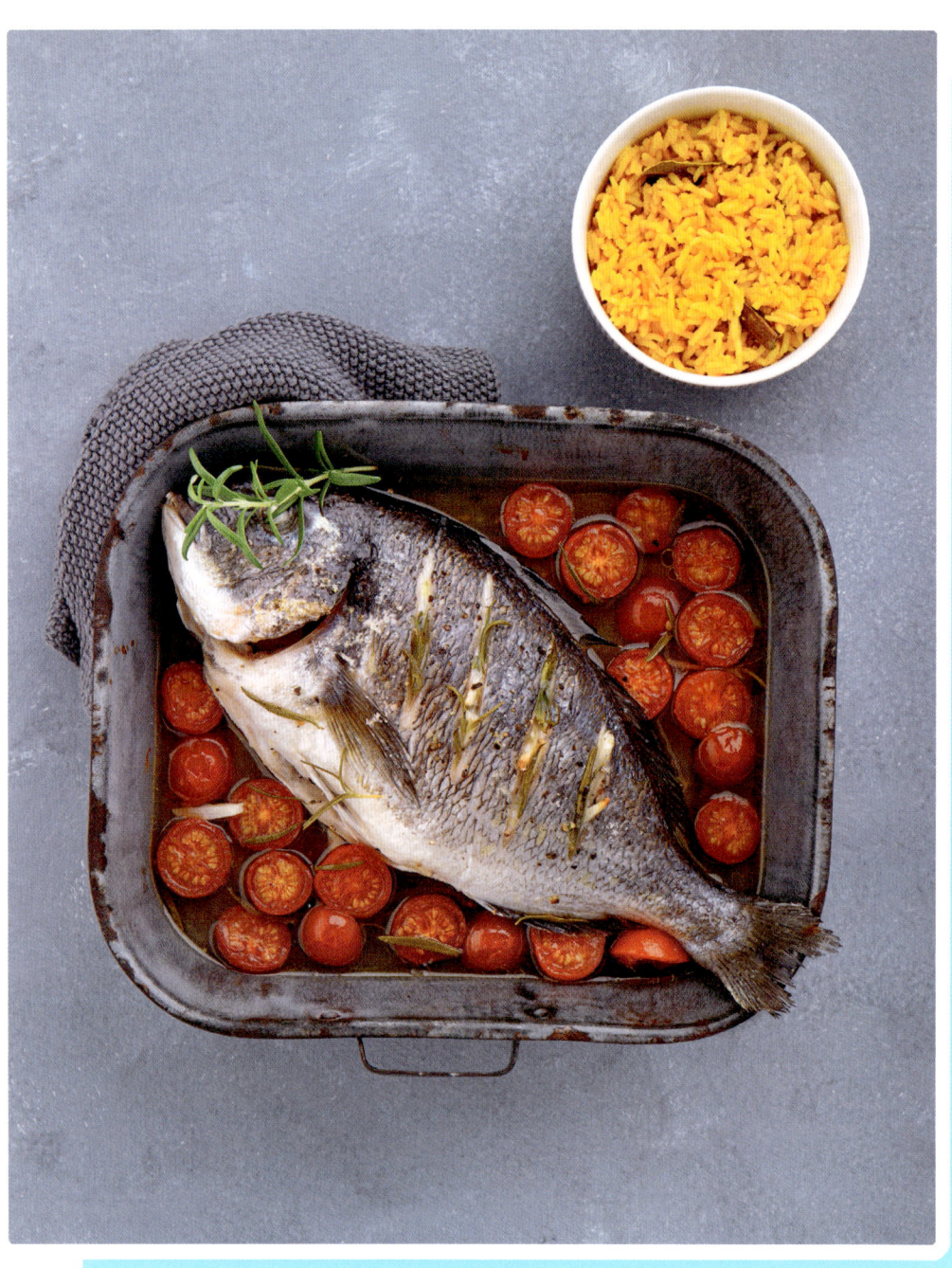

Rosmarindorade aus dem Ofen zu Kurkumareis

Das Gewürz Kurkuma, auch gelber Ingwer genannt, ist ein Tausendsassa. Bei milden altersbedingten Gedächtnisstörungen verbessert Kurkuma Stimmung und Erinnerungsfähigkeit. Außerdem wirkt das gelbe Pulver entzündungshemmend. Somit kann es also auch kleinen Schlaganfällen vorbeugen, die durch entzündliche Reaktionen im Körper gefördert werden. Und der Knoblauch fördert die Sauerstoff- und Nährstoffversorgung unseres Gehirns (➜ Seite 198).

- Knoblauch schälen und in dünne Stifte schneiden. Rosmarin waschen, trocken tupfen und die Nadeln abzupfen.

- Backofen auf 200° vorheizen. Dorade innen und außen waschen und trocken tupfen. Haut mit einem scharfen Messer pro Seite 3–5-mal einschneiden. In die Einschnitte Knoblauch und Rosmarin stecken. Dorade innen und außen mit Salz und Pfeffer würzen. Eine Auflaufform mit 1 EL Öl auspinseln. Dorade in die Auflaufform geben und übrigen Knoblauch und Rosmarin um die Dorade verteilen.

- Tomaten waschen, halbieren und um die Dorade verteilen. Fond zugießen und 2 EL Öl darüberträufeln. Im heißen Ofen ca. 20 Min. garen.

- Reis mit 150 ml Wasser, Salz, Zimt und Lorbeer so lange kochen, bis die Flüssigkeit verdampft ist. Butter und Kurkuma unterrühren. Kurkumareis, Dorade und geschmorte Tomaten anrichten.

1	Knoblauchzehe
1	kleiner Rosmarinzweig
1	Dorade (beim Fischhändler vorbestellen)
3 EL	Olivenöl
125 g	Kirschtomaten
200 ml	Gemüsefond
	Salz, Pfeffer
50 g	Basmatireis
1	Zimtstange
1	Lorbeerblatt
1 TL	Butter
½ TL	Kurkuma

 1 Portion

 35 Minuten

Pellkartoffeln in Zitronen-Kapern-Butter zu Fischfilet

Zitronen enthalten wie alle Zitrusfrüchte enorme Mengen an Vitamin C. Dieses hilft uns bei der Aufnahme von Eisen, das wiederum entscheidend ist für den Sauerstofftransport zum Gehirn. Darüber hinaus schützt Vitamin C als Antioxidans unsere Gehirnzellen gegen freie Radikale und oxidativen Stress. Und die Omega-3-Fettsäuren des Seefischs verbessern unser Gedächtnis und die Konzentration (→ Seite 182).

5	kleine Kartoffeln (ca. 300 g)
	Salz
180 g	Fischfilet (z. B. Lachs, Zander oder Seelachs)
1 EL	Butter
1 Msp.	abgeriebene Bio-Zitronenschale
1 TL	Zitronensaft
1 TL	kleine Kapern
1 EL	Sonnenblumenöl
	Pfeffer

👤 1 Portion

🕐 40 Minuten

- Kartoffeln waschen und in kochendem Salzwasser 20–25 Min. garen. Fisch waschen und trocken tupfen.

- Butter in einem kleinen Topf schmelzen und Zitronenschale, Zitronensaft und Kapern unterrühren. Vom Herd nehmen.

- Öl in einer beschichteten Pfanne erhitzen und das Fischfilet darin pro Seite ca. 4 Min. braten. Mit Salz und Pfeffer würzen.

- Kartoffeln abgießen, abschrecken und pellen. Kartoffeln zu der Zitronen-Kapern-Butter geben und darin wenden. Mit Salz und Pfeffer würzen. Kartoffeln und Fischfilet anrichten.

Tipp:

Den intensiven Geschmack von Kapern mag nicht jeder. Wer es milder möchte, gibt statt der Kapern 1 TL gehackte Kräuter, z. B. Petersilie, Schnittlauch oder Estragon, zur Butter.

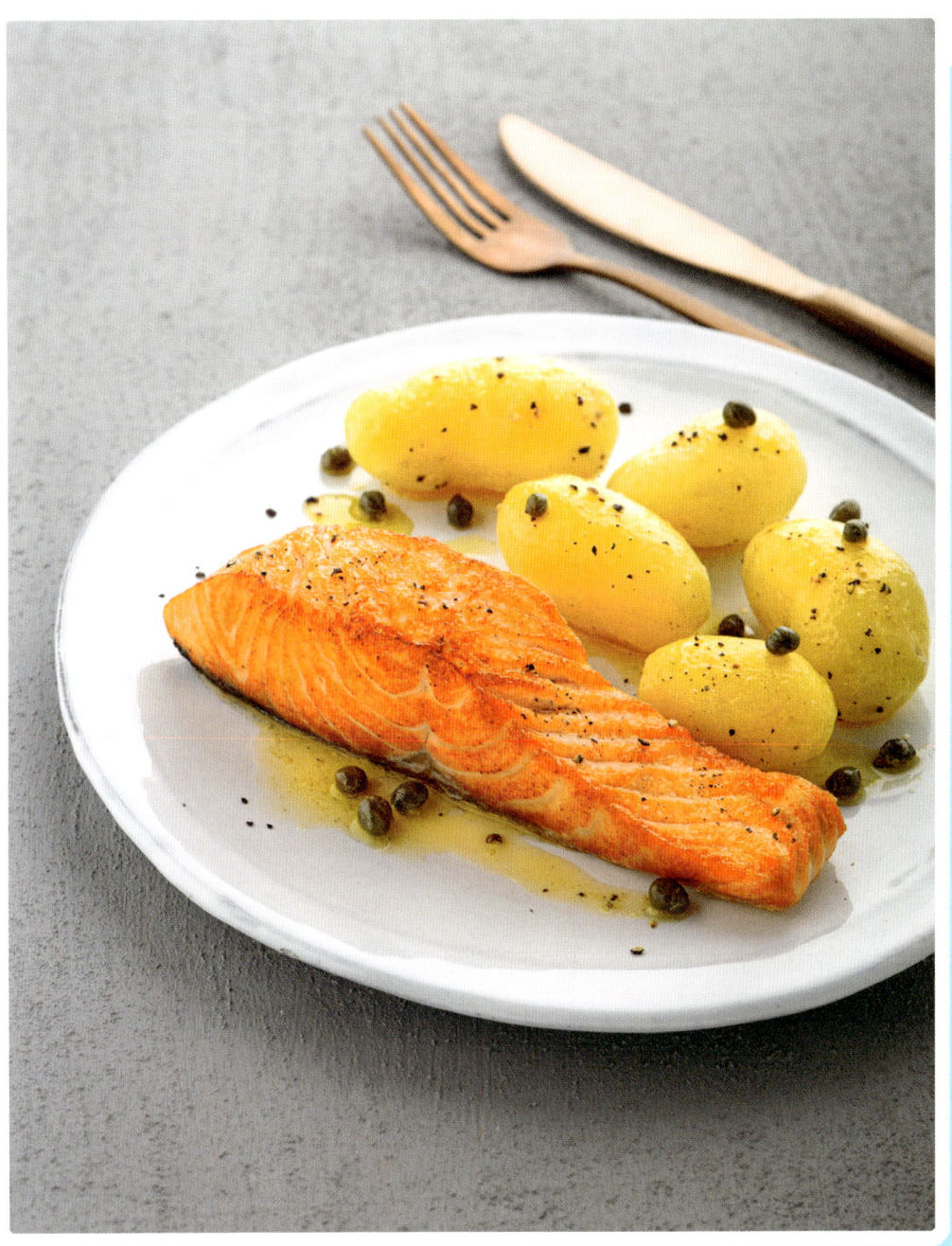

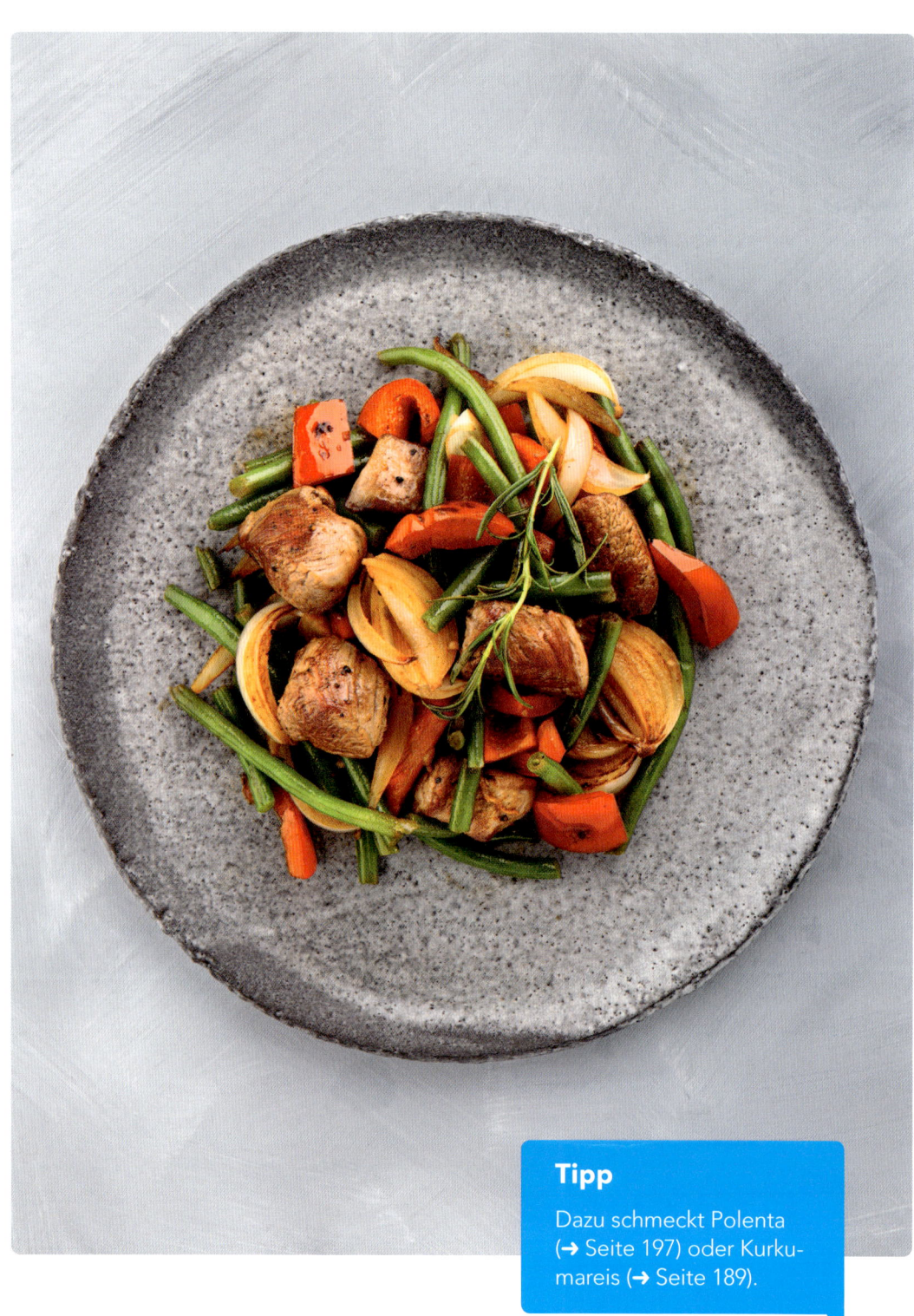

Tipp

Dazu schmeckt Polenta
(→ Seite 197) oder Kurku-
mareis (→ Seite 189).

Mediterrane Gemüsepfanne mit Lamm

Beim Einkauf von Paprikaschoten besser zu den roten, reifen Exemplaren greifen. Neben reichlich Mineralstoffen enthalten sie noch mehr Vitamin C als ihre grünen Schwestern. Dieses Promivitamin ist ein Stresskiller der Extraklasse. Zwiebeln (→ Seite 181) und Knoblauch (→ Seite 198) machen dieses Gericht zusätzlich zu einer Wohltat für unser Gehirn.

- Bohnen mit Salz und Bohnenkraut in kochendem Wasser nach Packungsanweisung garen. Abgießen und abtropfen lassen. Paprikaschote waschen, putzen und entkernen. Fruchtfleisch in kleine Stücke schneiden.

- Knoblauch und Zwiebel schälen, Zwiebel in Spalten schneiden, Knoblauch fein hacken. Rosmarin waschen und trocken tupfen.

- Lammfilets waschen, trocken tupfen und in grobe Stücke schneiden. In einer Pfanne das Öl erhitzen und die Fleischstücke darin rundherum goldbraun braten. Mit Salz und Pfeffer würzen und aus der Pfanne nehmen.

- Zwiebel, Knoblauch, Rosmarin und Paprikastücke im heißen Bratöl ca. 5 Min. unter Wenden braten. Mit Salz und Pfeffer würzen. Mit Fond ablöschen und ca. 3 Min. köcheln lassen. Fleisch und Bohnen zugeben und darin ca. 2 Min. erhitzen. Gemüsepfanne mit Salz und Pfeffer abschmecken.

100 g	TK-Grüne-Bohnen
	Salz
½ TL	getrocknetes Bohnenkraut
1	kleine, rote Paprikaschote
1	Knoblauchzehe
1	kleine Zwiebel
1	kleiner Rosmarinzweig
2	Lammfilets (ca. 160 g)
2 EL	Olivenöl
	Pfeffer
100 ml	Gemüsefond

👤 1 Portion

🕐 25 Minuten

Huhn in Zitronensoße mit Spinatgemüse und Dinkelbulgur

In magerer Form ist Fleisch eine gute Eiweißquelle. Unser Gehirn braucht Proteine als Baustoff für Neurotransmitter, die Informationen von einer Gehirnzelle zur nächsten übertragen. Beim Einkauf am besten zu magerem Geflügel wie Huhn und Pute greifen und bei Rind und Schwein zu den Filets. Spinat (→ Seite 166) und Zitronen (→ Seite 190) unterstützen in diesem Gericht zusätzlich die Gesunderhaltung unserer Gehirnzellen.

1	kleines Hähnchenfilet (ca. 125 g)
2 EL	Olivenöl
	Salz, Pfeffer
1	kleine Zwiebel
1	Knoblauchzehe
40 g	Dinkelbulgur (z. B. Reformhaus)
70 g	Baby-Spinat
1 Msp.	geriebene Muskatnuss
1 Msp.	Maisstärke
100 ml	Gemüsefond
1 Msp.	geriebene Bio-Zitronenschale

👤 1 Portion

🕐 35 Minuten

- Hähnchen waschen und trocken tupfen. 1 EL Öl in einer Pfanne erhitzen und das Fleisch darin ca. 15 Min. bei mittlerer Hitze goldbraun braten. Mit Salz und Pfeffer würzen. Zwiebel schälen und fein würfeln. Knoblauch schälen und fein hacken.

- Bulgur in 150 ml Salzwasser ca. 5 Min. kochen, dann ca. 15 Min. quellen lassen.

- Spinat putzen, waschen und abtropfen lassen. 1 EL Öl in einem Topf erhitzen und den Knoblauch darin andünsten. Spinat zugeben und zusammenfallen lassen. Spinat mit Salz, Pfeffer und Muskat würzen.

- Hähnchen aus der Pfanne nehmen und warm stellen. Zwiebel und Maisstärke in das heiße Bratöl geben und andünsten. Mit Fond ablöschen und Zitronenschale zugeben. Soße aufkochen und mit Salz und Pfeffer abschmecken.

- Bulgur mit einer Gabel auflockern und mit Spinat, Hähnchen und Zitronensoße anrichten.

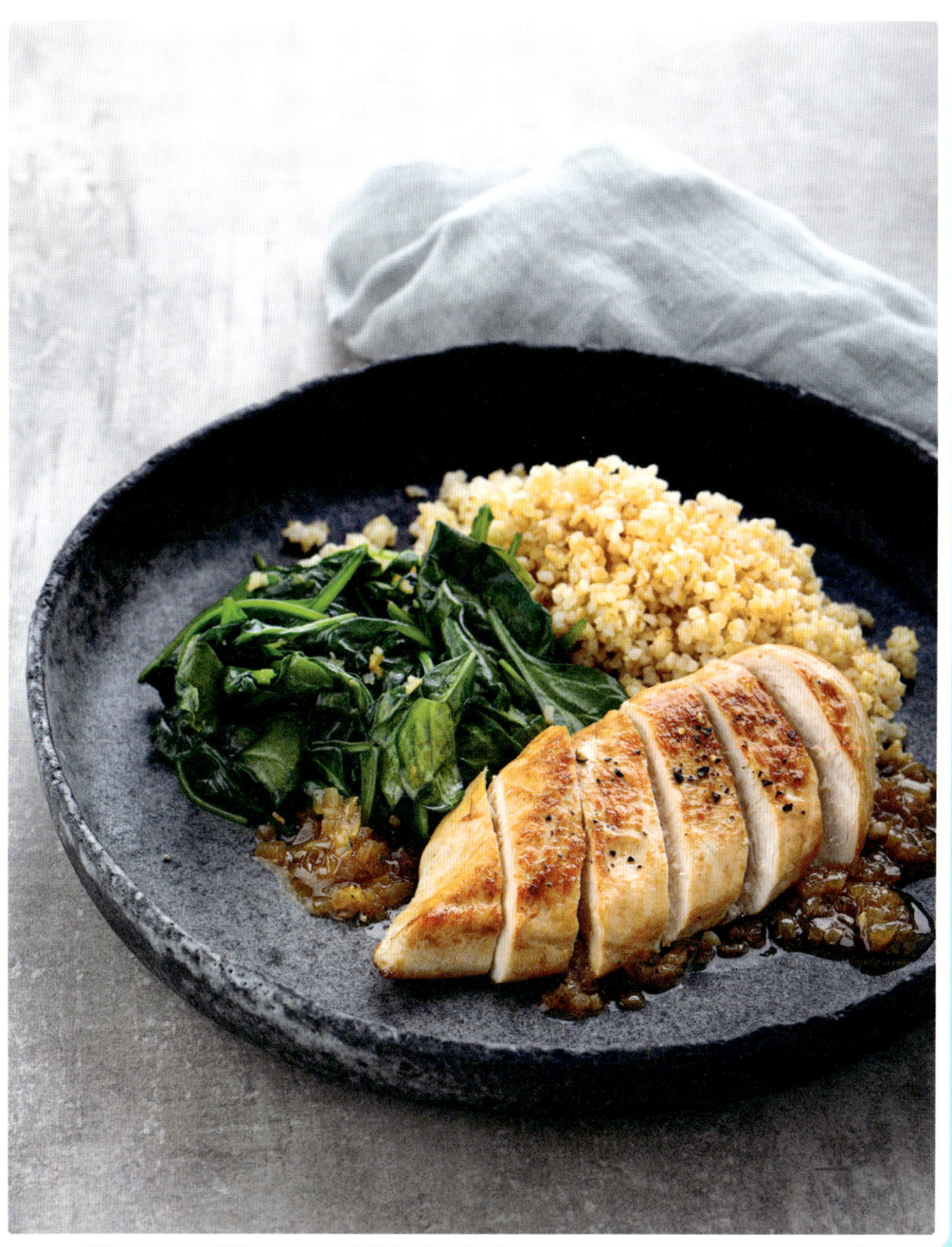

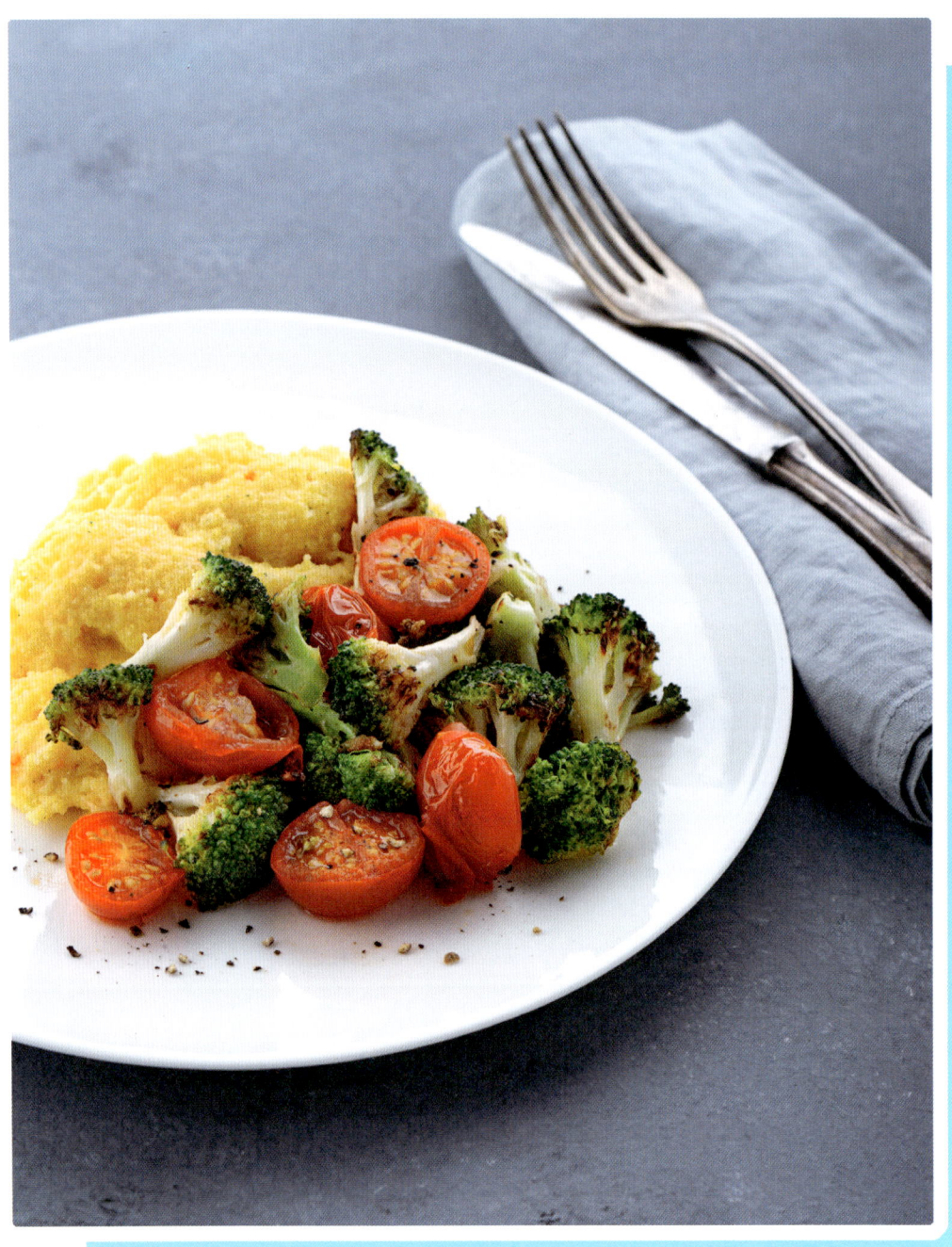

Pfannenbrokkoli mit Schmortomaten zu Käsepolenta

In dem »Superfood« Brokkoli stecken viele wertvolle Vitamine, Mineralstoffe und Antioxidantien: Besonders wichtig für unser Gehirn: Es enthält Cholin, das in unseren Nervenzellen zu Acetylcholin umgewandelt wird, einem zentralen Botenstoff im Gehirn. Das ebenfalls in Brokkoli enthaltene Vitamin B_6 stärkt die Nerven und fördert einen ruhigen Schlaf.

- Brokkoli putzen, waschen und in sehr kleine Röschen schneiden. Tomaten waschen und halbieren. Knoblauch schälen und fein hacken. Parmesan fein reiben.

- Öl in einer Pfanne erhitzen und den Brokkoli darin ca. 5 Min. unter Wenden kräftig anbraten. Knoblauch und Tomaten zugeben und alles mit Salz würzen. Mit 100 ml Wasser ablöschen und bei mittlerer Hitze geschlossen so lange garen, bis die Flüssigkeit fast verdampft ist.

- Fond aufkochen und die Polenta unter Rühren einrieseln lassen. Aufkochen und vom Herd nehmen. Parmesan zügig einrühren. Mit Salz würzen und kurz quellen lassen. Dabei regelmäßig umrühren. Käsepolenta mit dem Brokkoligemüse anrichten.

300 g	Brokkoli
6	Kirschtomaten
1	Knoblauchzehe
30 g	Parmesan
2 EL	Olivenöl
	Salz
250 ml	Gemüsefond
80 g	feine Polenta (Maisgrieß)

👤 1 Portion

🕐 25 Minuten

Tipp:

Brokkoli wird im Handel häufig als 500-Gramm-Portion angeboten. Die übrigen 200 Gramm halten sich ca. 2 Tage im Gemüsefach des Kühlschrankes. Praktisch: Einfach 500 Gramm Brokkoli zubereiten und am nächsten Tag die übrigen 200 Gramm mit Nudeln und Parmesan genießen oder das Gemüsegratin (→ Seite 201) damit anreichern.

Gefüllte Zucchini mit Feta in Tomatensoße

Die Schwefelverbindungen im Knoblauch erweitern die Blutgefäße und schützen die Adern damit vor Arteriosklerose. Bleiben die Gefäße jung, profitiert auch das Gehirn. Es wird bis ins hohe Alter ausreichend mit Sauerstoff und Nährstoffen versorgt.

1	kleiner Zucchino
1	Knoblauchzehe
150 g	Rinderhackfleisch
	Salz, Pfeffer
1 Msp.	Zimt
½ TL	getrockneter Thymian
30 g	Schafskäse (Feta)
1 EL	Mandelstifte
2 EL	Olivenöl
100 g	Kirschtomaten
1	Frühlingszwiebel
150 ml	Gemüsesaft

 1 Portion

🕐 35 Minuten

• Zucchino waschen, trocken tupfen und längs halbieren. Zucchinihälften mit einem Teelöffel aushöhlen und das herausgelöste Zucchinifleisch klein schneiden. Knoblauch schälen und fein hacken.

• Hackfleisch, Knoblauch, Salz, Pfeffer, Zimt und Thymian verkneten. Feta zerbröckeln. Feta und Mandeln unter die Hackfleischmischung kneten.

• Backofen auf 180° vorheizen. Hackmasse in den Zucchinihälften verteilen. Eine Auflaufform mit Öl auspinseln. Tomaten waschen, halbieren und in der Form verteilen. Frühlingszwiebel putzen, waschen und hacken. Gemüsesaft, Zucchinifleisch und Frühlingszwiebeln in die Auflaufform geben. Mit Salz und Pfeffer würzen. Gefüllte Zucchinihälften daraufsetzen. 25 Min. backen.

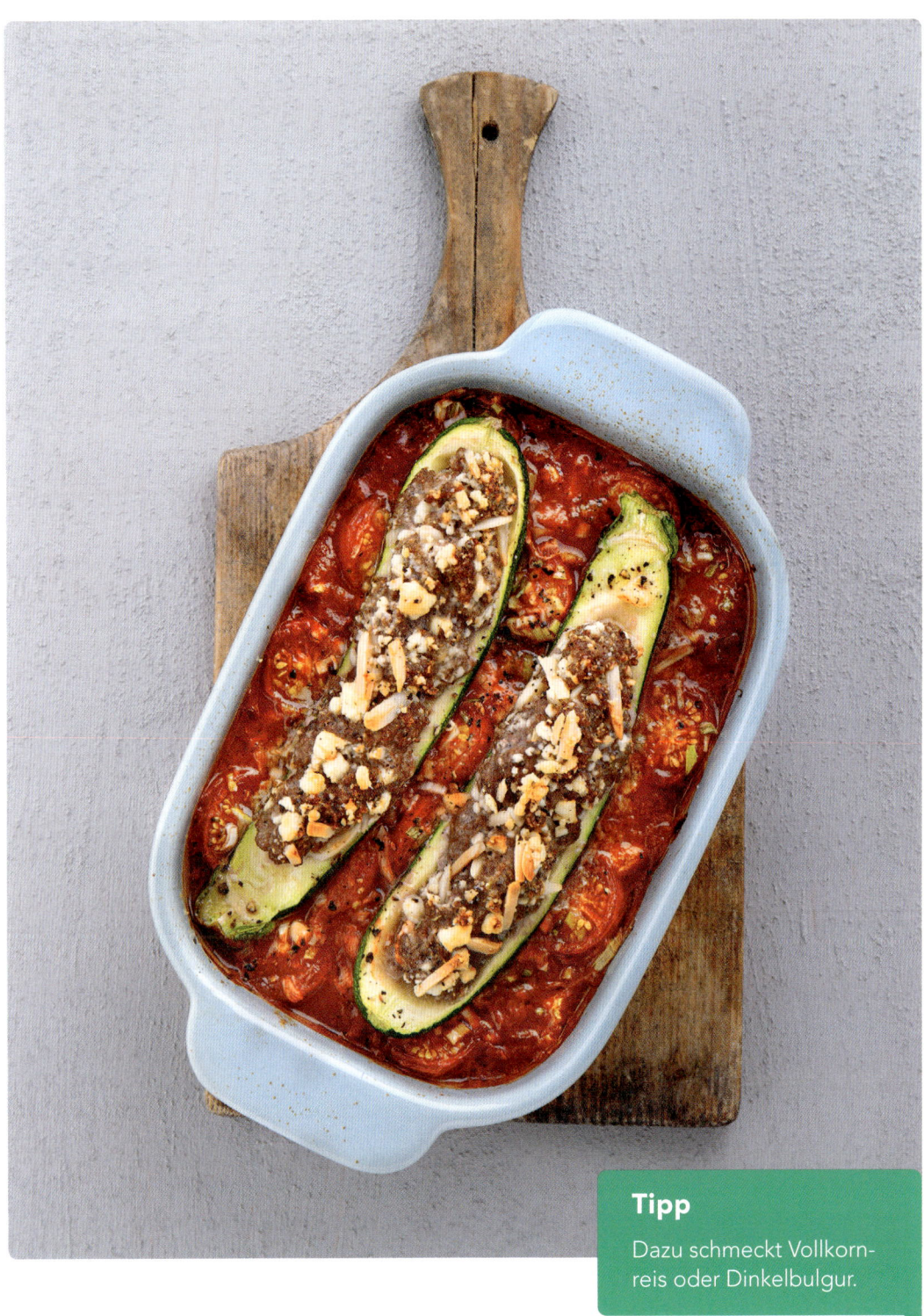

Tipp

Dazu schmeckt Vollkorn-
reis oder Dinkelbulgur.

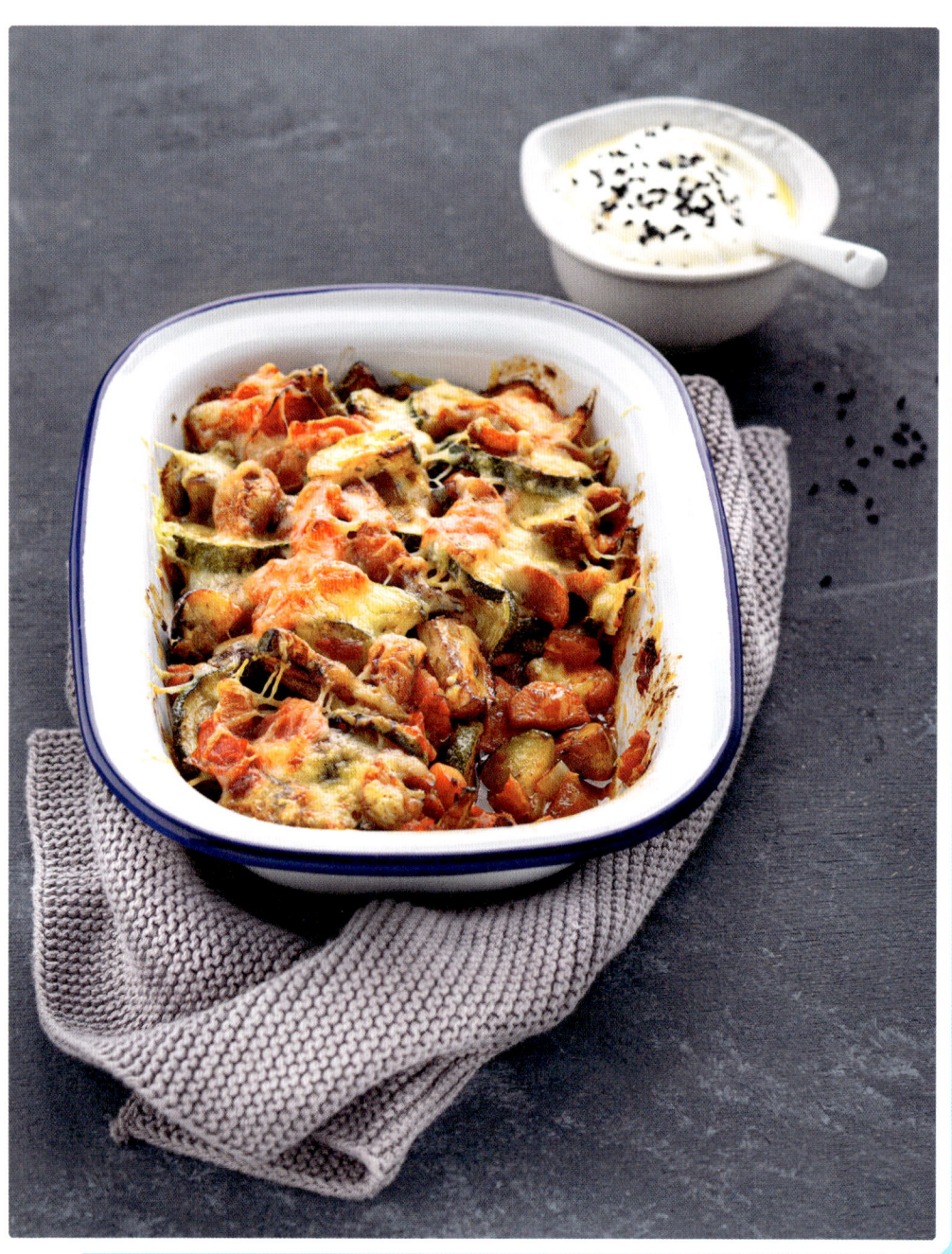

Gemüsegratin mit Joghurtdip

Wer regelmäßig Pilze wie Champignons, Shiitake oder Austernpilze isst, stärkt laut Studien seine Gedächtnisleistung. Der in den Pilzen enthaltene Pflanzenstoff Ergothionein ist dafür verantwortlich. Dieser Stoff wirkt antioxidativ und antientzündlich und soll Körperzellen vor Alterserscheinungen schützen.

- Zucchino putzen, waschen und längs halbieren. Hälften in 0,5 cm dicke Scheiben schneiden. Pilze putzen und vierteln. Möhre putzen, schälen und längs halbieren. Hälften in 0,2 mm dicke Scheiben schneiden.

- Zwiebel und Knoblauch schälen. Zwiebel grob würfeln, Knoblauch fein hacken. Tomaten waschen, putzen und in kleine Würfel schneiden.

- In einer Pfanne 1 EL Öl erhitzen und Zucchino, Pilze und Möhre darin kräftig anbraten. Mit Salz, Pfeffer und ital. Kräutern würzen. Mit 100 ml Wasser ablöschen und offen ca. 1 Min. köcheln. Vom Herd nehmen.

- In einem kleinen Topf 1 EL Öl erhitzen und Zwiebel und Knoblauch darin andünsten. Tomaten zugeben. Mit Salz und Pfeffer würzen und geschlossen bei schwacher Hitze ca. 5 Min. schmoren.

- Backofen auf 200° vorheizen. Auf den Boden einer mit 1 EL Öl ausgepinselten Auflaufform (ca. 22 cm × 14 cm) die Hälfte der Tomatensoße verteilen. Gemüse daraufgeben und den Rest der Tomatensoße darüberträufeln. Käse darüber verteilen und 15 Min. im heißen Ofen gratinieren.

- Joghurt mit Salz und Pfeffer würzen. 1 EL Öl unterrühren. Evtl. mit Schwarzkümmel bestreuen. Dip zum fertigen Gemüsegratin reichen.

1	kleiner Zucchino
150 g	Champignons
1	mittelgroße Möhre
1	kleine Zwiebel
1	Knoblauchzehe
150 g	Tomaten
4 EL	Olivenöl
	Salz, Pfeffer
1 gestr. TL	getrocknete ital. Kräuter
3 EL	geriebener mittelalter Gouda
100 g	Vollmilchjoghurt
evtl. ½ TL	Schwarzkümmel

👤 1 Portion

🕐 30 Minuten

SACHREGISTER

REZEPTREGISTER

BÜCHER, DIE WEITERHELFEN

Buchinger, Andreas
Buchinger Heilfasten. Mein 7-Tage-Programm für zu Hause
Trias

Buchinger, Otto
Das Heilfasten und seine Hilfsmethoden als biologischer Weg
Haug

Burford-Mason, Aileen
Was das Gehirn essen will. Mentale Power durch gesunde Ernährung
Klett-Cotta

Kessler, Christof
Essen für den Kopf: Rezepte gegen Demenz, Depression, Migräne und mehr
Südwest

Michaelsen, Andreas
Mit Ernährung heilen. Besser essen, einfach fasten, länger leben
Insel

Ross, Julia
Was die Seele essen will
Klett-Cotta

Wilms, Denis
Klugen Appetit! Kochen für mehr Power im Kopf
Zabert und Sandmann

Aus dem GU Verlag

Bracht, Petra
Intervallfasten. Für ein langes Leben – schlank und gesund

Feld, Michael
Dr. Felds große Schlafschule. Endlich wieder durchschlafen und erholt aufwachen

Lützner, Hellmuth
Wie neugeboren durch Fasten und Richtig essen nach dem Fasten

Weuthen Simone/ Weuthen, Marc
Keto-Power. Das geniale 4-Wochen-Abnehmprogramm mit Low Carb und Kurzzeitfasten

ADRESSEN, DIE WEITERHELFEN

Fachgesellschaften und Verbände

Bundeszentrale für gesundheitliche Aufklärung (BZgA)
www.bzga.de

Deutsche Gesellschaft für Ernährung e.V. (DGE)
www.dge.de

Österreichische Gesellschaft für Ernährung (ÖGE)
www.oege.at

Schweizerische Gesellschaft für Ernährung (SGE)
www.sge-ssn.ch

ADHS Deutschland e.V.
www.adhs-deutschland.de

Deutsche Alzheimer Gesellschaft e. V. (DAlzG)
www.deutsche-alzheimer.de

Österreichische Alzheimer Gesellschaft (ÖAG)
www.alzheimer-gesellschaft.at
Alzheimer Schweiz
www.alzheimer-schweiz.ch

Stiftung Deutsche Depressionshilfe
www.deutsche-depressionshilfe.de

Deutsche Epilepsievereinigung
www.epilepsie-vereinigung.de

Deutsche Migräne- und Kopfschmerzgesellschaft e.V. (DMKG)
www.dmkg.de

Deutsche Multiple Sklerose Gesellschaft Bundesverband e.V.
www.dmsg.de

Deutsche Parkinson Vereinigung Bundesverband e.V.
www.parkinson-vereinigung.de

Verbraucherzentralen der verschiedenen Bundesländer
www.verbraucherzentrale.de

AUTOREN

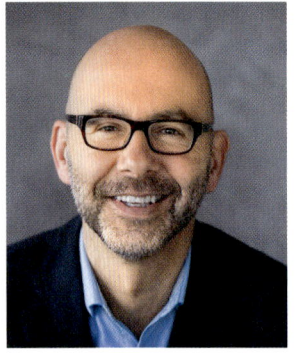

Bernhard Hobelsberger lebt und arbeitet in München. Nach seinem Volontariat an der Burda-Journalistenschule war er mehr als zwanzig Jahre als Autor und Redakteur für verschiedene Tageszeitungen und Publikumszeitschriften tätig (u.a. Süddeutsche Zeitung, Apotheken Umschau, Brigitte, Bunte). Heute schreibt er für »Focus Gesundheit« mit dem Themenschwerpunkt »Medizin«.

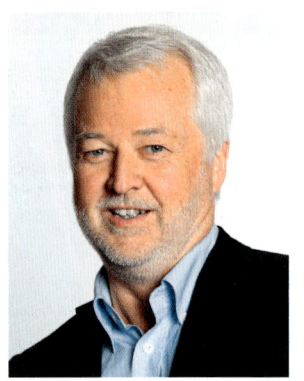

Prof. Dr. rer. nat. Jürgen Vormann betrieb nach dem Studium der Ernährungswissenschaft mehrere Jahre medizinische Grundlagenforschung am Institut für Molekularbiologie und Biochemie der Freien Universität Berlin. Er ist Gründer des Instituts für Prävention und Ernährung (IPEV) in Ismaning bei München, das er bis heute leitet. Seine Forschungsschwerpunkte sind Biochemie und Pathophysiologie von Mineralstoffen, Spurenelementen und Vitaminen sowie der Säure-Basen-Haushalt.

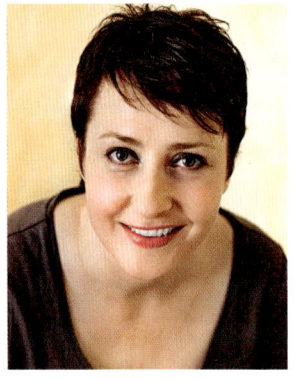

Ira König ist Umwelt- und Gesundheitspädagogin und seit über 17 Jahren als Redakteurin, freie Food-Journalistin und Autorin in Sachen Kochen&Genießen tätig.

MEHR ENERGIE,
MEHR WOHLBEFINDEN!

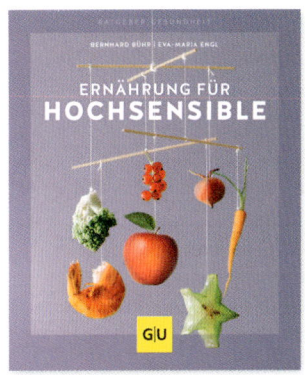

ISBN 978-3-8338-6834-4

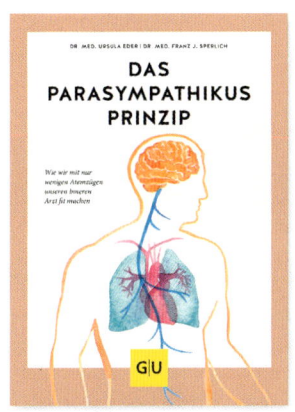

ISBN 978-3-8338-7088-0

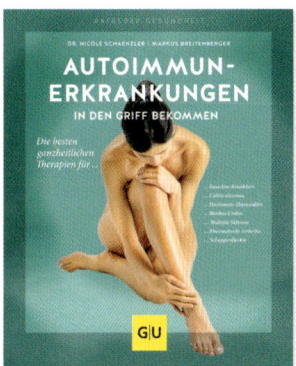

ISBN 978-3-8338-6681-4

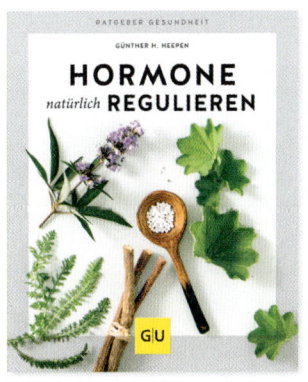

ISBN 978-3-8338-6914-3

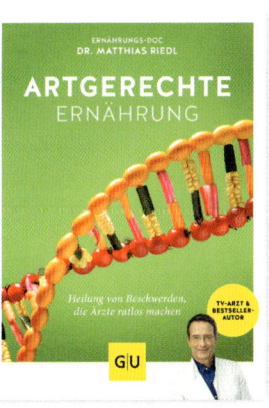

ISBN 978-3-8338-6833-7

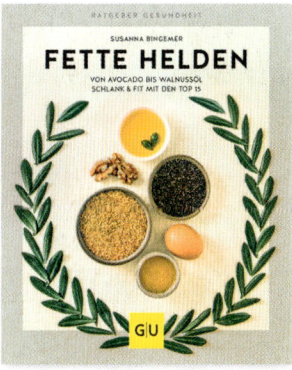

ISBN 978-3-8338-6835-1

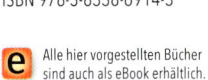 Alle hier vorgestellten Bücher sind auch als eBook erhältlich.

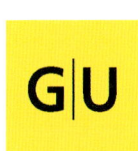

IMPRESSUM

© 2020 GRÄFE UND UNZER VERLAG GmbH, München

Alle Rechte vorbehalten. Nachdruck, auch auszugsweise, sowie die Verbreitung durch Film, Funk, Fernsehen und Internet, durch fotomechanische Wiedergabe, Tonträger und Datenverarbeitungssysteme jeglicher Art nur mit schriftlicher Genehmigung des Verlages.

Projektleitung: Nadine Widl
Lektorat: Melanie Hartmann
Bildredaktion: Simone Hoffmann
Korrektorat: Christian Wolf
Herstellung: Petra Roth
Innen- und Umschlaggestaltung: independent Medien-Design GmbH, Horst Moser, München
Satz: griesbeckdesign, Dorothee Griesbeck
Repro: Medienprinzen GmbH, München
Druck und Bindung: Printer Trento, Trento

ISBN 978-3-8338-7270-9

1. Auflage 2020

Die GU-Homepage finden Sie unter www.gu.de

Bildnachweis:

Cover: independent Medien-Design, Horst Moser, München; Shutterstock
Fotoproduktion & Food-Styling: Tina Engel
Illustrationen: Joseph & Sebastian, München
Weitere Bilder: Adobe Stock: S. 33, 49, 53, 57, 65, 72, 74, 107, 117, 129, 132, 133, 134; Andreas Ahnefeld: S. 206; Fotolia: S. 42, 49, 65, 67, 83, 102, 103, 117; GU-Archiv/Christian Teubner: S. 133; iStockphoto: S. 9, 22, 42, 43, 48, 49, 52, 53, 57, 65, 67, 68, 74, 78, 79, 83, 101, 102, 105, 106, 117, 121, 124, 129, 132, 135; Mauritius Images: S. 107; Privat: S. 206; Renate Forster: S. 206; Shutterstock: S. 48, 65, 66, 68, 69, 117, 121, 124, 132; The Noun Project: S. 9

Syndication:
www.seasons.agency

Wichtiger Hinweis

Die Gedanken, Methoden und Anregungen in diesem Buch stellen die Meinung bzw. Erfahrung der Verfasser dar. Sie wurden von den Autoren nach bestem Wissen erstellt und mit größtmöglicher Sorgfalt geprüft. Sie bieten jedoch keinen Ersatz für persönlichen kompetenten medizinischen Rat. Jede Leserin, jeder Leser ist für das eigene Tun und Lassen auch weiterhin selbst verantwortlich. Weder Autoren noch Verlag können für eventuelle Nachteile oder Schäden, die aus den im Buch gegebenen praktischen Hinweisen resultieren, eine Haftung übernehmen.

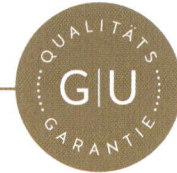

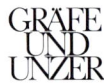

GRÄFE UND UNZER

Ein Unternehmen der
GANSKE VERLAGSGRUPPE

www.facebook.com/gu.verlag